卫生管理基础理论

尹　立　刘丽莎　吕彩虹　高深甚　吴晓明　蔡伶侠　主编

宁　媛　副主编

吉林科学技术出版社

图书在版编目（CIP）数据

卫生管理基础理论 / 尹立等主编. -- 长春 : 吉林技术出版社, 2023.5

ISBN 978-7-5744-0509-7

Ⅰ. ①卫… Ⅱ. ①尹… Ⅲ. ①卫生管理－理论研究－Ⅳ. ①R199.2

中国国家版本馆 CIP 数据核字(2023)第 103844 号

卫生管理基础理论

作　　者　尹　立 等
出 版 人　宛　霞
责任编辑　乌　兰
幅面尺寸　185mm×260mm
开　　本　16
字　　数　441 千字
印　　张　19.25
版　　次　2023 年 5 月第 1 版
印　　次　2023 年 5 月第 1 次印刷

出　　版　吉林科学技术出版社
发　　行　吉林科学技术出版社
地　　址　长春市净月区福祉大路 5788 号
邮　　编　130118
发行部电话/传真　0431-81629529　81629530　81629531
81629532　81629533　81629534
储运部电话　0431-86059116
编辑部电话　0431-81629518
印　　刷　北京四海锦诚印刷技术有限公司

书　　号　ISBN 978-7-5744-0509-7
定　　价　120.00 元

编委会

主　编：尹　立　刘丽莎　吕彩虹　高深甚　吴晓明　蔡伶侠

副主编：宁　媛

前　言

近年来，世界各国普遍意识到，筑牢公共卫生应急体系、健全公共卫生应急机制和强化公共卫生应急能力是涉及国家安全、社会稳定、人民健康的大事。如今，公共卫生安全问题已成为人类面临的重大的全球性挑战，也被认为是当今世界非传统安全议题的重要组成部分之一。全球公共卫生突发事件对国际政治产生巨大的影响，成为政治家必须面对的重大问题。防治艾滋病扩散成为国家间合作的重要议题，预防大规模传染病流行牵动着各国政府的神经。未来中长期内，全球公共卫生问题与国际安全的关联将更加明显和密切。将来的国际政治和安全形势将受到全球公共卫生问题日益深刻的影响，因此必须加强世界公共卫生安全问题的防范与应对。随着卫生改革的推进、卫生事业的迅猛发展、医学模式的转变，卫生事业管理在卫生事业中的作用与地位更加突出，难度也更大。

为积极应对当前突出的健康问题，关口前移，采取有效干预措施，努力使群众不生病、少生病，提高生活质量，延长健康寿命。基本公共卫生服务项目是一种低投入、高效益的健康投资策略，是解决当前健康问题的现实途径，是落实健康中国战略的重要举措。逐步实现基本公共卫生服务均等化，优先发展公共卫生事业，强调预防为主，将疾病预防关口前移，是提高医疗卫生资源利用效率的重要举措，有利于减轻国家、社会和个人负担，改善城乡居民健康水平。本书讲述了公共卫生的理论和管理，分析了社区公共卫生管理、服务管理、信息管理及慢性病管理与特殊人群管理，还有医院公共卫生管理与职能，最后提到了职业安全卫生管理和突发公共卫生应对管理，风险评估和沟通。

由于作者水平有限，书中难免有疏漏之处，望广大读者批评指正。

目　录

第一章　公共卫生概论

第一节　公共卫生的定义与特点

一、公共卫生的定义

回溯漫漫的历史长河，人类在与疾病的斗争中，逐渐积累了丰富的实践经验，逐渐掌握了预防疾病的手段，懂得了保护群体生存的环境，以及如何规范自身的健康行为。由此产生了“Public Health”一词，中文译名为“公共卫生”或“公共健康”。显然，两词的意义相近，但不尽相同。中国学者从一开始即取其“公共卫生”的含义，国外著作中的主流含义也大致如此，但有时讲的更像是“公共健康”。国内外学者还不断对公共卫生的宗旨与任务百家争鸣，由此不断推动了公共卫生概念的完善与更新。

二、公共卫生的特点

保障和促进公众的健康，不仅是公共卫生的宗旨，也是现代国家的一项最重要功能，因此公共卫生具有国家公共事业的特点，即国家主导的公共性；公共卫生是很特殊的公共事业，与每个人的健康息息相关，社会关注性极高，对政治有相当高的敏感性；现代公共卫生诞生于近代科学革命的浪潮中，对科学有高度的依赖性；公共卫生问题涉及面广，公共卫生服务惠及人人，公共卫生事业需要人人参与，造成了公共卫生对公众参与的需求性；公共卫生的发展与社会的发展是并驾齐驱的。这些合在一起就构成了公共卫生的主要特点。

（一）公共事业属性

公共卫生属于国家的公共事业，具备公有、公用和公益的性质。

1. 公有

公共卫生采用公共生产和公共供应方式提供服务，不可能像教育那样既可以国家办也可以民办。例如，疾病预防控制机构只能属于国家，不属于任何个人。要完全依靠国家财政拨款维持公共卫生事业的运转，其提供的各项公共卫生服务都采用由政府买单并由政府向全民提供。任何个人和团体都可以在公共卫生事业中发挥作用，也可以提供捐款、奉献义务服务等，但都不能侵犯公共卫生的公有性。

2. 公用

公共卫生产品为全民服务。在正常的情况下，一些人对公共卫生产品的使用并不应该影响其他人对此产品的同时使用。同时，一个人对公共卫生产品的消费并不减少其他人对这种产品消费的机会，即存在所谓的“非排他性”或“非竞争性”。例如，一些儿童接种了麻疹疫苗，不会影响其他儿童接种的权利，也不减少其他儿童接种的机会。再如，消除空气中的污染使所有人能够生活在新鲜的空气中，要让某些人不能享受到新鲜空气的好处是不可能的。

3. 公益

公共卫生的公益性特点表现在公共卫生只以公众获取群体健康为目的，通过加强公共卫生体系的建设，增加公共卫生产品的供给，改善公共卫生服务质量，由此社会公众带来更多的健康和福利。如果以营利为目的，就偏离了公共卫生的宗旨，就不可能组织整个社会来共同努力，就不可能保证人人参与和人人享有。一旦背离了公益性原则，公共卫生就会出现发展方向的问题，往往在造成少数人致富的同时损害了弱势群体的利益，公共卫生就会变得徒有其名，公共卫生就会成为“非公共的卫生”或“部分人的卫生”。

（二）对政治的敏感性

一方面，公共卫生的核心价值是公众健康和社会公正，这应该是公共卫生决策的主要出发点；另一方面，公共卫生与经济利益、社会安定和政府形象有千丝万缕的联系，成为决策时必须考虑的因素。这两方面交织在一起，决定了政治对公共卫生的高度敏感性。政治的综合考量决定了最终采取的公共卫生行动。这就是说，公共卫生并非仅靠科学就行，还取决于政治对健康价值的判断，以及对伦理道德的选择。政治家应该充分了解如何正确决策来保障人民的基本权利和健康。处理公共卫生事件时，要以人民健康为重，以国家利益为重，尊重公众的健康权和知情权，及时、科学、准确地发布公共卫生信息，公开、透明地面对公共卫生事件，不得以任何“敏感”和“保密”为借口，掩盖事实、误导舆论。这样做才是避免和减少政治风险的最佳途径。

根据社会公正的原则，公共卫生应该为社会上所有的人提供潜在的生物医学和行为科学的利益，保护和促进所有人的健康。许多现代公共卫生问题对某些人群的影响不成比例地大于其他人群。因此，当需要采取集体行动来解决这些问题时，受疾病影响少的人群要承担较多的社会负担，获取较少的社会利益。当必须采取的集体行动不能落实时，重要的公共政策问题就不能解决。最终只会使社会负担加大，影响整个人群。公正绝不等于平均。

公共卫生关心的是解决群体健康问题，在考虑到大多数人基本需求的情况下，应该多向弱势群体倾斜，向问题成堆而资源匮乏的地区倾斜。为了体现公共卫生的公正性，必须一视同仁地优先解决最突出的公共卫生问题。在决定公共卫生优先重点时，要保持高度的政治敏感性。

公共卫生对政治的敏感性还体现在公共卫生事件的国际性。因为健康和疾病问题没有边界，由于自然环境、社会风俗、经济发展水平、卫生政策的不同，各国面临的公共卫生挑战也不同，在应对新发和卷土重来的传染病、食品安全问题、大气和水体污染、生物恐怖、核泄漏等公共卫生事件时往往涉及国际影响。一个国家突发的公共卫生事件，可能会对其他国家造成严重影响。因此，解决公共卫生问题比解决其他问题都更需要国际合作。发达国家帮助发展中国家解决公共卫生问题，也是发达国家自身利益的需要。所有联合国的成员国都要遵守世界卫生组织关于通报公共卫生事件的规定，任何世界卫生组织的成员国都要遵守世界卫生组织的规定。

（三）对科学的依赖性

公共卫生对科学的依赖性，体现在解决公共卫生问题需要应用不同的学科知识、技术和方法。公共卫生专业人员，包括来自医学、管理学、护理学、流行病学、社会学、心理学、人类学、营养学、统计学、卫生工程学、法学、政治学、新闻传播学、老年病学和其他许多专业的人员。

公共卫生是一门以医学知识为基础，与其他学科如社会、经济和自然科学有多重交叉的具有自然与社会双重属性的学科。以流行病学作为其科学核心，公共卫生连接预防医学、基础医学、临床医学和社会科学等多学科来协同作战，应对公共卫生面临的各种挑战。其基础学科包括流行病学、卫生统计学、环境卫生学、职业医学与职业卫生学、营养与食品卫生学等；公共卫生学科的第一大属性是它属于医学学科范畴，基础医学、临床医学学科与公共卫生研究与实践紧密相关。流行病学是研究人群疾病与健康状况分布及其影响因素，并研究防治疾病及促进健康的策略和措施的科学。由此可见，流行病学是公共卫生研究与实践的基础指导学科；卫生统计学是卫生数据收集、整理以及统计分析的科学，是公共卫生的科研与实践的基础应用学科；公共卫生的其他专业学科是具体指导相关建设的理论与应用学科。此外，公共卫生是人群的艺术，其另一属性是社会科学，这一特殊性质使其紧密涉及社会学、管理学、经济学和其他人文学科，与社会科学交叉融合。

以艾滋病的预防和控制实践为例，公共卫生正是依靠流行病学阐明了艾滋病的基本特性，发现了艾滋病的传播规律；正是依靠基础医学学科，特别是病毒学和免疫学，确定了传染病原体，搞清楚了发病机制和病理变化，开发出筛选血液病毒感染的方法，找到了抑制病毒的药物；正是依靠临床流行病学和生物统计学，设计临床试验来检验新药和疫苗的效果；正是依靠行为科学和健康教育，试图说服人们避免各种传播病毒的危险行为。

（四）对公众参与的需求性

公共卫生有极强的社会性，公共卫生问题可发生在社会的各个角落，一旦发生又为全社会所关注。公共卫生不但为公众服务，也需要公众参与。公共卫生就是组织社会，共同努力，预防疾病，促进健康；无时不在，无处不有，人人参与，人人享有。可以说，没有公众的参与，要实现公共卫生的宗旨是不可能的。公众不但要关心与自己有关的公共卫生问题，还要关心整个社会的公共卫生问题，要积极参与预防和应对身边与健康有关的问题，参与的过程往往会使参与者受益。这一特点也可能有别于其他公共事业。

公共卫生公众参与的需求性决定了公共卫生必须坚持公开透明的原则。公开透明对任何公共卫生活动都具有普遍意义。在关键时刻，如在发生严重的公共卫生事件并有可能导致危机时，更需要将发生事件的时间、地点、严重程度以及采取的对策及时通报给所有应该知道的人。首先要向公众公开，特别需要及时向受到具体和潜在健康威胁的公众公开，要连续不断地、实事求是地告知公众事件的动态进展以及与公众的利害关系，并提示应对的方法。健康是每个人的基本权利，每个人都有权利知道自己所在的城市和社区发生了什么可能影响或威胁到健康的事情。人民是国家的基础，国家所动用的一切公共卫生资源都来自公众的纳税，在重大公共卫生事件的应对中必须向公众负责。要相信群众，依靠群众。只有群众动员起来，共同参与，有效地保护了自己和家人，威胁公众健康的公共卫生事件才能真正控制。反之，如果把其他利益，例如地方的经济利益摆在公众的健康之上，有意隐瞒应该公开、透明的公共卫生事件，那么就会导致小道消息满天飞，错失应对时机，甚至会造成社会混乱，带来国家和人民利益的更大损害。在 SARS 事件之后，中国建立了公共卫生信息的发布制度，获得了人民的赞许和国际社会的好评。

公共卫生公众参与的需求性还体现在公共卫生没有人群限制，公共卫生需要所有人参与。人的一生在不同的年龄段面临不同的公共卫生问题，不同性别、种族、教育程度、职业、地域的人都有各自的公共卫生问题；公共卫生没有时间终点，任何时候都需要公共卫生。“上管天，下管地，中间管空气”这句在公共卫生业内广为流传的话，充分说明了公共卫生问题的多样性、公共卫生职责的广泛性和处理公共卫生问题的复杂性。

（五）随着社会发展进步其范围不断拓展

任何事物都是向前发展运动的，这是事物的本质。公共卫生的发展与社会的发展是并驾齐驱的。公共卫生无论是从体系的完善还是国家投资，均处于不断进步发展的状态。纵观世界与中国公共卫生史，无论是初期概念的萌芽，到现今全球已努力消灭数种致命传染病并致力于实现人人享有健康保健的目标，中国的公共卫生制度从民国时期孱弱的警察卫生制度到今天由上至下的较为完备的公共卫生管理与服务系统，最初从接受西方理论以及实践的援助到现今公共卫生工作自给自足且不断创新，中国公共卫生同全球公共卫生一直都在且将继续保持不断前进开拓的步伐。

第二节　公共卫生的相关学科和基本任务

一、公共卫生的相关学科

公共卫生需要科学和技术提供强大的支撑，医学科学和社会科学是公共卫生的两大支柱。在医学科学和社会科学的大范围内，各自涵盖了众多的分支学科。在公共卫生的各项活动中，经常可以看到这些学科的联合应用和相互交融，有新的交叉学科产生，甚至可以跨越自然科学和社会科学的界限；经常应用这些学科的最新知识和成果，优先去解决自身的健康问题；现代科学技术的应用是在现代信息化社会背景下的应用，更离不开社会体制和观念的更新。

（一）医学科学

医学科学是自然科学的组成部分。公共卫生是医学的重要组成部分。医学科学包括临床医学、基础医学和预防医学三大部分。

1. 临床医学

临床医学对公共卫生的影响最直接：降低婴儿死亡率、孕产妇死亡率和提高期望寿命首先依靠临床医学；重大公共卫生事件的应对离不开临床医学；彻底治愈了一例传染病患者，就是消灭了一个传染源；疾病的早期发现、早期报告和早期治疗几乎完全要依靠临床医师；患者最相信临床医师的公共卫生宣传；目前我国开展精神卫生和老年病学的主力军是临床医师。还有，医疗服务的质量和可及性其本身就是重要的公共卫生问题；医疗过程有可能产生医源性感染；滥用抗生素已经产生了严重的病原微生物耐药性问题，都说明了临床医学对公共卫生的重要性，中医和西医都对公共卫生的发展做出了贡献。

2. 基础医学

包括医用微生物学、免疫学、遗传学、生物化学、医学物理学、组织胚胎学、生理学、病理学、分子生物学、药理学、医学影像学、医学检验学，以及近年新兴的基因组学和蛋白质组学等，都对公共卫生发展起到了巨大的推动作用。例如，青霉素的发现、X线的应用、麻疹疫苗的研制、青蒿素的发明、PCR方法在病毒诊断中的应用、抗肿瘤疫苗的研制等，都具有重要的公共卫生贡献。

3. 预防医学

预防医学中首推流行病学。“有人称流行病学为医学之母，因其昂首在医学科学众领域的最高视野处，综观人类疾病与健康长河的滚滚大潮，呼唤着医学其他学科的发展。有人称流行病学家为医学侦探，因他们凭广博的知识、丰富的信息和严谨的思维方法，侦破了数不胜数的人类杀手奇案。”这一段描述恰当地道出了流行病学的优势，以及流行病学专家在应对公共卫生事件中的作用。

流行病学关注人群，通过现场收集疾病资料，发现规律，寻找可能的致病因素。到目前为止，流行病学一直是为公共卫生提供研究群体疾病规律的最简单和最直接方法的核心学科。流行病学对于公共卫生的重要性，不仅在于发现导致疾病暴发的因素，为控制疾病提供线索，而且能据此为预防该病的再次暴发提供科学、可靠的证据。因此，流行病学专业人员在地方公共卫生机构中扮演的是“医学侦探”的角色，为公共卫生预防与控制急性传染病和慢性非传染性疾病提供科学、准确的信息。

人类的生老病死离不开环境中的食品营养、空气和水，学校环境、生产劳动条件和各种辐射对人类的健康也有不可忽视的影响。研究环境因素的来源、作用原理、对人类健康的危害以及控制对策的环境卫生学，在现代公共卫生的早期就随着卫生改良运动为改善群体健康立下了汗马功劳。食品是人类赖以生存的基本要素，对维护和促进群体健康至关重要。研究食品与健康关系的食品卫生学，以及研究学校、劳动条件、辐射与健康的学校卫生学，劳动卫生学和放射卫生学也就很自然地成了公共卫生的重要支撑学科。在过去的一个世纪里，公共卫生所取得的伟大成就中有很多可归因于环境卫生的改善。其他重要的预防医学学科有卫生统计学、社会医学、职业卫生、妇幼卫生、放射卫生、精神卫生、国际卫生、地方病学、消毒学、人类工效学，等等。

（二）社会科学

社会科学是以社会现象为研究对象的科学，包括政治学、经济学、军事学、法学、教育学、文艺学、史学、语言学、民族学、宗教学和社会学等。社会科学从社会整体出发，通过社会关系和社会行为研究社会的结构、功能、发生、发展规律的综合性学科；管理学、经济学、信息学、行为学、侦探学、公共关系学等都属于社会科学的范畴。因为公共卫生关注的是群体，施展才能的舞台是整个社会，所以公共卫生和社会科学有千丝万缕的关系。社会科学应用于公共卫生领域有两种不同的情况：第一种情况是已经演绎出专为公共卫生服务的分支学科，如卫生事业管理学、卫生法学、医学伦理学、卫生经济学等；第二种情况是一些虽然还没有演绎出专为公共卫生服务的分支学科，但已经对公共卫生的理念和行为产生了重要影响的学科，如信息学、行为学、新闻学、传播学、侦探学、公共关系学等。可喜的是，已经有越来越多的社会科学家关心公共卫生事业，参与公共卫生问题的讨论，这是公共卫生事业兴旺发达的标志。

综上所述，借助于医学科学（临床医学、预防医学、基础医学）和社会科学，人类基本征服了曾经肆虐一时的各种传染病。然而，随着生产方式和生活方式的改变，现代社会中越来越多的人死于生活方式导致的疾病。不同人群的健康水平存在明显差异，与社会因素及个人行为密切相关。社会科学的研究及其应用最有可能在不远的将来帮助公共卫生获得突破性的进展。

二、公共卫生的基本任务

（一）健康保护，防治疾病

健康保护包括两个重要的方面，即疾病、伤害的预防和治疗。从方法学步骤上来说，预防工作可简化为“三部曲”，即“发现，验证与干预”：发现是指通过可能的手段，观察和发现可能的健康威胁因素，或提出可能的假说，这一步骤是基于大量的文献学习观察或完备的数据监测系统或现场调查研究的。第二步为初步验证，大型的人群现场试验或队列研究、巢式病例对照研究是其主要验证方法。干预是实践最关键的一步，是针对健康的危险因素或保护因素，基于前两步的证据支持下，公共卫生实践者规划并提出可行的成本效益比高的针对人群的干预措施并予以实施。提供疾病或伤害的临床治疗服务的主要是一、二线专业医疗机构。

（二）健康促进，提升国民健康水平

健康提升是指满足建立在一定的物质以及健康水平之上对完满健康状态的需求。随着经济现代化发展，人群健康需求也不再停留在防治疾病的层面，追求有品质的生活与健康越来越成为现代卫生的潮流。而健康促进和提升这一领域成为现代公共卫生的特色主题，卫生服务不再囿于生理服务，还须扩展到心理服务和社会服务，并且这种需求将会随着社会主义现代化进一步发展而延伸，从而进一步推进公共卫生理论和实践的进步。

第三节　公共卫生的伦理学原则

公共卫生伦理学是一门探究与公共卫生行动有关的行为规范的伦理学科。公共卫生伦理学的基本原则是：效用原则、公正原则、尊重原则、互助原则和相称性原则。

一、效用原则

效用原则是以后果论或效用论为理论依据，体现了公共卫生行动促进群体健康、预防疾病和伤害的目标。公共卫生的实践遵循效用原则，公共卫生的每一项政策都必须追求一定的人群健康卫生水平提升的目标，追求人群利益的最大化，可以看成是关于提升人群健康水平的高效益投资。

效用原则要求公共卫生行动能够得到最大可能的受益和最小可能的伤害，使得行动的净受益尽可能最大。在有的时候不可避免会牺牲某些个体的某些利益。但是，公共卫生行动净受益最大化并不是对个人利益和负担的简单整合，也不应为了产生最大的健康受益的结果而任意、没有必要地伤害某些个体的利益，而是在伤害某些个人或者某些群体的利益无可避免，并使这种伤害最小化的情况下，使整个人群的受益最大。

至于如何确定诸如“健康”“受益”“风险”“负担”等的标准，则需要结合科学、医学、公共卫生、经济等方面的知识来确定。而政府据此将各项标准制度化是做出合理而有效评估的保证。

我们在各种公共卫生行动选项中做出抉择时，优先要考虑这些选项中哪一个对公共卫生的效用最大。如果一个行动选项符合所有其他伦理原则，但公共卫生效用较差，那就绝不应采取。效用原则置于第一位，是公共卫生伦理学的一个特点。然而，尽管效用原则非常重要，但也不能置其他原则（公正原则、尊重原则、互助原则）于不顾，因为这会使行动得不到充分的伦理辩护，同时也会大大增加由此造成的伤害，从而降低效用。

例如疫苗的开发和接种，疫苗预防接种作为一种公共卫生干预措施，是最成功的、最具有效用的措施之一。

二、公正原则

公正原则是对效用原则的一种约束，追求效用最大化的行动往往会导致不公正，因此要求任何一种公共卫生行动在遵循效用原则的同时，还要遵循公正原则。该原则主要是针对由于经济、社会地位等社会因素所造成的资源、风险、负担以及受益等分配的社会不公正而提出的。这种社会不公正极大地阻碍了社会群体的健康水平。就公共卫生伦理学而言，公正原则不但涉及“分配公正”，也涉及“程序公正”和“回报公正”。

分配公正主要权衡的是如何公平而公正地分配资源、受益和负担。分配公正有公正的形式原则和公正的实质原则。公正的形式原则即“一视同仁”之意。它是一种形式的平等原则，仅仅断言从某一相关方面考虑，只要人们在这个方面的情况是相同的，就应该受到相同的对待。但是，它并没有确定指出这一相关方面是什么。由于公正的形式原则并没有规定实质性的内容，因此还需要公正的实质原则。

公正的实质原则规定了可用来作为分配资源、受益和负担所依据的标准。具体应该优先采用哪些分配标准往往取决于一个社会的文化、信仰和价值，也取决于社会经济和科学技术的发展水平。对于人们的一些基本需要，比如基本的营养、医疗和教育等，应该按照需要进行分配。在发生突发性公共卫生事件时，必然发生医疗资源匮乏状况，需要根据分配后的健康效益来确定资源优先分配的标准。公正的实质原则把现实的内容注入了公正的理论，说明了分配的实质性质。按购买力来分配资源，不能成为合乎伦理的标准，因为这会造成严重的社会不公正。

程序公正旨在保证我们所采取的任何一种行动过程的公正性。程序公正要求公共卫生信息的透明性，并制定公共卫生行动的决策程序，以确保利益攸关者和公众的参与，使得他们能够有机会获知相关信息参与讨论，了解公共卫生问题的解决办法和执行程序，从而使公共卫生决策成为利益相关者和公众的自愿自觉行动。程序公正不仅可以保证公共卫生行动代表不同群体的最佳利益，尤其是可以使得少数人的观点得以表达和受到关注，而且提高了公众对政府的信任，从而使得公共卫生行动更加有效。

回报公正是指对于在公共卫生行动中做出了贡献的人或者群体，应该给予适当的回报；反之对于违反者，尤其因违反而造成公众严重健康损害者则应做相应的处理。回报公正就是公平的奖惩，其方式可以有经济上或精神上的，等等。

在公共卫生领域应用公正原则必须解决健康结局（Health Outcome）或健康成就（Health Achievement）方面分配的不平等和不公平问题。由于社会经济地位低下（包括性别和种族歧视等）、受教育程度差，在健康结局或健康成就方面不同群体是不平等的。

三、尊重原则

公共卫生是面向人群的艺术，其理论与实践的主体是人，因此无论是进行理论研究或是实践活动，互相尊重是首要前提。

尊重原则要求我们尊重一个人的自主性和自我决定权，尊重个人的隐私权和保密。尊重原则也要求尊重人类尊严。人类尊严有两个内涵：其一，人本身是目的，不得被视为仅仅是一种工具，人若被物化，自无尊严可言；其二，人得以自治自决，不应处于被操控的他治他决的地位。因此，有决定能力的人应当享有自我选择和自我决定的权利，而对于缺乏自我选择和决定能力的人应当由其代理人决定，并提供特殊保护。

在公共卫生伦理学中，尊重原则也是对效用原则的一种约束，追求效用最大化的行动也往往会导致对人的不尊重，对个人权利和自由的侵犯。公共卫生致力于保护公众的健康，而公众是个人的集合体。一些公共卫生行动可能甚至不可避免会限制个人的自由，或者侵犯个人的隐私权，从而出现了侵犯个人隐私权与保护公众利益之间的矛盾。

因此，任何一个公共卫生行动的制定和实施，必须对个人利益和公众利益进行权衡。为了公众利益而侵犯个人利益，仅当所采取的公共卫生行动是有效的，且这种侵犯是不可避免的、必要的和合理的，并力求这种侵犯的性质最轻化、程度最小化、时间最短化。相反，那些以保护公众健康名义而采取无效的、不必要的侵犯个人利益的公共卫生干预措施，在伦理学上是得不到辩护的。例如，为了防止艾滋病传播，而采取强制性地限制艾滋病患者自由的措施。另外，保证与公共卫生行动相关的信息公开和透明，确保公众的知情权，也体现了对人的尊重。

四、互助原则

互助原则体现了个人、集体和社会利益的一致，体现了不同个人、不同社区、不同地区以至不同国家之间要相互帮助、支持。互助原则是以社群论作为理论基础。

社群论强调公共利益，认为个人权利既不能离开他所在的社群群体自发地实现，也不会自动导致公共利益的实现。因此，个人权利必须与他对社会的义务和责任相平衡。再有，我们生活的社会是在人与人之间互助中存在和发展的。没有人与人之间的相互帮助，就没有个人的生存和发展，也就没有人类的生存和延续。

作为传统伦理学的儒家伦理学也表达了社群论的思想。认为人不同于动物在于“群”，在于他的社会、关系能力。人不是孤立的，他是人际关系网络的一部分。人的本性在于他的关系性或社会性。因此，生活在社会中的人不能只考虑自己，应该关心别人，考虑他人的利益。

公共卫生伦理学需要强调互助原则，这是因为：个人乃至群体是否健康，在一定程度上取决于社会环境等各种因素。而且，由于当今不断发展的全球旅游业和各种类型交往的日益频繁，一旦某一国家或者地区暴发传染性疾病，它势必会在全球传播。

各国通过关闭边界、旅行限制等措施只能是推迟病原体的进入，但是无法加以阻止。因此，我们可以认为，公共卫生是由各国政府、社会或社区采取的，旨在通过改善社会条件以促进群体健康、预防和控制疾病在人群中流行的干预措施。公共卫生是与每个人相关的事情，应强调作为一个社会共同促进人群健康的共同责任，而实现群体健康是其最终目的。

公共卫生伦理学中的互助原则要求作为国家或社会代表的公共卫生机构和人员在相关群体内实施公共卫生规划或措施时要尽可能考虑避免或减少对个人利益的侵犯，尽可能尊重个人理应享有的权利，尽可能做到公正、公平和公开，但在个人方面则要理解公共卫生规划和措施对群体及个人健康的重要性，避免以自己的行动影响他人或群体的健康，以积极和合作的态度参与公共卫生规划和措施的实行，并对带有负面后果的行动及时提出自己的建议。

伦理原则是评价行动的框架，用以判断该行动是否正确还是错误。这些伦理原则同时也告诉我们应该做什么的义务。然而这些义务是初始的，公共卫生伦理学的基本原则与临床 / 研究伦理学的基本原则规定的都是初始义务。所谓初始义务是：当条件不变时我们必须履行的义务，如果条件变更，则我们不必履行这项义务，转而履行另一项义务。例如，尊重个人自由和自主是我们应尽的初始义务，如果没有突发性公共卫生事件，我们应该努力遵守这一义务，尊重个人的自由自主权利。但如遇到 SARS、新冠在人群流行这样的严重突发性公共卫生事件，在大流行地区我们就无法遵守尊重个人自由自主的义务，因为防止疾病大流行必须将所有患者、疑似病例、密切接触者进行隔离，这是控制疾病大流行的有效措施，如果那时还任由患者、疑似病例、密切接触者自由行动，势必使大流行不可收拾。这种情况也是我们所说的“义务冲突”的两难处境：如果听任他们自由行动，势必不可控制疫情；如果要有效控制疫情，则必须不允许患者、疑似病例和密切接触者自由行动。但在这种义务冲突的情况下，控制疾病大流行的公共卫生利益显然大大超过维护个人自由自主的利益，而控制疾病大流行本身也符合被限制个人自由的那些人的利益。正是在这样的情况下，尊重个人自由自主这一初始义务暂时不能履行，而维护公共卫生和公众健康这一初始义务成为实际履行的实际义务。

五、相称性原则

效用、公正、尊重、互助原则之间有可能发生冲突，而在这些冲突中，促进公共卫生、公众健康的行动可能并不可避免侵犯个人权利和利益或加重个人的负担，这是公共卫生中的基本伦理问题。相称性原则是为了解决原则之间冲突以及处理这一公共卫生基本理论问题而提出的原则。相称性原则要求，如果能够满足以下两个条件，国家可以将负担加于个人或群体，包括对其权利和利益的侵犯：①国家追求的目的（或结局）必须符合社会（或社区）所有成员的利益；②这种负担或侵犯必不可超过为了有效追求这个目的所必要的。这一原则提供了当公共利益与个人或群体利益发生冲突时如何协调它们的指南。

具体地说，相称性原则意味着，公共卫生机构所采取的影响个人权利的任何措施必须是：①为了达到目标人群的公共卫生目的，这些措施是合适的，即能够达到预设的目的；②为了达到这个目的，这些措施是必要的，即不存在达到这一目的的更宽松的措施；③为了达到这个目的，这些措施是合理的，即能够合理期望受影响人员接受这些措施。

第四节　公共卫生的基本体系与工作模式

一、理论与实践

公共卫生是理论与实践相统一的整体。公共卫生的理论体系是以流行病学与卫生统计学为学科代表的针对保护和提升人群健康的科学理论，公共卫生的实践体系是建立在理论体系基础上的全面高效行动系统。

二、公共卫生的基本体系

（一）各级政府部门主导的行政领导和管理团队

政府是公共卫生的主导机构。在中央政府支持及领导下，我国已经形成了比较完善的包括国家、省、市、县、乡镇各级各类医疗卫生机构为主体，财政、农业、教育等多部门配合的全社会参与的公共卫生服务体系。

（二）各级疾病预防控制机构的技术支撑

我国疾病预防控制机构体系分设国家、省级、市级、县级以及社区卫生服务中心卫生院五个等级统一成一个整体的“五位一体”的较为完善的体系；疾病预防控制机构是我国专业的公共卫生事业执行的载体，负责疾病、伤害与危险因素监测、突发公共卫生事件应急、传染病免疫与规划、慢性病防治等公共卫生事业主要内容。

（三）相关社会组织和志愿者参与公益性活动的社会团队

公共卫生涉及全人群的健康卫生事业发展，以政府为主导是其主要的特点，但是仍有多处领域政府却难以施展角色，非政府组织（Non-governmental Organizations，NGO）是独立于政府体系之外的具有一定程度公共性质并承担一定公共职能的社会组织，具有非政府性、非营利性、公益性或共益性、志愿性四个方面的基本属性，NGO 组织弹性大，某些敏感领域如艾滋病患者以及 HIV 感染者的一些支援服务，一些 NGO 组织具备政府组织不具备的灵活特性。公共卫生是国内外 NGO 最关注的领域之一，很多 NGO 已成为公共卫生事业重要的实践团队组织形式。在以政府为主导的公共卫生服务体系下，NGO 作为民间非营利性组织，从倡导、维权、影响立法到提供服务；从应对 SARS 危机、参与艾滋病防治、促进乙肝立法到提供老人慢性病服务；从服务妇女、儿童、老年人、流动人口到普通公众，NGO 在促进公共卫生服务的人力资源补充、资金筹集、涉及特殊地区以及特殊人群的服务都扮演了十分重要的角色。此外，一些民间基金组织在消除公共卫生不平等性方面也做出了巨大的贡献。

三、公共卫生的基本实践工作模式

（一）各类技术和策略的实施

公共卫生行业特有的基本技术有卫生检验技术、突发公共卫生事件应急管理和处置技术等。卫生检验学首先是公共卫生学科中一门重要学科，它包括卫生化学检验和卫生微生物学检验、卫生毒理学检验三大部分。卫生检验技术，是指应用于检测与人体健康相关因素（产品中卫生指标和环境中的危害因素）量值的技术。主要包括理化、微生物、寄生虫、临床和毒理学检验技术等。卫生检验，即我们常说的卫生检验工作，主要是指卫生检验技术工作，通常叫作卫生检验或卫检，它包含具体的检验技术工作和对检验技术的管理工作，是公共卫生最主要的实践技术。

突发公共卫生事件是指突然发生的，因自然、社会或人为因素引起的，对公众健康造成严重的威胁或损害的，需要立即采取预防、控制措施的事件。突发公共卫生事件具备突发性、公共性、严重性、紧迫性、复杂性、易变性等特征。突发公共卫生事件应急管理是在突发公共卫生事件的发生前、发生中、发生后各个阶段，用有效方法对其加以干预和控制，使其造成的损失达到最小值。突发公共卫生事件应急管理的关键环节包括：①建立预警系统。是应急管理的第一步，主要是指判断并分析风险因子、预测未来可能风险事件的频率以及公众影响程度和对可能风险事件进行预案建设，提出可能的应急处理办法。②健全决策机制。在应急实践中，不断吸收国内外经验，全方位构筑危机决策系统及其组织架构。③规范信息传播。在突发公共卫生事件发生、发展过程中，及时、准确、全面地向公众发布相关信息是十分必要的。一方面，公民知情权必须受到尊重；另一方面，公众知晓权威的正确信息是避免谣言传播最关键的一步，为政府采取进一步行动打下舆论基础。因此，建立统一标准的信息发布制度，明确公布不同类型突发公共卫生事件预警和风险提示信息的标准、等级、时限、渠道、范围、技术分析、政策解释等，做到内容权威、体系完整、规范有序。④保证物资供应。物资供应是保证应急后勤支援的关键。一方面，应急物资计划与储备必须准备充足；另一方面，应急资金应保证充足。公共卫生策略是将一系列公共卫生理论研究投之于实践的由政府领导的科学策略。例如国家免疫规划，它是实现拯救生命、预防病痛、实现全球健康目标、并减低健康看护成本的一项以国家层面开展的宝贵措施。

（二）公共卫生干预

公共卫生干预是指将基于充分的人群流行病学证据以及临床证据支持下的、有利于改善或提高人群健康及卫生水平的干预政策实施到人群的过程，它包括前期的相关循证研究以及干预措施的实施。公共卫生干预是公共卫生实践中最主要的一个环节。一项合格的公共卫生干预措施，除了要求严格的循证医学证据支持，还同时必须满足成本效益比高、干预效果明显以及伦理道德的要求。

第五节　公共卫生的价值

公共卫生的价值包括生命价值、社会价值、经济价值三方面。

一、公共卫生的生命和健康价值

世间一切事物中，人的生命和健康是最宝贵的。公共卫生的基本功能是保护以及提升人群的健康水平。公共卫生最直接的价值是为人群创造了健康价值。公共卫生的各个实践环节是创造人群健康价值的执行体，在秉持互相尊重原则、合法原则、公平公正原则、效用原则的基础上，公共卫生努力践行其为人群健康保驾护航的职责。公共卫生在组织架构上形成了由政府领导的完备的疾病控制管理和监测体系，业务范围包括科学研究疾病、健康的分布以及人群健康危险因素、传染病防控与暴发应急管理与处置、免疫规划政策实施、地方病防治、妇幼保健卫生、职业人群健康卫生、环境与人群健康卫生、食品与营养卫生等人群健康的方方面面，创造了巨大的人群健康价值。

在人类历史中，曾反复地遭遇烈性传染病流行的劫难，天花、鼠疫、流感、麻疹、霍乱、疟疾、肺结核都曾经是人类的主要杀手。孕妇死于难产和产褥热，新生儿死于破伤风，穷人死于营养不良者更是数不胜数，充分证实了公共卫生的生命价值。

二、公共卫生的社会价值

公共卫生关系到社会稳定。只有坚持以人为本，社会才能稳妥地前进。开展公共卫生关爱、救援弱势卫生群体，可以净化人的灵魂，促进社会和谐。

三、公共卫生的经济价值

公众健康是维持社会稳定的基础，也是促进经济发展最有利的因素之一。相反，人群健康水平的不稳定是社会以及经济发展的危险因素。

公共卫生的价值从生命、经济学、社会学方面得到充分体现。公共卫生为每个公民实现其与生俱有的健康和长寿权利提供了必要的条件，为社会稳步前进提供了强大的保障。公共卫生服务有看得见、摸得着的经济效益。没有公共卫生就不可能实现小康社会。

四、公共卫生的功能

根据公共卫生的不同定义，对公共卫生的功能也有不同的认识。公共卫生的最终目的是预防疾病、促进人群健康和提高生命质量。因此，不同国家对公共卫生功能（Public Health Functions）的界定有很多相同之处，但由于各国面临的公共卫生问题不同，其内容和要点不尽相同。

美国医学会确定公共卫生的三大核心功能是评价（Assessment）、政策发展（Policy Development）、保障（Assurance）。公共卫生评价是指通过系统地监测评估调查来提供健康信息；政策发展是指通过制定卫生政策动员全民参与公共卫生；保障是指通过评价和协调来保障人人享有健康。从某种意义来说，公共卫生的三大核心功能与医学中的诊断和治疗功能类似。如果将人群或社区看成一个人，那么评价就类似于诊断，保障就类似于治疗，政策研究制定则是介于评价和保障之间的一个中间步骤，类似于诊断之后的治疗计划研究制订过程。

公共卫生的功能应包括以下九个方面：

①健康监测与分析。健康监测既包括收集相关疾病的发病或流行情况，也包括对居民健康需求的监测、生活行为等健康危险因素的监测，识别健康问题和确立优先领域。同时，应利用监测到的数据进行分析和预测，发挥信息的预警功能。

②对疾病暴发流行和突发公共卫生事件的调查处理。这是公共卫生的一个传统功能，在促进公众健康方面发挥了巨大作用。包括对暴发流行的传染病进行调查与处理，也包括

对群体不明原因疾病、重大食物和职业中毒、生物恐怖和核污染等突发公共卫生事件的调查处理。

③疾病预防和健康促进。疾病预防和健康促进是公共卫生的主要功能之一，如开展计划免疫、妇幼保健、禁烟、行业健康促进项目等。

④动员社会成员鉴别与解决公共卫生问题。其包含两层意思：一是争取政府的理解与支持，加强部门间协作，在公共卫生实施过程中强调全社会的共同参与，如爱国卫生运动等；二是改变传统意义上的疾病预防与健康促进项目由卫生部门直接实施的现状，大力发展卫生服务产业，鼓励企业、个人提供卫生服务，由政府部门出资购买，实现卫生行政部门由“办医”向“管医”的转变。

⑤制订政策和计划，支持个人和社区成员为健康而努力。公共卫生应通过制订政策、规划、计划等，明确适合国情的健康目标，并创造宽松的社会氛围，提供必要的公共设施，鼓励个人和社区成员为健康而努力。

⑥制定公共卫生法律法规，加强公共卫生执法。公共卫生的功能除提供或管理实施相关公共卫生项目外，应将制定相关公共卫生法律法规作为其重要功能之一。制定公共卫生法律或相关规章制度，明确政府和社会各界所承担的责任，为公共卫生服务的开展奠定基础。同时加强执法监督，确保公共卫生法律法规的实施。

⑦保障提供综合的卫生服务。不仅要提供形式多样的卫生服务以满足人们日益增长的卫生需求，而且要注意消灭不同地区之间、城乡之间公共卫生服务的差异，确保公共卫生服务的公平性。

⑧保障合格的公共卫生和医疗服务的人力资源。由于公共卫生覆盖的范围较广，因此，发展和维持一支接受过良好教育、具有多学科如流行病学、生物统计学、卫生管理学、健康促进和环境卫生学等背景的专业队伍，对于完成公共卫生任务较为重要。

⑨评估群体与个体卫生服务的效率、可及性和质量运用卫生事业管理、卫生经济学等多学科知识，全面评估卫生服务。同时加强政府和消费者对卫生服务提供者的监督，促进卫生服务的全面提升。

第二章　公共卫生项目管理

第一节　公共卫生项目需求论证

一、项目的需求分析

任何一个公共卫生项目的提出，必须经过反复的论证，特别是对需求的识别以及客观资源投入水平条件的分析，在此基础上提出项目的建议。

（一）需求识别

1. 发现问题并提出设想

在充分收集资料和现状分析的基础上，找出限制卫生组织生存与发展的关键性问题，提出项目的基本设想，这是开展一个项目的基本前提和必要条件。

2. 分析机遇和条件

在发现问题和提出设想的基础上，对卫生系统的内部和外部环境进行分析，明确组织获得发展的机遇和条件。特别是对政策环境的分析和评估，往往起到决定性的作用。

3. 分析需求提出项目提案

在分析了机遇和条件以后，需要对项目设想进一步细化，即要回答出“项目能够在多大程度上解决组织或机构所面临的问题”，如果该项目能够满足组织或机构的基本需要，并解决所存在的问题，就可着手提出项目建议了。

（二）提出项目建议书

不同的公共卫生项目其建议书的格式基本相同，主要包括：

1. 项目目标

在分析了机遇和条件的基础上，明确项目目的、项目目标和项目策略。项目目的也称总目标，是本项目要实现的高层次上的效果。项目总目标的确定要求：应符合国家卫生政策和发展战略；应与机构的发展战略相一致；应充分表明项目理由；应清晰地确定目标人群；应表述预期结果。

项目目标是项目的期望效果，是由本项目产出所导致受益者的行为、机构 / 系统的绩效变化。项目目标的制定要求：每个项目只有一个目标；描述对象行为 / 绩效变化；对总目标有确切的贡献；现实可行；表述为结果而不是过程；同总目标有直接因果关系。

2. 项目产出与项目活动

在项目目标确定以后，应根据项目目标阐明和界定项目产出及主要项目活动。

①项目产出是指项目实施者必须提交的产品或服务等实际结果。例如，项目地区基本卫生服务质量和效益得到改善；医疗救助特困户基金建立并运行。项目产出：应为实现项目目标所必需；应在现有资源条件下可行；各产出结果应为整体并相互促进；应以需方为导向；项目实施的管理系统可作为产出；项目产出加假设，构成实现项目目标的必要条件。

②项目活动是指为获取项目产出所必须开展的一系列主要活动，是制订项目实施计划的基础。

3. 项目监测指标

用于测定是否达到项目目的、目标、产出、活动等所采用的指标。制定项目监测指标时应注意：各级监测指标都应当可测量；应具体描述数量、质量、时间、地点和目标人群；有符合成本效益的评估方法（统计、访谈、记录等）；用过程指标在项目结束前评估目标实现程度；用里程碑指标监测产出进度；用间接指标替代难于测量的指标。

4. 项目假设或风险

是指完成项目活动（产出、目标）、实现项目产出（目标、目的）所必须具备的条件或因素。如三个月内完成门诊楼主体工程建设，条件是天气条件与历年平均水平相差不大。要求：从正面角度描述假设；对应于同层次（活动、产出、目标、目的）内容；只包括关键性的假设，低风险假设不必列出；具体、明确、可监测，应将风险分级；分析风险并提出管理措施。

二、项目可行性分析

项目管理要求对任何项目都要进行可行性分析，不同项目的可行性分析所要求的深度和复杂程度有所不同。主要包括以下三个方面：

（一）初步可行性研究

初步可行性研究是指分析项目建议书所提出的项目的必要性、合理性、风险性和可行性，评估项目建议书中所得出的各种结论，从而做出项目是否立项的决策。项目可行性分析一般包括：

1. 技术可行性分析

即对于项目所采用的技术手段和项目产出的技术要求等方面的分析与评估。

2. 经济可行性分析

即对项目的经济投入与产出和项目产出的技术经济效果等方面的分析和评估。

3. 项目的运营可行性分析

即对项目所需的各种条件和项目产出物投入运营后所需的各种支持条件的分析与评估。

4. 项目的综合可行性分析

即将前面三个单项综合在一起进行分析与评估。

项目可行性分析的目的：一是确定项目是否可行，得出项目是否立项的结论；二是确定项目的哪个备选方案最好，明确各备选方案的优先序列。

（二）详细可行性研究

详细可行性研究是指在初步可行性研究的基础上，根据项目管理的需要，可进一步详细分析公共卫生项目的可行性，详细可行性分析一般要比初步可行性分析详细和复杂。

（三）项目可行性分析报告的审批

项目的可行性分析报告必须经过相应决策机构的审批，审批过程是一个项目最终决策的过程，不管报告是否通过审批，这一过程的终结才是项目决策阶段的完成。可行性报告一旦获得审批，这一文件就成为今后项目设计、项目资金筹措和配备、项目实施和项目评估的依据。

第二节　公共卫生项目的实施与监督

项目的实施与监督就是对一个项目从立项到结束全过程中涉及的项目工作的范围所进行的管理和控制活动。项目范围应包括完成该项目“必需”的全部工作，项目的工作范围既不应超出实现项目目标的需要，也不能少于这种需要。通过此工作的开展，就可以在项目实施前明确定义出一个项目所应开展的工作活动，为项目实施提供一个工作边界和任务框架。通过比较项目实际执行与计划的范围是否有偏差，决定是否中止、调整项目或采取纠偏行动和措施，以便对项目实施工作进行有效监督与控制。项目的实施与监督的主要工作包括编制项目计划、界定项目范围与制定工作任务大纲、确定实施机构、签订合同与支付费用督导、进展报告与验收等。

一、编制项目范围计划

“编制项目范围计划”是描述项目任务范围和工作边界的文件，明确项目目标及项目任务的计划和安排，作为项目各阶段起始工作的决策依据。

（一）编制项目范围计划的依据

项目起始工作中确定的项目总目标和项目目标，以及可行性分析中所明确和定义出的各种项目限制条件和项目的假设前提条件等方面的信息与资料。

（二）制订项目范围计划的方法和工具

包括项目产出物分析方法、收益 / 成本分析方法、专家判断法等；在编制项目范围计划时，需要提出各种各样的备选方案，可采用“头脑风暴法”和“横向思维法”等。

（三）制订项目范围计划的工作结果

项目范围计划主要包括三份文件：一是项目范围主体计划，包括项目理由、项目内容、项目产出、项目目标等；二是项目范围支持计划，包括已识别的假设前提和限制条件，可能出现的项目变更等；三是项目范围管理计划，包括项目范围变更的可能性、频率和变更大小的估计，范围变更的识别、分类说明及管理安排等。

二、界定项目范围与制定工作任务大纲

“界定项目范围”，是指根据项目目标要求、限制条件与假设前提、相关历史项目信息等，全面界定项目的工作和任务，应用项目工作分析结构技术，将项目细分为具体和便于管理的项目活动。项目范围定义的结果是产生项目的工作分解结构，其目的在于：提高对项目工期和项目资源需求估算的准确性；为项目的绩效度量和控制确定一个基准；便于明确和分配项目任务与责任。

（一）工作分解结构

工作分解结构（WBS）是项目范围管理中的核心概念，它是由构成并界定项目总体范围的项目要素，按照一定的原则和分类编组所构成的一种树形图，以此定义项目的工作范围。

工作分解技术是通过把项目目标逐层分解，把项目整体分解成较小的、易于管理和控制的若干子项目，直至最后分解成具体工作单元（工作包）的系统方法。它比较详细和具体地确定了项目的全部范围，给予人们解决复杂问题的清晰思路和广阔蓝图。随着管理层级的递进，WBS 也在不断地细化，每细分一层都是对项目更细致、更深入的描述，其中最低层的项目元素叫工作包。一个典型的工作包有一个开始时间、一个结束时间和某种形式的最终产品，并由一个组织具体负责。

（二）项目分解技术的主要步骤

1. 将总项目分解成单个定义的且范围明确的子部分（子项目）。

2. 判断每个层次划分的详细程度，如果能够恰当地估算出完成本层次项目工作所需要的费用和时间，则进入步骤 4；否则继续步骤 3 的操作。

3. 在上述分层的基础上进行更细致的划分，将各组成部分分解为更小的组成部分，并说明可验证的结果。对于每个更小的组成部分，重复进行步骤 2。

4. 核实分解的正确性。

第一，每一层次的必要性和充分性。本层工作的完成要能够保证上层工作的完成；且如果不进行本层工作，则上层工作无法完成。若不具备这两个条件，必须对上一层细目进行修改。

第二，工作分解结构的层次。决定一个项目的工作分解详细程度和层次多少的因素包括：项目责任者的能力及项目管理和控制的要求水平。通常，项目责任者的能力越强，WBS 就可以粗略一些，层次少一些；反之就需要详细一些。而项目成本和预算的管理控制要求水平越高，WBS 就可以粗略一些，层次少一些；反之就需要详细一些。

（三）制定工作任务大纲

很多公共卫生项目均涉及提供公共卫生服务的内容，而工作任务大纲在公共卫生服务类项目活动管理中起着重要的作用。它是制定项目活动计划书的重要参考依据。

工作任务大纲是由项目管理方负责准备的。工作任务大纲应根据开展活动的具体性质加以准备。有些公共卫生服务项目是以能力发展为主要内容的，工作任务大纲可以由管理人员和有关专家及相关政府部门的人员共同准备制定。

工作任务大纲应明确规定工作任务的目标及范围，提供背景情况，并与现有的预算相对应，便于活动申请者准备计划书。有些项目涉及培训活动，就应该提出培训内容和培训人数等细节，以使项目实施单位能够较为准确地测算所需资源。

工作任务大纲应清楚地表明所需完成任务必需的各项服务和预期的成果（如报告、数据等）。项目管理单位和项目活动实施单位的各自职责在工作任务大纲中也应明确规定。常见任务大纲的基本结构包括六部分：背景、目标、任务范围、方法、主要活动的进度要求、报告的要求。

三、确定实施机构

很多公共卫生项目是由公开招标和定向招标来确定项目的实施机构的。一般来说，公共卫生项目执行的基本原则都是公平竞争、选择最适宜机构开展活动。项目实施机构包括单一来源和非单一来源两种。

（一）单一来源实施机构

是指具有独特性、唯一性的机构或组织。对于该类机构项目管理机构，只须发送工作任务大纲、邀请函及项目活动指南到实施机构来邀标，邀请其填写并提交项目活动计划书。

（二）非单一来源实施机构

是指同时有几个具备开展某项活动能力的机构，如大学、研究所等，需要通过竞争选择，以寻求最具实力的执行者。确定实施机构须按以下步骤：

1. 发送工作任务大纲及竞标邀请。

2. 项目管理机构根据项目要求确定短名单。短名单，即招标人对投标申请人按时提交的资格预审申请材料进行审查后，符合资格预审要求的投标人名单。这个短名单多是由主管者或者组织者在合格者的范围内，考虑种种因素挑选的有代表性的执行机构，一般选择3 ~ 6家。

3. 撰写项目活动计划书。项目管理机构邀请列入短名单的机构，根据工作任务大纲撰写项目活动计划书。

4. 项目活动计划书的评定。项目管理机构根据任务大纲中规定的任务性质和内容，从提交简历的专家中，根据职称、资历等公正遴选3 ~ 5名专家组成评标专家组，并在项目计划书截止受理后的几个工作日内组织评标工作。

5. 招标结果的通知。在组织评标后的10个工作日内，将招标结果正式通知投标单位，并通知中标单位签订合同。

6. 计划书、标书的修改与完善。对于中标的公共卫生服务项目的计划书，如项目管理方认为有必要进行修改，可以要求对方进行完善，然后签订合同。

四、签订合同与支付费用

在发出中标通知后的几个工作日内签订合同。不论单一来源或通过竞争性招标选择的活动实施机构，都需要采用合同的方法进行管理。当中标者不能就合同与项目管理机构达成一致时，管理部门可以通过书面方式通知对方停止签订合同，邀请评标排名第二的机构谈判签订合同或重新招标或邀标。

一般来说，在签订合同后，管理机构将支付40% ~ 60%的合同款（不同的机构、不同的项目支付比例不同）。在项目活动实施中期，实施机构要向管理机构提交中期项目进展报告。如果实施机构很好地履行合同条款，管理机构将再支付一定比例的合同款。如果实施方未能很好地履行合同，第二笔费用暂停拨付，同时通过上级部门加强督导，促其改进工作。实施方改进工作并履行了合同条款后，将补付合同款。项目合同结束，项目实施方需要提交项目完工报告和财务结算报告。经管理机构审核批准，管理机构将支付合同总额的尾款。

五、督导、进展报告与验收

对于公共卫生项目来说，不同的管理机构采用不同的督导方式。例如，有的项目在项目执行期间，会选择适当时间对项目实施机构进行2 ~ 3次督导，要求项目实施机构每半年或1年提交1份项目进展报告。

实施方在项目活动完成后向项目管理机构提交项目活动完工报告和财务结算报告。提交报告后，项目管理机构就可以对项目活动进行验收。如果验收合格，项目管理机构将按照合同规定办法进行费用支付。如果验收的部分活动未完成或部分完成，也要按照合同的约定进行处罚。

第三节　公共卫生项目的评估

公共卫生项目的评估就是对公共卫生项目的目的、执行过程、产出、效益和影响进行系统的、客观的分析；通过项目活动的检查总结，确定预期目标实现程度，项目的主要效益指标是否实现；通过分析评估分析失败的原因，总结经验教训，并通过及时有效的信息反馈为未来新的公共卫生项目的决策、提高项目管理水平提出建议，达到提高公共卫生项目效率的目的。

一、项目评估的目的与意义

公共卫生项目评估是以公共卫生项目计划要求为标准进行的评估，是项目计划的继承和发展。经过评估，既可以巩固已经取得的成效，也可以采取相应措施防止类似问题的发生。一项成功的评估必须与项目所制定的应该达到的目标相联系，目标说明得越具体、越明确，评估工作越客观，工作的成效就越大。

（一）公共卫生项目评估的目的

①确定项目计划的适宜性与合理性。

②确定项目计划中所开展活动的种类、数量，确定所开展的活动是否适宜目标人群，以及所开展的活动是否按照计划进行等。

③确定项目是否达到了预期的目标、存在的问题是什么，以及需要进一步改进的意见是什么等。

④向项目资助方提供评估报告，报告公共卫生项目所取得的结果、存在的问题、得到的经验和教训等。

（二）公共卫生项目评估的意义

1. 可以保证公共卫生项目实施取得成功

评估贯穿于整个项目实施的各个阶段，管理者可以利用评估方法和手段，在项目实施的各个阶段控制进程，保证项目质量。

2. 可以使公共卫生项目更具有科学性

在众多复杂的影响项目结果的因素中，项目管理者可以利用评估工具对影响因素进行监测和控制，使项目所得结果易于解释，也使公共卫生项目更具有科学性。

3. 可以提高公共卫生项目的效率

评估可以改善正在实施项目的效果和效益。管理者利用评估手段，在项目实施的各个阶段，通过对项目的评估，及时得到相应的结果；通过反馈机制，及时修改项目活动和进程，使得项目取得最佳的结果。

4. 可以阐明公共卫生项目的价值及其推广性

通过评估可以明确项目的适宜性，是否具有推广价值，以及推广该项目所需要的条件和环境。

5. 评估项目目标的实现程度

将项目的计划目标与实际完成目标进行比较，衡量目标的实现度。同时，可找出存在的差距，为项目后期的工作指明方向和工作重点。

6. 评估公共卫生项目的进展

将项目的计划进度与实际的进度进行比较，说明工作的进展情况，找出影响项目进度的原因，以便以后有针对性地采取相应的措施，保证项目顺利实施，达到预期的目标。

7. 对项目产生的社会和经济效益做出客观的评估

通过对投入与产出分析、衡量公共卫生项目所产生的社会与经济效益。社会效益，由投入卫生资源取得的使用效果指标，即居民健康状况指标来衡量；经济效益，由投入的卫生资源所取得的经济价值来衡量。

8. 评估公共卫生项目的质量

项目质量控制的主要形式是对项目指标和标准的评估。通过对公共卫生项目的指标和标准的评估，可以加强公共卫生项目的质量控制工作。

二、公共卫生项目评估的内容

公共卫生项目的评估内容依据评估目的的不同而有所不同。但总体上应包含以下内容：

（一）检查公共卫生项目的适宜程度

对所开展的公共卫生项目是不是当前急需的，是不是当前存在的主要卫生问题，是不是以需求为导向的，项目的方案和经验是否具有可持续性和可推广性等。其中最为关键的是，项目的目标必须是解决优先卫生问题或解决重要的卫生问题。制定的卫生政策适合社会经济发展的程度，提出的卫生计划符合人们迫切的卫生需求，提出的目标、政策、策略、措施符合当地的具体情况，技术与方法可行，经济上能够被国家、集体、个人所承担，群众乐于接受。

（二）评估公共卫生项目的可实施程度

主要是评估项目的计划，检查项目计划的完整性、可操作性等。例如，项目是否有明确目的和目标，是否将目标定量化和等级化，所设立的目标是否能够达到。采取的干预措施是否有针对性、是否有效等。在制订计划的过程中，是否明确了重要的卫生问题，对于各种卫生问题是否给予足够的重视，并且在人力、物力、财力等方面给予保证。

（三）检查公共卫生项目的进度

将各项项目活动的执行情况与原计划的进度相比较，调查项目活动未按计划执行的原因，找出存在的主要问题或障碍及其主要的影响因素。将开展各种工作、活动取得的进展与预期计划的目标相比较，评估成功或不足的原因，提出修改计划的措施。检查计划的时间进展，可以了解计划的进度，了解计划实施取得的成就，及时提出需要引起重视的问题。

（四）检查公共卫生项目的效率

效率是指实施公共卫生项目所取得的成果，同投入的资源之间的对比关系，评估能否以更经济的方法来达到同样的结果，从而使项目的机会成本最小和边际效益最大。它同时也是指卫生规划或活动所取得的成效与投入的人力、物力、财力、技术、时间之间的对比关系。

（五）评估公共卫生项目的效果

衡量项目活动所期望的预定目标的实现程度，如是否达到了预期目标，是否解决了主要卫生问题等。研究计划执行过程中对解决某一卫生问题或改善卫生状况取得的预期效果。因此，效果也可以用来评估一项计划预期目标实际达到的程度。在条件允许时，目标达到的程度应尽可能用数字来衡量，医学研究的许多指标是能够定量研究的。

（六）评估项目的效应

项目的效应是指项目对社会经济、公共卫生发展等所产生的影响，以确定所评估项目的长期影响和贡献。

（七）评估项目的成败原因

不同的项目有不同的经验教训和启示。关注那些失败的项目，分析错误出现在哪里，为什么项目的目标不能实现。成功的项目同样也值得仔细地研究和评估，从中可以得到许多有益的启示。

那些由于不可预见的因素而导致失败的项目并非真正的失败项目，只是出于一些不可抗力或不可预见的原因，项目的目标才不能得以最终实现。那些由于环境变化、组织变化、目标变化而失败的项目也非真正的失败项目，只有那些因为管理问题、决策问题而导致预算超支、进度推迟、资源严重浪费的项目才是失败的项目。

1. 项目成功的原因

①制订了一份真实、可行的项目计划。

②项目的冲突得到了有效的控制和解决。

③项目目标清楚，研究小组中每位成员都能充分地理解。

④项目从启动到结束都处于有效的控制和跟踪状态。

⑤在规定的时间内，有足够的人员完成既定的工作任务。

⑥在项目实施之前，绝大部分工作任务已经得到界定，资源已配置齐全。

⑦项目负责人经常与研究小组的成员进行交流，倾听他们的建议，帮助他们解决问题，掌握了项目进展的第一手资料。

⑧项目负责人注意研究已终止的类似项目，善于从中总结经验和吸取教训。

2. 项目失败的原因

项目为什么会失败？有一些基本的原因决定着项目的目标难以实现，这些原因恰好与成功项目的原因相反。

①项目计划太简单，或者过于复杂，甚至脱离实际，难以操作。

②项目的主要冲突无法解决，浪费了过多的时间和资源。

③项目负责人的管理水平、领导艺术欠佳。

④项目团队对最初的项目目标理解有分歧。

⑤在项目进程中，项目监控不充分，不能预见即将发生的问题；当问题出现时，又没有适当地解决。

⑥研究小组成员数量不充足且工作效率低下。

⑦项目负责人以及主管单位之间缺乏有效、充分的沟通。

⑧优柔寡断的决策。

⑨项目中所需的资源供应缓慢，导致项目进度一再拖延。

三、项目评估的类型

公共卫生项目的评估类型按照不同的分类标准有着不同的界定。

（一）按照项目周期分类

1. 目标评估

主要围绕确立的计划目标，评估目标的科学性、合理性和可行性，最终评估目标的实现程度。

2. 过程评估

主要对公共卫生项目实施过程的绩效进行评估。通过对实施过程加强监督、控制、分析卫生资源的利用程度、计划的进展程度等，及时发现执行过程中存在的问题，制定相应对策，加以解决，保证计划顺利执行。

主要针对实施后所取得的成效进行的评估。结果评估对于长、中、短期的公共卫生项目，可以细分为长期效应评估、中期效应评估和短期效应评估。长期效应体现了公共卫生项目的持续性发展绩效；短期效应则表现为公共卫生项目的短期绩效。完整的评估应该包括长、中、短期三个方面的效应。

（二）按照评估内容分类

一般来说，按照评估内容可以将公共卫生项目的评估类型分为环境评估、形成性评估、基线评估、预试验评估、财务评估、中期评估和终末性评估。

1. 环境评估

这里所讲的环境是一个广泛的概念，包括政治的、社会经济的、人口的、文化的、地理的等许多方面的情况。项目的环境评估往往是项目正式开始之前的主要任务，它关注项目地区的社会经济发展有关的政策、制度、人口等状况对项目的影响。随着管理的进一步科学化，环境评估的重要性将越来越明显。在进行环境评估时，政策分析技术是较为常用的一种方法。它主要针对当地政府等部门的有关政策和规划进行系统的分析，明确拟开展的项目是否是当地当前的工作重点，是否对促进当地的社会经济发展有重要的作用；现行的政策和规划是不支持本项目的目标和实施以及成效的推广等。一句话，项目的设计、实施等都必须适应环境因素，否则该项目就没有存在的必要。

2. 形成性评估

是指在项目实施过程中所开展的评估性研究。它主要是检查项目的干预措施或实施方案的有效性与可行性。同时，还对项目的承担机构/组织的有关经验和条件、人力资源管理、信息管理等进行评估，以便及时发现问题，加以解决。

3. 基线评估

又称为基线调查，即通过定性、定量相结合的方法收集项目实施之前的有关资料，明确有关指标的基准状况，如疾病的发病率、患病率等，为以后项目中期和终末性评估提供基础性的参考数据，以明确项目实际产生的成效。因此，项目的基线评估作用很重要，不能忽视。

4. 预试验评估

在正式项目实施前，研究者往往会在一小范围内选择某个（些）单位进行试点，以评估项目设计的合理性、项目干预方案的可行性、项目的实施效果、研究对象的可接受性与满意度、进度安排的适宜性等。对于在预试验中发现的问题，及时给予修改，减少了项目正式开始以后所产生的问题。此外，通过预试验还可以对调查员进行标准化培训，使他们统一概念、统一方法、统一程序等。

5. 财务评估

在项目实施后，会经常性地开展项目的财务评估工作，以检查项目资金是否按计划分配，配套经费是否到位，比较预算与实际费用开支的符合程度，计算投入产出比，了解资金是否满足公共卫生项目的需要，是否发挥了应有的作用等。

6. 中期评估

当项目进行到一半时，往往会开展项目的中期评估工作。目的是综合检查项目设计的适宜性，即项目预先的概念和思路在目前是否仍然正确，项目的环境是否发生了变化，环境的变化对项目目标的实现是否有重要的影响，项目取得哪些阶段性成果与产出，项目存在哪些问题，这些问题的主要原因是什么等。同时，中期评估的另一个目标是，考虑是否及怎样修改项目的计划、目标、投入等，并且提出项目后期的指导原则和有关的建议。

7. 终末性评估

几乎所有项目在其结束时都需要开展终末性评估工作。它的重点是检查项目预期目标的达到程度，项目的成效（包括效果、效益与效用等），项目成效的可持续性、可推广性，以及必需的条件与范围等。

四、项目评估的程序

一般来说，项目评估由提出关注的问题、确定评估标准、设计评估方案和选择指标、收集资料、分析资料和报告结果等几个步骤组成。

（一）确定利益相关者

利益相关者，是指与项目设计、实施与效果有一定联系的机构、组织和人群等。它们的期望和态度等对项目的开展与项目效果的扩散等都有一定的影响。例如，拟在某市的多家医院开展一种新药的临床试验，这一项目的主要利益相关者包括政府的有关职能部门（药品监督管理局、卫健委）、卫生服务机构（医院、疾控中心）、保险机构、药品生产厂家、患者等。

（二）明确不同利益相关者所关注的问题

对于同一个公共卫生项目，不同利益相关者所关注的问题不同，有时甚至完全相反。评估者必须首先明确他们对评估性研究的期望，从中确定谁是主要的利益相关者，根据其主要的期望设计评估方案。

（三）确定评估目标

在明确主要利益相关者及其期望的基础上，评估者应确立评估的目标。这个目标既包括总目标，又包括具体目标。

总目标是总体上阐述项目工作应该达到的目的，能够说明总体的要求和大致的方向。具体目标是总体目标分解到各个主要环节上的目标，是对总目标的具体说明。

任何一个研究计划都需要有明确的目标，它是计划实施和效果评估的依据。没有明确的目标，整个计划就失去了意义。计划的目标分为总体目标和特异性目标。计划的总体目标是指计划理想的最终结果。它是概括性的，它为计划提供了一个总体发展方向。为了达到总体目标，必须依靠几个特异目标的实现来完成。计划的特异目标又称为具体目标，是为实现总体目标而设计的具体可操作的目标。制定目标应遵循以下原则：

1. 可实现性

目标的可实现性是指所制定的目标要合理，能够有理由实现。也就是说，在制定公共卫生项目的目标时，应根据拟探讨的问题、现有的条件、资源等，制定出合理的、可实现的目标。

2. 可测量性

目标的可测量性，是指计划实施中和完成后对所产生的变化结果可以测量。这样既有利于对结果的评估也有利于对结果的观察。

3. 时间限制

目标的制定一定要有时间的限制。在制定目标时，应考虑解决问题需要的时间和借鉴他人的工作经验，为自己的计划制定出一个合理的时间范围。

4. 具有挑战性

所制定的目标应具有挑战性，即可以激励研究人员主动参与工作，尽可能地解决所想解决的问题。

（四）确定评估需要回答的问题

在进行公共卫生项目评估时，通常需要对项目提出以下问题：

1. 哪种策略最有效，有无其他可替代方案

策略是为了实现计划目标而采取的一系列措施的原则。在制定策略时应首先分析问题发生的原因，并根据可能的原因制定实现目标的策略。对于每一种原因都有可能提出多种达到目标的策略，但在确定实现目标的策略时，应该考虑到资源和条件，使所提出和制定的策略既能够符合现实的基本情况，又能够实现计划目标。

2. 确定最有效的干预措施

干预措施是在实现目标策略的指导下所制定的一系列为达到目标而进行的活动。活动是具体的和可操作的，活动计划要表明具体的活动时间、对象、人数和地点。也就是活动计划要解决做什么、在哪里做、什么时间做、谁去做以及如何做的问题。应选择客观、可测量的指标来反映活动效果。在确定干预措施时，应考虑人力、物力和财力等资源问题，也应注重成本效益的问题。即在几个可供选择的干预方案中，选取最为有效的那个方案。充分考虑项目方案的机会成本问题，从中选择最佳的方案，使有限的资源发挥最大的效益。

3. 确定最适宜的目标人群

一个项目往往难以解决所有的问题，要根据需求等情况，选择最为适宜的人群为项目的目标人群，才能充分发挥项目的效果和效益。

4. 确定干预是否施加于目标人群

通常有些项目虽然已经按照预订的计划开展了，但是由于各种因素的影响，干预措施有时并没有落实到准备干预的目标人群，以至于开展的活动很多，但目标人群受益很小，甚至没有任何受益。这主要的原因是干预措施没有施加于目标人群。

5. 干预是否按计划实施

原则上项目计划是项目实施的指南，任何项目活动都必须严格按照预先确定的计划执行，否则就有可能使项目失去方向和难以达到目标。

6. 干预措施是否有效

干预措施施加于目标人群后，紧接下来就要问该项措施的有效性问题。花费资源来实施没有效果或效果不大的干预措施，是不符合项目管理原则的，也没有任何必要。因此，在项目实施以后，就必须了解项目所采取的干预措施的有效性。

7. 干预措施的费用如何

良好的干预措施应该以较小的花费取得较大的成效。一项干预措施，虽然取得的成效较大，但是如果其所需要的费用很高，在卫生资源有限的今天也是不可取的。有时，项目管理者将项目干预的费用作为最主要的一项指标来评估项目的适宜性。

8. 是否达到期望目标

将项目的效果与预先制定的目标进行比较，看目标的达成度。目标达成度越高，项目就越成功，反之则反。

9. 问题概念是否可操作化

项目设立的基础首先是因为存在着问题。要解决该问题，必须制订详细的解决方案——项目计划。在制订项目计划的时候，要建立项目假设，明确问题是什么及其造成问题的主要原因。如果对问题的理解不透彻、假设不明确，将会使项目缺乏可操作性。

10. 问题的分布和目标人群是否查明

在明确问题是什么之后，就需要阐明问题的分布范围及其所涉及的人群，明确目标人群的特征、大小等。

11. 项目设计是否紧扣目标

项目的目标是要解决存在的主要问题，它是指导项目设计、实施与评估的指南。只有在具有明确目标的前提下，才能进行下面的设计。反之，项目的设计必须紧密围绕目标，否则在项目结束后就无法保证目标的实现。

12. 项目实施概率多大

明确实施该项目的环境条件、资源等因素是否具备。

13. 费用与效益比如何

只有受益大于支出的卫生项目才有可能实施。如果一个项目的效益越好，其实施的可能性就会越大，反之则反。

14. 干预效果是不是项目所期望的

有时项目产生了许多效果，有的效果往往很大。但是，从项目管理和评估的角度来看，一个项目是否成功，最为关键的是项目达到其所期望的效果，即项目计划的目标。

15. 结果是否归于非项目的因素

由于在项目的实施过程中会有许多因素的影响，因此要明确项目最后所取得的效果哪些是由于项目的干预所产生的，哪些是由于其他因素（非项目因素）引起的，从而正确评估项目的成效。

16. 是否为最有效率的项目

一个好的项目，不仅需要具有良好的效果和效益，同时也应该具备良好的效率，即用最小的投入和时间获得期望的效果和效益。

（五）选择评估指标与标准

在明确了不同等级目标后，应再列出相应的评估指标。指标是指测定变化的工具，利用它可明确目标是否达到及达到的程度。指标确立的原则主要有：

1. 客观性

指标体系的设计应该能够客观地评估总体目标，要求每项指标都与总体目标保持一致，使每项都能够反映客体的本质。

2. 独立性

指标的独立性要求指标体系中同一层次的指标是相互独立的，不互相包含，也不存在因果关系，并且指标之间不存在矛盾之处。指标独立性的要求，可以避免指标的重复，提高指标评估的科学性。

3. 可测量性

为了提高指标评估的准确性，凡是可以量化的指标，应尽可能量化测量。凡是不能量化的指标，应尽量有明确的观察结论，为数量化分析奠定基础。

4. 可比性

公共卫生项目的评估是对客体的判断，要想做出正确的判断，必须保证质的一致性。因此，设计指标时应注意选择具有质的一致性的内容，以保证具有可比性。

5. 简易可行性

要求指标便于实施、容易测量和得出结论。为了收集的方便，保证指标的准确可靠，应尽量简化测量的指标体系。

6. 时间性

即指标要有时间限制。因为很多指标是随着时间的变化而变化的，如果没有明确指标收集或分析的时间，往往就会得出错误的结论。例如，在评估促进儿童生长发育的项目中，其中一个重要指标为身高，由于身高在上午和下午的自然生理性变化，因此必须明确规定身高的测量时间。

满足了上述原则的指标被称为客观可证实性指标。确定评估项目效果的标准是对已经确定的评估指标进行数量的规定。因为，在评估一个项目的成效时，往往不是一个指标，而是一组指标表示项目的成效。这一组指标构成了项目的评估指标体系。在该指标体系中，必须明确每一个指标在该体系中的定位和价值，即指标的分值与权重问题。此外，指标的标准的确定还是为了确定收集什么样的信息来证实项目效果。

（六）确立资料收集与分析的方法

1. 选择资料收集的方法

评估资料的收集由一系列工作组成，包括确定测量变量、选择测量方法、确定测量的真实性和可靠性、对测量的质量控制、记录并解释测量结果等。掌握及时、准确、可靠的信息是进行科学评估的基础，没有信息就没有评估工作。一般可以将资料的获取方法划分为以下四种：

（1）询问表调查法。根据调查目的拟订专门的调查表，由专门训练的调查员向被调查者询问来收集资料。询问调查一般采用抽样调查，要求样本有代表性。通过询问调查，既可以收集常规登记和报告所不能得到的资料，又能够核对其数据的准确性和完整性。

（2）通信询问调查法。调查表采用通信邮寄的方式分发给被调查者，由被调查者根据调查表的填写说明填写。这种方法易于开展，但是其应答率较低。

（3）观察法。分为两种：一种是直接观察，是指直接参与研究对象的活动中，观察、收集记录所需要的资料；另一种是非直接观察，调查者不参与研究对象的活动，只是将观察的结果记录，然后进行分析。

（4）健康检查法。采用健康检查和实验室辅助诊断等方法，找出可疑患者。该方法必须与询问相结合使用。

2. 收集资料时应注意的问题

在收集信息过程中，一般要问的重要问题是：

①要测量的变量是什么。

②对于要测量的变量是否有现成的、公认的测量技术。

③该测量技术是否在过去同本次测量类似的环境下使用过。

④本研究是否具有足够的时间、资源和技术来创造新的测量技术。

⑤被调查者是否乐于回答研究所提出的问题。

⑥信息的收集是否符合伦理的要求。

⑦所收集信息的可靠性如何。

3. 分析资料

将资料分析划分为两个阶段：调查资料的核对、整理与分析阶段；对取得的调查资料进行判断、推理，得出有规律性的结论。根据不同的资料选择相应的统计分析方法，对资料进行处理、分析时应该考虑：

①要评估问题的特点是什么。

②要评估项目成功的标准是什么。

③所测量变量的性质是什么。

④选择的调查样本量是否有代表性，是否足够。

⑤所收集资料的真实性和可靠性是否令人满意。

（七）明确评估结果利用者及其期望

在完成以上（一）至（六）步骤后，评估者已经掌握了有关项目的基本素材。紧接着就要了解谁将要利用本资料的问题。正如以上所述，不同的机构和人群对于评估性研究的期望是不同的，因此他们利用评估所得资料的角度和动机也是有差异的。由此可见，只有在清楚评估结果的利用者是谁及其期望之后，才能撰写并提交有针对性、有价值的评估报告。

（八）撰写并提交评估报告

评估报告是项目评估的书面总结，撰写评估报告是项目评估工作的重要组成部分，是评估性研究的最后一个环节，应以认真、严谨、求实的态度对待报告的撰写工作。评估报告是采用书面文字的形式，系统地介绍项目评估的目的、方法、过程、结果及结论的一种特殊文体。一方面，评估结果和结论要通过一定的形式表现出来，才能对其进行传播、交流和应用；另一方面，对评估结果的表现过程又是对调查材料继续深入分析和研究的过程。有时，调查人员在撰写评估报告以前认为有些问题基本弄清楚了，但是当撰写报告时又不知如何下笔，这时才知道有些问题并不十分清楚，还得进一步分析与探讨。

有时，对于一项评估性研究往往须撰写几种不同类型的评估报告。例如，当利用者为政府领导时，评估报告通常只是简明扼要地说明项目的成效和产生的影响等，而忽略评估的方法学等问题；如果利用者为财政部门，评估报告的重点是阐述关于资金的使用情况，以及有关费用效益的问题等；如果评估报告的利用者为项目管理专业机构和专业人员，则评估报告必须详细描述和解释有关项目设计、实施、成效及其影响等所有问题。

通常项目评估报告应包含如下主要内容：

①回顾项目的历史，其中包括对项目计划的修改和变更。

②主要成果的总结。

③对比项目的计划目标和已实现的目标，分析其成败的原因。

④项目总决算，并说明成本偏差的原因。

⑤评估项目管理的得失。

⑥研究需要继续调查的问题。

⑦对未来项目管理的建议。

此外，一些大型公共卫生项目评估报告还包括如下内容：

①对项目进程中所出现的问题、冲突及解决办法的总结。

②项目阶段性总结，其中包括实际工期和原定进度的对比、实际成本和既定预算的对比等，为什么会出现偏差？程度多大？这些都应有详细的记载。

③对需要增加资源的工作任务的记载。

④对合作方支持方的总结在未来的项目中，如何才能改善合作关系。

⑤对项目中沟通的分析及提高沟通技巧的建议。

⑥从总体上分析项目管理的流程。

第三章　社区公共卫生服务管理

第一节　人人享有卫生保健

一、基层公共卫生服务的目标和要求

初级卫生保健是一种基本的卫生保健。其含义包括：

①卫生保健是由社区通过个人和家庭的积极参与，依靠科学的、受社会欢迎的方法和技术，费用也是社区或国家在各个发展时期依靠自力更生和自觉精神能够负担得起的，人人普遍能够享受的卫生保健。

②卫生保健是国家卫生系统的中心职能和主要要素。

③卫生保健是国家卫生系统和社区经济发展的组成部分。

④卫生保健使个人、家庭和社区同国家系统保持接触，是卫生保健深入居民生活与劳动的第一环节。

健康是一项基本的人权。就国家而言，实施初级卫生保健是政府的职责。就人民群众而言，人人都有权利享受初级卫生保健服务，人人都有义务参与初级卫生保健工作并为之做贡献。就卫生工作而言，实施初级卫生保健是为全体居民提供最基本的卫生保健服务，以保障全体居民享有健康的权利。初级卫生保健分为四个方面的工作目标和八项亟须开展的工作内容。

四个方面的工作目标是：

①促进健康。促进健康包括健康教育、保护环境、合理营养、饮用安全卫生水、改善卫生设施、开展体育锻炼、促进心理卫生、养成良好生活方式等。

②预防保健。在研究社会人群健康和疾病的客观规律及它们和人群所处的内外环境、人类社会活动的相互关系的基础上，采取积极有效的措施，预防各种疾病的发生、发展和流行。

③合理治疗。及时发现疾病，及时提供医疗服务和有效药品，以避免疾病的发展与恶化，促使其早日好转痊愈，防止带菌（虫）和向慢性发展。

④社区康复。对丧失了正常功能或功能上有缺陷的残疾者，通过医学的、教育的、职

业的和社会的措施，尽量恢复其功能，使他们重新获得生活、学习和参加社会活动的能力。

八项具体工作内容是：

①对当前主要卫生问题及其预防和控制方法的健康教育。

②改善食品供应和合理营养。

③供应足够的安全卫生的水和基本环境卫生设施。

④妇幼保健和计划生育。

⑤主要传染病的预防接种。

⑥预防和控制地方病。

⑦常见病和外伤的合理治疗。

⑧提供基本药物。

之后又增加了一项内容，即使用一切可能的方法，通过影响生活方式、控制自然和社会心理环境来预防和控制非传染性疾病和促进精神卫生。

政府提出要改革城市卫生服务体系，积极发展社区卫生服务，逐步形成功能合理、方便群众的卫生服务网络。基层卫生机构要以社区、家庭为服务对象，开展疾病预防、常见病与多发病的诊治、医疗与伤残康复、健康教育、计划生育技术服务和妇女儿童与老年人、残疾人保健等工作。要求地方各级人民政府加大扶持力度，各有关部门加强配合，支持社区卫生服务的发展。

各地区也要积极探索建立科学合理的社区卫生服务收支运行管理机制，规范收支管理，有条件的可实行收支两条线管理试点。地方政府要按照购买服务的方式，根据社区服务人口、社区卫生服务机构提供的公共卫生服务项目数量、质量和相关成本核定财政补助；尚不具备条件的可以按人员基本工资和开展公共卫生服务所需经费核定政府举办的社区卫生服务机构财政补助，并积极探索、创造条件完善财政补助方式。近年来各地大力发展社区卫生服务。我国社区公共卫生和基本医疗服务必须坚持的目标和方向：一是要确保所有人的基本健康；二是要突出公共卫生服务和基本医疗服务。

二、社区公共卫生服务的概念

探讨社区公共卫生服务的概念，首先需要了解社区卫生服务和公共卫生两个概念，因为社区公共卫生服务的概念涉及社区卫生服务和公共卫生两个概念的内涵。

（一）社区卫生服务

社区卫生服务是社区建设的重要组成部分，是在政府领导、社区参与、上级卫生机构指导下，以基层卫生机构为主体，全科医师为骨干，合理使用社区资源和适宜技术，以人的健康为中心、家庭为单位、社区为范围、需求为导向，以妇女、儿童、老年人、慢性患者、残疾人等为重点，以解决社区主要卫生问题、满足基本卫生服务需求为目的，融预防、医疗、保健、康复、健康教育、计划生育技术服务等为一体的（“六位一体”），有效、经济、方便、综合、连续的基层卫生服务。社区卫生服务也是目前世界各国公认的最佳基层医疗模式。

（二）公共卫生

公共卫生是通过有组织的社会努力来预防疾病、延长寿命、促进健康的科学和艺术。社会的努力包括改善环境卫生、控制传染病、提供个人健康教育、组织医务人员提供疾病的早期诊断和治疗服务，建立社会体制，保证社区中每个人都维持健康的生活标准，实现其生来就有的健康和长寿的权利。

我国关于公共卫生比较全面和具体的定义：“公共卫生是通过有组织的社区努力来预防疾病、延长寿命和促进健康和效益的科学和艺术，是组织社会共同努力，改善环境卫生条件，预防控制传染病和其他疾病流行，培养良好卫生习惯和文明生活方式，提供医疗服务，达到预防疾病，促进人民身体健康的目的。”

（三）社区公共卫生服务

综合上述两个概念的含义，我们认为，社区公共卫生服务是公共卫生服务在基层社区的实现，是以社区卫生服务机构为主体，在上级公共卫生服务机构的指导下，以社区为范围，以社区居民公共卫生服务需要为导向，动员社区居民参与，以预防、医疗、保健、康复、健康教育、计划生育技术服务为载体，实现预防疾病、促进人民身体健康的目的。社区公共卫生服务是社区卫生服务与公共卫生服务在城市基层卫生服务中的有效融合，将促进政府公共卫生服务职责的落实和社区卫生服务功能的发挥，对完善我国城市公共卫生服务体系和医疗卫生服务体系意义重大。

三、社区公共卫生服务的特征

社区公共卫生服务具有具体性、综合性、连续性、协调性、可及性、参与性、操作性等特征。

（一）具体性

社区卫生服务面对的是具体的社区，所要解决的问题是促进社区居民的健康和向居民提供各种具体的卫生服务。社区具有特定功能，其表现为：地域的具体性；人群结构的具体性；服务设施的具体性；文化基质的具体性；情感互动方式的具体性。离开具体的社区，社区卫生服务就等于空谈，也等于违背了实施社区卫生服务的初衷。

（二）综合性

社区生活体现着人类生活的全部复杂性和人类健康需求的多样性，只有进行综合和全面的思考，才能统筹兼顾，有效地解决社区的卫生服务问题。社区卫生服务的综合性是指：就服务对象而言，包括社区内的所有人群，不分性别、年龄和疾病类型，重点服务对象为妇女、儿童、老人和残疾人；就服务内容而言，体现为含有医疗、预防、保健、康复和健康教育的综合性服务，其中以预防保健为重点，并强调三级预防，组成防治网络，将疾病的防、治有效结合起来；就服务层面而言，包括生物、心理和社会三个方面；就服务范围而言，包括个人、家庭和社区。

（三）连续性

社区卫生服务的连续性体现在向居民提供服务时间的连续性上。全科医生将向生命的准备阶段、生产的保护阶段和生命质量阶段三个不同时期提供连续、系统的卫生服务，卫生服务贯穿于人的生、老、病、死全过程。社区卫生服务的连续性体现在其不受场所的限制上，无论在病房、门诊、患者的家中或工作单位，患者都可得到全科医生的照顾。社区卫生服务的基本特征是全科医生向固定服务对象提供连续性服务，促进医疗和预防结合。慢性非传染性疾病成为健康主要威胁时，推行防治结合的连续性卫生服务尤为必要。慢性非传染性疾病是一个长期演变的过程，全科医生可以在疾病发生发展的不同阶段，采取不同的防治策略，以取得良好成效。由于全科医生了解不同阶段的具体情况，有可能提出切合实际的治疗方案，促进患者早日康复。

（四）协调性

社区卫生服务的协调性是指充分利用社区内或社区外的一切可以利用的资源，为个人及其家庭提供全面有效的卫生保健服务。这是由它的服务内容、方式及组织形式决定的。倡导社区卫生服务的目的是提高人群健康水平，不是局限于治疗已经发生的疾病，而是要求达到在身体、心理和社会三方面完好的健康状态，向人群提供基本医疗服务和预防保健相协调，身体、心理与社会健康协调发展，提供服务的形式由医生被动等候患者上门求医转变为医生主动上门提供服务；服务场所由医院坐堂就诊转变为走向社会和家庭，从院内转向院外；服务对象从患者转变为全体人群（包括健康人群、亚健康状态人群和患者三部分），通过服务内容和服务方式的一系列转变，促进社区卫生服务的协调发展。

（五）可及性

可及性是论述服务对象具备接受卫生服务的能力，可从地理、经济和服务三方面论述社区卫生服务的可及性。具体而言，卫生服务的可及性包括方便可用的卫生服务设施、固定的医疗关系、有效的预约系统、上班时间外的服务，还包括心理上的亲密程度、经济上的可接受性及地理位置上的接近。

（六）参与性

群众参与是中国政府卫生工作方针之一，保障健康是群众关心的切身利益，对卫生服务工作中能够由群众自行解决或互助解决的问题，动员群众参与，经济效益和社会效益都十分显著。社区卫生服务是一项专业性与群众性密切结合的社会服务工作，动员社会力量参与是社区卫生服务的关键环节。因此，必须加强政府领导，动员社区内各种社会组织和社区居民广泛参与，中国不少地方逐步形成了“政府领导、部门协调、街道搭台、卫生唱戏、社会参与”的格局。社区居民参与卫生服务工作的领域十分广泛。养成健康意识如增强自我保健意识、为健康尽义务的意识和社会互助意识；参与社区卫生建设和环境治理；从经济上给予卫生建设必要的支持；进行社会互助和有利于健康的公益活动等，都属于这方面的内容。

（七）操作性

社区卫生服务的理论和技术，应当具有可操作性。针对影响健康的生物、心理和社会因素，建立有效、可行和经济的操作技术体系（如清洁水、基本药物、传统的诊疗技术以及自我保健的方法与技术等），形成围绕提高健康质量这一总目标的具体指标体系，形成评估以上操作效果的评估体系，对社区服务来说具有重要意义。操作性体现在社区的全部理论和技术之中，是社区卫生服务富有生命力的具体表现。

此外，社区公共卫生服务以社区卫生服务机构为主体，深入社区、面向居民，重视通过健康教育、提供医疗服务等具体服务项目，对社区居民不良的卫生习惯和生活方式进行纠正与指导，重视干预、实现干预是社区公共卫生服务区别于地区、国家层面的公共卫生服务的特有性质。

四、社区公共卫生服务的功能与意义

政府对于城市社区公共卫生服务的功能有着非常明确的界定，突出表达了社区卫生服务要以疾病预防、常见病与多发病的诊治医疗、康复、健康教育、计划生育和妇女儿童与老人、残疾人保健等服务为主要工作范围。这些界定说明社区卫生服务的功能不是单一的，而是多方面、多方位的。在这些功能中，首先，强调了疾病预防，表明了政府对社区疾病预防工作的高度重视。其次，以居民的卫生需求为导向，以常见病多发病的诊治为重点，以妇女儿童、老年人、残疾人、慢性患者的保健康复为己任，紧密贴近居民的基本卫生健康需求，解决社区的主要卫生问题，是一个集预防、医疗、保健、康复、健康教育、计生技术服务等为主体的经济、方便、综合、连续、有效的基本卫生服务的多功能机构。由于社区公共卫生服务具有上述功能，因此，它对医疗卫生事业的建设和发展具有重要意义。

（一）有利于加强城镇居民的预防保健工作

在当代中国卫生国情的需要下，随着人们生活水平的提高、寿命的延长、人口的老化，加之疾病的改变，对长期照护的服务需求也在增加。社会老龄化不仅给社会经济发展带来负面效应，更重要的是老年疾病增多和失能改变了中国卫生国情现状。而老人疾病和失能的主要特点是疾病发生频率高，疾病程度严重，以慢性病为主，病程长，致残和死亡的可能性大。而社区卫生服务正是以老年人、慢性患者、残疾人为服务对象，为他们提供有效、经济的医疗服务，为社区群众解除疾苦。

（二）有利于满足社区居民多层次医疗卫生需求

随着社会经济的发展和人民生活水平的提高，不同的社会人群有着不同的医疗卫生服务需求，除了基本的医疗卫生服务需求外，还有着非基本和特需医疗卫生服务需求，如临终关怀、牙齿矫正、保健推拿按摩、家庭保健医生等，这些医疗卫生服务有着广泛的市场需求。社区卫生服务可以很好地满足这类服务的需求。此外，社区卫生服务还为居民提供方便、适宜、经济、连续、有效的医疗卫生服务，如上门服务、建立居民健康档案、建立家庭病床等。可以将常见病、多发病和慢性非传染病患者吸引到社区服务站来，这样 80% 以上的医疗问题都可在社区内部解决。

（三）有利于提高医疗服务质量，降低居民就诊费用

社区人群在得到医院内的基本医疗服务的同时，还能享受到上门服务、家庭医生、健康咨询、个人健康顾问等医疗保健服务，有利于融洽医患关系，提高医疗服务质量，减少不必要的浪费。有了社区卫生服务，居民有病能及时就诊和治疗，既不至于将小病拖成大病，又节省了医疗费用。同时，社区卫生服务人员发现患者病重时，能及时督促患者到有关医院诊疗。有些急诊患者通过医院抢救治疗后，还需要继续治疗和康复的，可回家在医

疗服务站接受治疗，进一步减少了住院费用。

（四）有利于规范医疗市场

根据《中共中央、国务院关于卫生改革与发展的决定》的要求，开展社区卫生服务，逐步形成功能合理、方便群众的卫生服务网络的要求，有利于统一管理、统一规划、合理布点。各社区卫生服务站有明确的为人民服务的宗旨，建立起一整套规章制度和约束机制，基层的医疗市场就能得到规范。

（五）有利于社会和劳动保障制度的改革

目前我国基本医疗保险制度的实施主要是实行定点医疗制度，它的主要不足是缺乏合理调节患者流向的手段和方法，造成承担转诊患者的医院人满为患。为此，把预防工作和职工医疗保险结合起来，使社区卫生服务成为医疗保险网络体系中的一个重要组成部分。例如，社区卫生服务开展防病、健身活动等，可以逐步减少或控制慢性病的发病率，降低死亡率；通过医疗服务活动可解决常见病、多发病，并能实行双向转诊。这些服务性活动都能降低职工医疗保险费用支出，有利于促进社会和劳动保障制度改革的顺利进行，弥补其某些方面的不足。

（六）使基层医院摆脱困境

基层医院通过医改之后，常会出现工作量下降、业务收入低、经济难以维持的状况。因此，可以通过社区卫生服务调整服务结构，拓宽服务领域，改变传统的服务方式，变坐等患者为主动上门为患者服务，把医院的业务工作从重治转移到重防，从院内服务扩大到社区服务，并把心理咨询、健康教育纳入工作范围。

第二节　基层公共卫生事业管理

基层公共卫生事业管理，简单理解，就是以政府为主导的公共卫生组织为实现公共利益，为社会提供公共卫生产品及服务的活动。

一、政府职责

美国医科院发表的《公共卫生的未来》报告将政府对于公共卫生的核心功能定义为三

部分：评价、政策研究和保障。

评价指的是常规地、系统地收集与社区卫生相关的信息，进行分类和分析，并随时提供给社区居民。与社区卫生相关的信息包括社区卫生健康状况、社区卫生服务需求、流行病学数据和其他健康问题的相关研究。从评价所包含的内容来看，并不是任何单独的公共卫生机构都可能具备足够的资源来承担和完成这项任务，需要各个部门间的合作和配合。

政策研究制定包括以下内容：将公共卫生问题公布于众并教育社区居民使其具备认识社区公共卫生问题的能力；动员和建立社区联盟来认识和解决社区公共卫生问题；制定政策和计划来支持个人和社区的卫生工作。公共卫生机构都要通过促进公共卫生决策中科学理论的使用和领导公共卫生政策的制定，来维护公众在政策制定方面的利益。

保障是指公共卫生机构必须通过行动激励，利用其他组织（私立或公共部门）提供、制定规章制度或直接提供服务等手段向其选民确保提供实现目标所必需的服务。主要通过五个过程确保公共卫生干预计划的实施：执行卫生法规，保障人民健康安全；为社区居民联系需要的个人医疗保健服务，在缺乏需要的服务时，通过各种方式确保基本的医疗保健服务；确保公共卫生和医护队伍的质量和能力；评价医疗服务和公共卫生服务的效果、享有率和质量；开展公共卫生研究，探索解决重大公共卫生问题的新思路和新方法。公共卫生机构在选择个人和社区范围的优先卫生服务时，不仅要考虑关键决策者的意见，还要考虑普通公众的意见。

在我国，政府对公共卫生的责任日渐得到关注。我国政府对于公共卫生的职责主要有：通过制定相关法律、法规和政策，促进公共卫生事业发展；对社会、民众和医疗卫生机构执行公共卫生法律法规实施监督检查，维护公共卫生秩序；组织社会各界和广大民众共同应对突发公共卫生事件和传染病流行；教育民众养成良好的卫生习惯和健康文明的生活方式；培养高素质的公共卫生管理和技术人才，为促进人民健康服务。

二、资金筹措

公共卫生服务具有公共产品的特点，即非竞争性和非排他性。因此公共卫生服务的提供，同样存在着市场失灵的现象，必须由政府进行干预。公共卫生服务的资金筹措一般采取政府财政投入的方式进行配置，或者是在政府干预下进行配置。

目前，中国公共卫生投入机制是政府对公共卫生进行投入并直接提供服务。防疫和妇幼保健机构的补偿以财政拨款和业务收入为主。国家推行分级财政体制改革以来，一些原属中央的单位，其人、财、物管理权限被划到地方，卫生机构也被包含在内，政府允许防疫机构开展有偿服务，目的是弥补政府防疫投入的不足，防疫机构由此拓宽了筹资渠道。

这种向社会筹资的政策在一定时期内产生了积极的效应，卫生防疫支出紧张的状况有所缓解。但是，随着时间的推移，弊端也逐渐显现出来，主要表现在：客观上刺激防疫机构侧重业务创收，轻视无偿的具有社会效益的技术活动；影响卫生执法的客观公正性。

目前，政府财政对基层公共卫生的支付方式可以分为以下四类：

（一）政府直接支付机构

这种支付方式包括政府财政提供社区卫生服务中心（站）启动资金；对社区卫生服务中心（站）和乡镇卫生院按工作人员数量支付工资；以各种性质为基层卫生服务机构支付设备经费和运转经费。例如，北京市东城区为收支两条线试点地区，社区卫生服务机构全部支出纳入财政部门预算管理，社区站的收入全部通过社区卫中心上缴财政专户，社区卫生服务的运行经费、人员经费由财政予以保障，社区卫生服务人员工资和奖励分成三部分，即基本工资、绩效工资和年度奖励部分，切断了个人收入与社区卫生服务机构经济收入的联系。

（二）政府购买基层公共卫生服务

政府根据地区服务人口，或者根据公共卫生服务提供数量进行投入。

（三）签订服务合同，确定服务病种按照病种支付

深圳市福田区社区卫生服务中心与所在街道（居委会）签订合同，对辖区居民提供一定医疗和公共卫生；山西省和顺县针对三种妇科病，政府制定任务书，确定服务内容、健康教育、治疗效果等，同时测算费用，进行招标，确定服务机构，签订合同购买服务。

（四）发放“公共卫生服务券”

浙江省淳安县对一部分公共卫生服务（0 ~ 3 岁儿童保健，0 ~ 7 岁儿童计划免疫，孕产妇的产前、产后服务，农民健康档案建立等）以发放服务券的形式，对服务机构进行支付。

各地在支付的操作中，大多数都是以上四种支付方式的结合使用。

三、公共卫生服务体系

公共卫生体系常常被描述为具有不同作用、相互关联和相互作用的网络，为整个社区公众健康服务的各种组织机构。公共卫生体系中的各部分应当能够各自独立行动，而当为了某一个健康目标需要共同努力时，才作为一个体系进行。

公共卫生体系主要是以三级医疗预防保健网为基础。我国的公共卫生体系从横向来看主要包括疾病预防控制、妇幼保健和卫生监督三个公共卫生服务网络。从纵向来看，公共卫生服务的形式是“三级服务网”。机构状况是：乡（或街道）卫生院（或保健站）为第一级机构，在此机构中包括医疗和防疫内容；县（区）医院和妇幼保健站（院）、防疫站等为第二级机构，医疗、防疫相分离；地区或市医院、妇幼保健院、防疫站等，在直辖市、省、市、经济计划单列市和省辖市中还有部属或省属的医学院校附属医院（综合或专科）等更高一层的医疗保健机构，在这一层中的机构为第三级机构。

四、基层公共卫生服务人员的激励

要提高政府购买社区公共卫生服务的质量和效率，扩大社区居民服务满意度，就必须建立一套基层公共卫生服务人员的激励机制。通过对传统社区卫生服务机构的人事制度和分配制度进行改革，充分调动员工工作的积极性和主动性。

①在人事制度改革上，可以尝试人事聘任制度。所谓聘任制，就是指机构内部和外部的工作人员，无论职务高低、贡献大小，都站在同一起跑线上，重新接受组织的挑选和任用。同时，员工也可根据自己的特点和岗位的要求，提出自己的选择希望和要求，在调整组织结构的基础上，发布岗位空缺和任职资格要求，重新选拔和任命，竞争上岗。研究表明，聘任制是组织进行内部人力资源再配置的一条重要途径，也是组织进行人事制度改革的一个有效方法。目前苏州市民营社区卫生服务机构都基本上采用了人员聘任制，机构负责人可以根据岗位的需要，对外公开招聘公共卫生服务人员，签订服务合同，制定聘任规范，再根据岗位特征和录用人员的资质确定工资待遇。公立或集体性质的社区卫生服务机构也可以根据需要采用聘任制。通过对外招聘工作人员使得人尽其才，物尽其用，合理有效地配置人力资源，增强机构的竞争力和活力。社区机构可以聘任大、中型医院技术人员利用业余时间到社区服务，也可以利用多种渠道返聘一些退休的卫生技术人员到社区工作，既能提高社区卫生服务机构的声誉也能提高工作人员的技能，但实行聘任制必须做到公平、公正和择优录取。

②在分配制度改革上，可以从员工工作的“质”和“量”两个方面进行考核，系统描述其工作中的优缺点。通过绩效考评判别不同员工的劳动支出、努力程度和贡献份额，有针对性地支付薪酬、给予奖励，并及时向员工反馈信息促使其调整努力方向和行为选择组合，使他们最大限度地利用其人力资源来实现组织目标。但是工作绩效考评是一个复杂的过程，它涉及观察、判断、反馈、度量、组织介入以及人们的情感因素，尤其对公共卫生工作，由于很多服务项目都是低偿甚至无偿的，所以必须在考评标准上多向公共卫生倾斜，

提高其绩效系数，以适当提高公共卫生人员的工资和奖金待遇。同时，也可以尝试对社区卫生服务机构实行股份制运作，使员工同时也是机构的股东，增强其主人翁责任意识，使个人利益和机构效益紧密结合，实现年底分红，从而激励其工作的积极性。当然，对于人事制度和股份制而言，我们都可以配合实施物质激励和精神激励措施，实行重奖轻罚、奖罚结合。物质激励如适当增加“五险”、住房公积金、交通费、电视电话费等与职工生活密切相关的福利项目，尽可能地改善职工的工作环境，还可根据不同级别的工作人员给予不同级别的办公用品，发奖金，分红等；精神激励如对员工工作的肯定和表扬，给予员工适当的培训进修机会，让其参加地方乃至全国范围内的各种有意义的学习班和交流会，对员工进行节日慰问等，这些都能起到很好的激励效果。

第三节　社区公共卫生服务

一、社区公共卫生服务项目界定原则

我们在总结归纳有关公共卫生服务项目界定的研究现状的基础上，结合社区公共卫生服务的自身特点，认为界定社区基本公共卫生服务项目要遵循以下原则：

①公共性原则。向社区居民提供公共卫生服务是社区公共卫生服务的核心，社区公共卫生服务项目首先要满足供给上的非排他性、消费上的非竞争性以及具有正外部效应等公共产品特点。

②成本效果（效用）原则。预防为主，服务所产生的效益超过其资源消耗的机会成本，能以小的资源投入获得卫生环境的较大改善、人群整体健康水平的较大提高等社会效益。

③健康需要原则。社区公共卫生服务优先解决严重影响社区居民健康的社区公共卫生问题，根据卫生服务项目对居民健康的影响程度确定应当优先开展的社区公共卫生服务项目。

④社区承受能力原则。社区公共卫生服务的开展主体是社区卫生服务机构，开展哪些具体项目要考虑社区卫生服务机构的执行能力，超出其能力范围的如制定公共卫生规划与政策等公共卫生服务不属于社区公共卫生服务内容。

⑤政府主导原则。由于社区公共卫生服务的公共性特点，政府投入应该是社区公共卫生服务筹资的主要来源，政府职责在社区卫生服务领域首先体现为确保社区公共卫生服务的充足投入。

⑥因时因地区别原则。社区公共卫生服务项目的确定要与当地目前社会经济水平相适应，考虑政府的经济承受能力。经济水平高、政府经济承受能力强的地区的社区公共卫生服务内容要相对丰富，不同时期不同地区的社区公共卫生服务项目应该有所区别。

二、城市社区公共卫生服务项目分类结果

根据上述原则以及相关研究依据，我们得出了城市社区公共卫生服务项目的分类结果。这里没有将公共与准公共项目分表列出，其原因在于公共、准公共卫生服务项目的具体划分还须根据各地的经济情况做相应的调整，例如，部分准公共项目在经济发达地区可列入公共项目范围，其费用完全由政府承担。

以下是从医疗服务、疾病预防、计划生育指导与妇幼保健和健康教育与指导四个方面对目前我国城市开展的社区卫生服务项目公共属性分类的总结：

（一）医疗服务

对于呼吸道和消化道的急性严重性传染病（如 SARS、甲肝和传染性腹泻等疾病）的治疗具有正外部效应，通过及时治疗可有效控制该类传染病在人群中的传播，因而对于降低公共卫生风险具有重要作用，具有很好的社会效益。此类医疗服务不宜列入私人卫生服务产品，应由政府统一协调管理，属于公共、准公共产品。

（二）疾病预防

从服务对象来看，“六位一体”的社区卫生服务中，预防保健类服务（如传染病防治防疫）、健康教育（如讲座）、信息统计（如死因统计）都缺乏明确的受益主体，这就造成此类服务无法制定明确的收费价格，但在政府补偿尚不到位的情况下，社区卫生服务机构更倾向于开展有明确收费价格的医疗服务。对于那些没有明确受益主体的服务项目，如各种疾病预防服务，一般多具有很强的正外部效应，如果仅依靠市场机制则很难达到充分提供的目的。政府若不对这部分卫生服务的成本给予适当的补偿，势必会造成该类服务的日益萎缩，最终导致公共健康风险的增加，比如艾滋病等传染性疾病具有很强的外部性，若不采取有效的预防措施，必定会影响患者以外的很多人群，因此，世界各国都是由政府来承担其防疫责任的。

当前对于危害人们健康的主要传染性疾病以及一些地方病、职业病等，对其进行社区预防可以取得明显的社会效益和经济效益，比如计划免疫就有利于疾病的预防和整个社会人群的健康。同时，对传染性疾病、地方病和职业病采取积极有效的预防措施不仅可扩大受益面而且可使有限的卫生资源获得最大的社会效益。因此，与传染病有关的卫生服务项

目如儿童计划免疫服务、结核病、艾滋病、乙肝以及地方病和职业病方面的社区健康教育均应属于公共、准公共卫生产品。

（三）计划生育指导与妇幼保健

计划生育是国策，政府应该提供免费的计划生育指导。妇幼保健贯彻“预防为主”方针，已经被证明是符合我国国情的，它有利于降低孕产妇和儿童的发病率和死亡率，有较好的社会效益，其费用应由个人和国家共同承担。

（四）健康教育

健康教育是贯彻疾病三级预防的重要措施。对预防成本效果好的疾病（如高血压、糖尿病等）和当地主要的危害人民健康的慢性疾病要进行长期健康教育和预防宣传工作，避免慢性病给个人、家庭和社会带来沉重的经济负担。

我国已进入老龄化国家，据预测，到 2050 年我国 60 岁以上的老年人口可达 2.9 亿，占世界老年人口的 24%。众所周知，老年人群的慢性病患病率比较高，尤其是过了 65 岁后这种现象更加显著。由老年病和其他慢性病的卫生服务特征可知：对于满足这些基本医疗问题的需求，社区层面的预防保健和健康教育服务是十分重要的。

公共卫生服务的主要作用在于降低社区公共健康风险，保证全体居民平等享有基本的健康权利，具有明显的社会效益，因此其费用应完全由国家承担。准公共卫生服务通常具有私人产品的特点，但由于这类卫生服务往往具有明显的外部效应，且其社会效益显著，因此其费用应由政府和个人共同承担。

三、农村公共卫生产品的内涵

（一）农村公共卫生产品的概念及分类

公共卫生的目标是预防疾病、促进健康，而这一目标要依靠供给公共卫生产品来实现。所谓公共卫生产品是指应用预防疾病的技术或知识，通过有组织的行为来提供延长寿命、促进健康的服务，它属于公共产品的一种，其具体内容因世界各国经济发展水平、价值观念、生活方式、财政体制和政治法律制度的不同而差异很大。我国的公共卫生内容有如下的界定：国务院卫生行政主管部门认定的甲类和部分乙类传染病，以及对人群健康危害严重的传染病的监测、控制和疫情处理；政府指令性计划免疫；卫生突发事件处理和重大灾害防疫；卫生标准、规范的研究制定；与健康相关产品、药品的检测检验；保障人群健康的环境卫生、放射卫生、食品卫生、学校卫生、职业卫生的监测与预防；对人群健康危害严重的慢性传染病、地方病、寄生虫病的监测与控制；妇幼保健工作；健康教育；政府指导性计划免疫；部分慢性非传染性疾病的监测与预防；预防医学应用研究等。

在我国农村，公共卫生产品具体主要指预防、基本医疗、保健、康复、健康教育、计划生育技术指导“六位一体”的服务。

（二）农村公共卫生产品的特殊性

农村公共卫生产品属于公共产品，它除了具有公共产品所具有的特征，如消费的非排他性、非竞争性以及外部性（农村公共卫生产品在这方面的特征表现得更为明显，准确地说应该是明显的非排他性、明显的非竞争性以及强的外部性）外，还具有自己的特殊性。

1. 地域性

在我国，农民是以家庭为单位进行生产的，这些家庭单位即为社会学上的村户，而一定数量的村户聚集在一起就以村落的形式零星分布在各个地区、各个地区自然环境以及经济条件的不同，会形成具有地域性特征的地方病以及传染性疾病，农民的健康需求也因地区的不同而有所差别，这就决定了我国农村公共卫生产品的内容在不同地区会有些差异。

2. 投入收益的分离性及不对称性

首先，农村公共卫生产品的投入和收益是分离的。接受农村公共卫生产品的对象往往是一群人或一个村庄，但受益的对象就可能是邻近的好几个村落。最典型的是传染病的防治：一个村庄的村民接受了传染病疫苗，邻近的几个村庄都会从中受益，它们在很大程度上不用再担心传染病的隐患问题。

其次，农村公共卫生产品的投入和收益是不对称的。农村公共卫生产品的投入与收益不是一对一的线性关系，而是呈放射状的放大效应，小小的投入可以获得很大的收益。公共卫生提倡预防为主，预防所投入的资金远远小于患病或突发事件后补偿的投入。

四、社区卫生服务的评估

社区卫生服务在不同的国家和地区有着不同的定义，如在美国明尼达州，社区卫生服务等同于公共卫生服务，社区公共卫生服务的含义具有鲜明的地域特征。因此，社区卫生服务评价的内容和模式也不尽相同。国外对社区卫生服务的评价主要从公平性、可得性、服务效率、质量、成本—效果（功效），以及卫生服务利用者和提供者的满意度等方面进行评价，且主要集中于对某些干预项目和措施的评价。

美国疾病预防控制中心提出的公共卫生服务考核评价标准包括 10 项核心内容：监测居民健康状态，发现主要社区健康问题；对社区健康问题和风险进行调查和诊断；将有关健康问题告知居民，并对其进行教育，使其具备处理健康问题的能力；动员全社区积极合作，共同发现和解决健康问题；制订政策和计划来支持个人和社区的健康促进活动；落实有关保护健康和确保公共安全的法律和法规；引导人们接受个人健康服务，当不能满足要求时，要确保公众获得其所需的卫生服务；确保公共卫生和个人卫生保健领域的人力资源；对个人及公众健康服务的效率、可及性和质量进行评价；对健康问题领域的新观点和新方法的研究。

为了改善全科医生的服务质量，英国国民卫生服务（NHS）体系引入了社区卫生服务按质计酬体系（QOF）。QOF 设置了四大领域指标，包括临床领域指标、组织领域指标、患者体验领域指标和附加服务指标，另外包括整体护理方面。临床领域指标，主要用于测量临床服务质量，主要考察各种疾病的登记造册、诊断和首诊管理和持续管理方面。组织领域指标主要考察病历信息管理、与患者的信息交流、雇佣人员的教育和培训、医务管理和药品管理等方面。患者体验领域指标包括诊察时间和针对患者的调查分析。附加服务包括子宫颈筛查、儿童健康水平监测、孕妇保健服务和避孕保健服务。

第四章　社区卫生服务信息管理

第一节　社区卫生服务信息管理概述

一、信息的概念

信息有广义与狭义之分。广义的信息是反映客观事物的现象、特征及其相互联系的一种普遍形式，是语言、文字、符号、声像、图形、消息、情报等的总称。狭义的信息指经过加工整理后，对于接收（使用）者具有某种使用价值的数据、消息、情报、资料等的总称。它可以用各种符号来表示，如数码、字母或其他符号。信息的范围很广，在客观世界中大量存在、产生和传递着。可以说自从有了人类，人际间就有了信息交流。信息是物质属性在其本体或周围客体中的客观反映，它不以人的意志为转移。信息伴随物质的存在而存在，有物质就有信息，所以信息的存在是绝对的。但从认识论层次上看，没有主体就不能认识信息，信息的获取和利用都离不开人这个主体。

二、社区卫生服务信息的概念及特点

社区卫生服务信息是能对社区卫生服务各项具体活动产生影响的数据的集合。从广义上讲，社区卫生服务信息是与社区卫生服务有关的任何形态的信息，它是反映社区卫生服务系统的活动特征及其发展变化情况的各种消息、情报、数据和资料的总称，既包括社区卫生服务体系内部的管理信息、业务信息、医疗活动记录、医学科技信息、医学图像信息和医学标本信息等，也包括社区卫生服务体系外部的医学科技文献信息、卫生政策信息、国情和卫生状况以及通过有组织、有目的地调查获取的卫生信息等。要利用现代信息技术来帮助实现社区卫生服务，需要我们充分认识社区卫生服务信息的特点，对这些信息进行全面收集、有效传输、妥善储存，并充分地挖掘提炼这些信息，为计划和决策提供基础，从而为提升社区居民健康水平发挥应有的作用。

结合信息的本质及社区卫生服务的内涵，社区卫生服务信息具有如下特点：

（一）客观性与主观性

信息是客观事物的反映，它所表达、传递的是某事物客观存在的某一方面的属性。这一特征对社区卫生服务信息提出了最基本的要求，就是社区卫生服务信息所反映的情况要符合客观实际。

信息是人们认识事物的来源与结果。但是，认识事物的过程实际上又是信息处理与分析的过程，不同的人对事物认识的角度不同，不同的分析方法对客观信息的输出表达也不一样。由于不同的人有着不同的感受能力、理解能力和目的性，从同一事物中获得的信息是各不相同的，这就是信息的主观性特征。信息的主观性特征说明某一客观事实的真实信息是不容易完全获得的。因此，信息管理者应注意到我们获得的信息不一定都是完整而真实的。

（二）整体性与不完全性

信息的功能是反映事物内部属性、状态、结构、相互联系以及与外部环境的互动关系。因此，应以系统论的观点来考察信息、收集信息、整合信息，将那些零散、片面、孤立的信息集成后，形成对客观事物的完整概念时，它们的作用才能真正得以发挥。所以，信息管理与信息开发工作必须以系统的思想来指导完成。

但是，信息传递过程随时都要受到各种各样的干扰，社区卫生服务相关信息在传递过程中会受到不同人群的人为因素影响。所以，被任何一个特定的对象所接收的信息不可能是百分之百的客观事实的再现，它与事物之间总是存在着一定的差距，这就构成了信息的不完全性。

（三）普遍性与等级性

事物的联系是普遍的，因而信息具有普遍性。社区卫生服务信息不仅存在于社区卫生服务机构内部、社区卫生服务机构以外的卫生系统内，还存在于整个社会大系统及自然环境，因此，要善于从不同的体系中获得对社区卫生服务有用的相关信息。

但是，不同等级的管理者对同一事物所需要的信息也不同。决策层组织制订战略计划和目标，他们需要战略信息、策略信息；管理层负责处理日常具体问题，他们需要操作规范信息；执行层直接为公众提供服务，他们需要事实和数据信息。

阅读信息是信息组织工作中最费时间的步骤，缩短其所花费的时间，以最高的效率找到所需问题的答案是信息管理的目的。信息工作者要了解信息的级别、价值以及获得信息的成本，以量少质高来提升信息的价值。信息管理的关键在于收集全面、储存恰当、分析透彻、提交迅速、陈述简洁。

（四）滞后性与时效性

信息的流动有一个从发生到传递再到接收的过程。从信息的发生到信息被某一特定对象所接收，中间的传递速度无论有多快，总是需要一段时间。从这个意义上讲，信息的获得总是落后于事实，具有滞后性。一般来说，由于信息在其传递过程中总要受到一定的干扰造成失真，所以信息传递速度越快，其利用价值就越大；反之，利用价值就越小，即信息具有时效性。

社区卫生服务管理者获取信息的目的在于利用信息进行管理与支持决策。及时把握有效的信息会提高信息的使用价值，而使用滞后的信息会降低效率甚至对工作造成危害。因此，社区卫生服务管理者在获取和利用信息时，必须树立信息具有时效性的观点。

（五）经济性与共享性

信息是一种经济资源，对信息的加工处理是通常意义上的生产。信息的获取、生产、传播与利用都需要成本，且具有一定的价值。因此信息可以作为一种产品被消费，作为一种商品被出售，作为资金用来进行投资。因为信息具有经济性，因此在进行信息开发利用时要进行成本效益分析。

但是，与物质实物不同，信息可以被多次使用，而且可以被多方共同使用。某一信息的占有者将这一信息传递给他人，自己仍然占有这一信息，信息不会因多人占有享用而减少，可以同时由多人共同占有享用，即信息的共享性。

（六）可衰减性与扩散性

信息是无形的，必须依附纸张、胶片、光盘等载体存在，并借助语言、通信、网络而传播。信息的内容可以供多人使用。随着信息网络技术的迅速发展和普及，信息的传递速度更快、成本更低，这为人们快捷地共享信息提供了方便。

衰减和扩散是信息传递过程中的两个基本趋势。信息在传递中扩散，同时又在不断扩散中损耗和消失。在这个信息就是主动、就是优势、就是效率的竞争时代，充分利用信息的共享性，积极捕捉信息，抢先占有信息十分重要。而充分认识信息的扩散性，采取有力措施，防止某些商业秘密扩散，也同样重要。

（七）传递性与可塑性

通常所说的信息传递指的是信息由信源通过一定的载体或介质向信宿运动和传播的

过程。信息传递并非物质实物或能量的位置移动，而是指以物质为载体、以能量为动力的信息在时间和空间上的转移。信息在空间上的转移就是通信，它使不同领域的信息得以交换和传递；信息在时间上的转移是指把信息记录下来，需要的时候再加以利用。

信息在不断传递和运动的过程中形成信息流，信息管理工作的中心内容就是运用科学的方法和手段，认识和掌握某一特定领域里信息流的规律，从而充分发挥信息的效用。信息可以被精炼、压缩、概括、综合，也可以被细化、塑造。二次信息或非原始信息就是经过重新加工和塑造的信息。原始信息经过重新塑造，其有用性也随之提高。

（八）个体性与群体性

社区卫生服务的对象是全体社区居民，但这个总体是由每个具有明显不同个性的社区居民个体组成的，因此社区卫生服务信息绝大部分来自社区的每一个居民个体。例如，儿童计划免疫的相关信息不仅包括整个社区全体儿童的计划免疫状况，还包括每一个儿童免疫接种的具体情况（如疫苗名称、接种时间等）。因此，个体性是社区卫生服务信息的一个主要特点，在进行社区卫生服务信息管理时必须重视该特点，收集个体基本信息，建立居民健康档案，并根据每个个体的变化及时更新健康档案。

社区卫生服务信息是在一定范围（一个社区）产生的，它具有共同的自然环境、社会人文环境、社区资源条件及影响因素等，这些社区基础信息的共性，会产生带有社区群体属性的卫生信息。社区卫生服务信息的群体性要求我们必须从宏观的公共卫生的角度去分析、综合、挖掘这些信息，做出社区诊断，制定社区处方，为社区卫生服务提供科学的依据。

三、社区卫生服务信息管理的概念及意义

（一）社区卫生服务信息管理的概念

社区卫生服务信息管理是指对社区卫生服务活动的相关信息进行科学的收集、储存、评价与传递，以协助实现社区卫生服务组织目标的过程。社区卫生服务信息管理的主要任务就是对各种资料数据、医疗卫生服务活动规律进行加工处理，为组织决策、业务技术提高和经营管理提供可靠的信息。社区卫生服务与医院提供的服务不同，社区卫生服务机构需要向辖区居民提供主动、连续、综合的个性化服务。因此，拥有完整的社区居民健康、疾病信息是提供良好服务的基础。单纯通过人工建立花名册或者随访登记表等手段已经不能满足业务发展的需要，实现社区卫生服务信息管理可以有效地解决这些问题。

（二）社区卫生服务信息管理的意义

社区卫生服务信息管理的目的是增加卫生信息用户对当前及未来的状况或某些事件的认知程度，减少不确定性。通过了解本社区以往和当前的社区卫生工作情况等内部信息和系统外在的有利和不利条件等外部信息，帮助管理者做出资源配置、目标规划等重要决策。在社区卫生服务过程中，通过监测及时掌握工作动态，将所获信息与工作计划相比较，及时协调、调整和改善工作，以保证整体目标的完成。

社区卫生服务信息管理的意义如下：

1. 开发并储存社区卫生服务所需的数据

信息成为资源的必要条件是经过有效的信息管理，把分散的、无序的信息加工成为系统的、有序的信息，并通过各种方式向用户提供信息服务，从而发挥信息的效用。社区卫生服务信息管理的主要任务是对各种反映社区诊疗活动及管理活动规律的数据资料进行加工处理，为社区卫生服务机构的组织决策、业务技术提高和经营管理提供可靠准确的信息。因此，对各种数据信息的开发和储存是社区卫生服务信息管理的主要功能。

2. 合理配置社区卫生资源，满足社区卫生服务信息服务的需要

我国不同地区的经济、文化存在很大差异，各地的卫生资源、健康问题也不尽相同。因此，不同社区卫生服务机构的工作重点、范围、措施等应该依据本社区的具体情况而定，从而更有针对性地开展相关的社区卫生服务，以有限的资源达到最大的服务效果。社区卫生服务信息管理就是在信息资源开发者、拥有者、传播者和利用者之间建立公平合理的社区卫生服务信息产品开发、分配、交换、消费机制，优化信息资源的体系结构，使各种信息资源得到最优分配和充分利用，从而最大限度地满足社区卫生服务的需要。

3. 提高社区卫生服务系统整体水平

通过社区卫生服务信息的开发和利用，提高社区卫生服务系统整体水平和工作效率，包括提高社区卫生服务管理决策的科学性，增强社区卫生服务机构的综合实力，提高社区居民健康知识普及的速度、广度和深度，保证社区居民健康管理的及时性、连续性和全面性，从而提高居民健康水平。

第二节　社区卫生服务信息管理的过程

信息管理是指对人类社会信息活动的各种相关要素（人、信息、技术、机构等）进行

科学的计划、组织、控制和协调，以实现信息资源的合理开发与有效利用的过程。这一过程由一系列相关有序的环节构成，主要包括信息需求分析、信息收集、信息加工、信息储存、信息检索、信息传递、信息利用和信息反馈。

一、信息需求分析和收集

信息需求是社区卫生服务机构进行管理决策时面临的首要问题。社区卫生服务信息需求是指在社区卫生服务活动过程中，为了解决某些不确定性问题所产生的信息需求。每一个具有信息需求又具有信息行为的人或机构称为信息用户。社区卫生服务的信息需求具有广泛性、社会性、发展性与多样性等特征。不同的信息用户有不同的信息需求。在设计社区卫生服务项目时，需要明确不同医疗卫生机构、卫生服务管理者、医务人员、辖区居民各有哪些信息需求，以便提供有针对性的信息。

信息广泛地存在于社区卫生服务活动中，未经开发的信息是零散的、无序的，使用价值有限。信息收集是信息开发的第一步。信息收集是根据特定目的和要求采掘和积累信息的过程，是根据不断变化的用户信息需求，从已确定的信息源体系中连续地选择、提取和搜索信息的过程。主要的信息收集方法包括调查、采访、谈话、通信、网络交流、媒介分析、咨询、检索、浏览、交换索取、借阅、复制和购买等。

社区卫生服务的信息资源十分丰富，主要来源于两个方面：一是来自社区卫生组织内部的各种信息，这主要是从直接信息源收集到的信息；二是来自组织外部的管理信息，这往往是间接信息来源。

（一）内部信息来源

组织内部信息来源于各职能部门和业务科室。

1. 职能部门

社区卫生服务机构的职能部门主要包括社区卫生服务中心办公室、医务管理部门、人事管理部门、财务及后勤管理部门等。

①社区卫生服务中心办公室。这是社区卫生服务机构内部信息的集散地，负责外部信息的登记、分类、发放及对重要机密信息的存档储存，并对内部信息进行归纳处理，是社区卫生服务机构所需经济、政治、科技、法律、政策等信息的重要来源。它也是上层管理者的参谋机构，还负责提供各种对策方案，总揽机构的社区卫生服务基础工作、规章制度及有关卫生改革、发展规划等的制订工作，并监督贯彻执行，是社区卫生服务综合管理信息的来源。

②医务管理部门。对社区卫生服务机构提供的社区医疗、预防、保健等业务工作进行计划、组织、协调，并对计划执行情况和业务开展情况进行监督、控制，为机构及上级主管部门合理组织全科医疗服务提供有关信息，并负责机构的社区卫生服务质量管理、质量教育、质量控制等各项工作，是社区卫生服务管理信息的重要来源。

③人事管理部门。负责人力资源管理，是社区卫生服务人才结构调整、人力资源配置、学科带头人及专业骨干培养等主要信息的来源。

④财务及后勤管理部门。社区卫生服务机构在财务管理、设施设备管理、药品和物资管理以及后勤保障与管理过程中所产生的信息，是财务及后勤管理部门信息的主要来源。

2. 业务科室

社区卫生服务机构在为社区居民提供基本医疗和基本公共卫生服务的过程中，每个环节都存在并不断产生大量信息。各临床科室、预防保健和医技科室等业务科室开展的预防、医疗、保健、康复、健康教育和计划生育技术指导等各项服务与活动都是社区卫生服务信息的重要来源。门诊日志、住院病历记录、诊断检查记录、治疗记录、护理记录、处置记录、访视记录、临床观察记录、转诊记录、会诊记录、预防接种记录、健康咨询记录、保健服务记录、健康查体记录等都是业务科室最基本、最重要的信息来源。尤其是居民健康档案，是医疗卫生机构为城乡居民提供卫生服务过程中的规范记录，通过建立居民健康档案，能够发现居民的主要健康问题，为筛选高危人群、开展疾病管理和采取针对性预防措施奠定基础，亦便于家庭医生对重点人群实施全程健康管理，以控制疾病发生发展，提高健康水平。因此，建立居民健康档案不仅是国家基本公共卫生服务项目的重要组成部分，而且是促进基本公共卫生服务均等化实施的重要内容，同时也是医疗卫生机构为居民提供高质量医疗卫生服务的有效工具。

①健康档案的类型和基本内容。健康档案是记录社区、家庭、居民的健康状况有关资料的系统化的文件或资料库。根据档案的记录形式，健康档案包括病例记录、健康检查记录、保健卡片、管理记录等。凡是居民卫生服务过程中形成的健康记录，均可纳入健康档案的范畴，形式可以多样化。而根据服务对象的特点，健康档案可以分为一般健康档案和特殊健康档案。一般健康档案主要针对普通社区居民，记录其健康基本信息、定期健康体检及医疗卫生服务就诊相关信息。而特殊健康档案主要针对重点人群，除了一般健康信息之外，还包括重点疾病、特殊健康问题的诊疗及管理信息，如高血压患者的随访记录、孕妇的产前检查记录等。健康档案被分为社区健康档案、家庭健康档案和居民个人健康档案。

社区健康档案是以社区为单位，记录一个社区整体居民的健康状况，以及对社区健康起着推动作用或制约作用的社区人口学特征、环境卫生、社会经济、文化风俗、卫生条件等资料的系统化文件。社区健康档案是确定社区主要卫生问题、制订社区卫生服务发展规划和工作计划的重要依据。

家庭健康档案是以家庭为单位，记录家庭规模、家庭结构、家庭功能、家庭主要健康问题、家庭经济状况以及家庭每个成员基本情况等的文件资料。家庭是个人生长发育及健康问题发生、发展、传播的重要环境，家庭与居民健康息息相关。家庭健康档案为全科医师实施以家庭为单位的医疗、预防、保健、康复、健康教育等工作提供了重要依据。

居民个人健康档案是以居民个人健康为核心、贯穿整个生命过程、涵盖各种健康相关因素的系统化文件记录。居民个人健康档案包括个人基本信息（年龄、性别、教育程度，吸烟、饮酒、体育锻炼等生活方式，个人史、既往史、家族史等）、健康体检（一般健康检查、生活方式、健康状况及疾病用药情况、健康评价等）、重点人群管理记录（国家基本公共卫生服务项目要求的0 ~ 6岁儿童、孕产妇、老年人以及慢性病、严重精神障碍和肺结核患者等各类重点人群的健康管理记录）和其他医疗卫生服务记录（如其他接诊、转诊、会诊记录以及相关的辅助检查资料等）。

②居民健康档案的建立。居民健康档案的建档对象为辖区内常住居民，居住半年以上的户籍及非户籍居民都是社区居民健康档案的建档对象，以0 ~ 6岁儿童、孕产妇、老年人、慢性病患者、严重精神障碍患者和肺结核患者等人群为重点。乡镇卫生院、村卫生室、社区卫生服务中心（站）负责首次建立居民健康档案、更新信息、保存档案，其他医疗卫生机构负责将相关医疗卫生服务信息及时汇总、更新至健康档案，各级卫生行政部门负责健康档案的监督与管理。健康档案的建立要遵循自愿与引导相结合的原则，在使用过程中要注意保护服务对象的个人隐私。要遵照国家有关专项技术规范要求记录相关内容。记录内容应齐全完整、真实准确、书写规范、基础内容无缺失。乡镇卫生院、村卫生室、社区卫生服务中心（站）应通过多种信息采集方式建立居民健康档案，及时更新健康档案信息。已建立电子健康档案的地区应保证居民接受医疗卫生服务的信息能汇总到电子健康档案中，保持资料的连续性。

③居民健康档案的管理。居民健康档案记载了居民一生中有关健康问题的全部资料，应集中存放，专人负责。居民健康档案的终止缘由包括死亡、迁出、失访等，均须记录日期。对于迁出辖区的还要记录迁往地点的基本情况、档案交接记录等。纸质健康档案应逐步过渡到电子健康档案。为使健康档案完整、准确、全面地反映一个人一生的健康状况，有必要制定有关健康档案建立、保管、使用、保密的制度，完善相应的设备，配备专职人员，妥善保管健康档案。

（二）外部信息来源

社区卫生服务机构外部信息来自各个方面、各个层次、各个领域，来自不同的时间和空间。

1. 政府相关部门

政府相关部门在行政管理过程中汇集了大量的信息资源，包括资料、图件、档案、数据库和信息管理系统，内容广泛，涵盖政治、经济、文化、教育、科技信息等，涉及工业、农业、商业、教育、科技、社会等各个领域。如区 / 市政府部门在履行行政职能过程中会产生大量的文件、信函、档案，可获取卫生服务相关的人口主题、疾病主题、公众健康水平等汇总及分析数据信息。卫生主管部门可以产生政策、法规和管理文件等信息，卫生统计部门还可提供整个卫生行业的统计信息，包括卫生资源、卫生服务、卫生管理等信息。政府相关部门的门户网站是政府信息公开的渠道。政府信息资源开发与利用强调时效性。对于政府相关部门利用口头或书面形式下发的重要文件、会议精神、规章政策、规划纲要及各种通知等，社区卫生服务机构应及时落实，并积极采取措施加以实施。

2. 城市街道办事处

街道办事处是市辖区人民政府或不设区的市人民政府的派出机关，受市辖区人民政府或不设区的市人民政府领导，行使市辖区或不设区的市人民政府赋予的职权。街道办事处所辖社区是人们接触最密切的自然环境，其社区自然环境与人群健康有非常密切的关系。街道办事处提供以社区为基础的人口学特征、居民健康水平、主要健康问题、政治、经济、文化、环境和社区卫生资源状况等信息。这些信息的开发和利用，对制订区域卫生规划、确定社区卫生服务发展战略、指导社区卫生服务有效开展具有重要意义。

3. 文献信息源

文献信息是实际使用最多和最广泛的外部信息源，可通过文献信息部门（如图书馆、科技信息中心和档案馆等）获得，包括各类图书、期刊、学术论文、会议文献、专利文献、统计年鉴、信息资料汇编等。文献信息的特点是信息量大，具有系统性、稳定性以及较强的可靠性，公开程度高，比较容易获得。

二、信息的加工与储存

（一）信息加工

信息加工是指把收集到的大量原始信息，按照不同的目的和要求进行数据的筛选、分类排列、统计分析、著录标引、编目组织，使之具有一定使用价值的过程。许多原始数据中包含大量虚假的、不完整的甚至错误的信息，必须对其进行认真的核查，加工筛选，才能获得真正有用的信息。例如建立居民健康档案时，出于种种原因，常常在调查表中出现缺项，或者发现填写错误，如男子患有宫颈癌、儿童参加城镇职工医疗保险等错误，应对其做适当的专业检查和纠正。同时，各方面收集到的信息是分散的、杂乱无章的，应对其进行分类整理。一般是对原始信息，按一定的标准，如时间、地点、使用目的、所反映的业务性质等，将其分门别类排列。信息分类编码标准就是将信息按照科学的原则方法进行分类并加以编码，经有关方面协调一致，由标准化主管机构批准发布，作为有关单位在一定范围内进行信息处理与交换时共同遵守的规则。标准化是信息化的必然要求，国家卫健委把"统一规范、统一代码、统一接口"作为卫生信息化建设的基础和信息交换与共享的基本前提。在现有国际、国家以及行业标准的基础上，通过统一制定社区卫生信息资源管理基础标准，规范应用信息系统的开发行为，整合现有卫生信息资源，构建一个格式统一、数据共享、功能集成的社区卫生信息系统大平台，是实现社区卫生信息化的基础。

（二）信息储存

将信息寄附在载体上的过程即信息的储存过程。信息储存应遵循统一、有序、先进等原则。信息储存形式有传统的纸质记录、手工档案系统以及现代化的便携式储存设备、计算机硬盘、光盘、云端储存等。信息储存应尽量采用先进的技术、新兴的材料作为信息载体。社区卫生服务各项业务每天都在产生大量的数据，这些数据大多需要长期保留或者永久保留。同时，这些被储存起来的信息还应具有实用性，能供不同的信息需求者随时调用。因此，要重视信息的储存，建立合理的储存管理功能、措施和制度。在涉及信息储存问题时，要考虑储存量、信息格式、储存方式、使用方式、储存时间、安全保密等问题。管理信息储存在现代社区卫生服务信息系统中是十分重要和复杂的一环。

三、信息检索与传递

（一）信息检索

信息检索是指根据用户要求，按一定的途径和方法，借助一定的检索工具对信息进行查找和调取的工作，即从已储备的信息资源中检索出与用户提问相关的文献、知识、事实、数据的逻辑运算和技术操作过程的总和。它和信息储存是事物的两个方面。信息储存是信息的"输入"和"存放"，信息检索是信息的"输出"和"使用"。信息检索依据检索方式可以划分为手工检索和机器检索两类。社区卫生服务信息管理中，随着时间的推移，信息会越来越多，如要查找其中某一信息，没有一套科学的、迅速方便的信息检索手段和方法是难以实现的。

（二）信息传递

信息传递是以信息提供者为起点，通过各种传播媒介或载体，将信息传递给信息接收者的过程，是信息的流通环节。信息只有通过传递才能发挥作用，体现价值。信息只有传递才能成为领导决策的依据、组织指挥的前提以及实施控制的基础。一个完整的信息传递系统主要由信源、信道和信宿三个要素组成。信源是指信息的发送源；信道是指传递信息的通道，即信息传递渠道和载体，如语言、大众传媒（图书、报纸杂志、广播电视等）、电话、传真、电子邮件、网络等；信宿是信息的归宿，也是信息的接收者，是信息一次传输的最终环节。信息传递的基本程序包括完成信息检索、选择信息传递工具、接收和使用信息。在实际的社区卫生服务中，由于工作的性质、范围、职责不同，以及需要传递的信息的性质和内容不同，对信息传递的要求不同。尽管传递的要求不同，但需要遵循一些共同的原则：及时性原则、经济性原则、全面性原则、科学性原则以及安全性原则等。

四、信息利用和反馈

信息利用是指将经过采集、加工、储存、检索、传递的信息提供给相关组织和个人，以满足其信息需求的过程。信息只有被利用才能体现其价值，才能实现其增值和共享，才能有利于提高组织决策的成功率。对信息的利用要把握计划性、时间性、实用性、准确性等原则。信息利用是一个极其复杂的过程，使信息得到充分的利用也是信息管理工作的最终目标。

信息反馈是指信息接收者把接收信息的情况及对信息的理解反馈给信息发送者，以供核查，确定成功或纠正偏差的过程。信息反馈是科学管理的基础。在实施计划过程中，开展监督管理，检查实际与计划目标是否有差异、差异程度以及产生差异的原因，把检查结果反馈给信息发送者，管理方则及时根据反馈的信息采取有效措施及时修正偏差，使管理信息系统按原计划目标正常运行。事实上，整个管理过程就是信息的不断接收和反馈，经过修正再重新输出。这个过程的每一个阶段都离不开处理和反馈，由此形成信息管理的动态循环。

第三节　社区卫生服务信息系统的建立及发展

一、社区卫生服务信息系统概述

社区卫生服务信息系统是应用电子计算机网络通信设备，为社区卫生服务机构及其所属各部门提供居民医疗、预防、保健、康复、健康教育等服务信息、管理信息和决策信息，以及这些信息的收集、储存处理、提取和数据通信，并能满足所有授权用户对信息的各种功能需求的计算机应用软件系统。通过信息系统的管理，可以逐步实现计算机网络操作取代手工作业，实现机读数据格式标准化、操作规范化、服务工作自动化以及管理决策科学化。它体现了现代信息技术在医疗卫生领域的充分应用，有助于实现资源整合、流程优化，降低运行成本，提高服务质量、工作效率和管理水平。

二、社区卫生服务信息系统的构成

社区卫生服务信息系统主要由硬件系统和软件系统两大部分组成。在硬件方面，要有高性能的中心电子计算机或服务器、大容量的存贮装置、遍布社区卫生服务机构各部门的用户终端设备以及数据通信线路等。在软件方面，需要面向多用户和具有多种功能的计算机软件系统，包括系统软件、应用软件和软件开发工具等，要有各种社区卫生服务管理信息数据库及数据库管理系统。

社区卫生服务信息系统可概括为管理信息系统、服务信息系统、评价信息系统和决策信息系统，适用于社区卫生服务中心、社区卫生服务站、社区医院等的管理。

（一）管理信息系统

在社区卫生服务机构建立计算机网络系统，实现社区卫生服务机构门诊、药品、病案、财务、物资、人事等信息全面、及时、动态的系统管理。社区卫生服务管理信息涉及社区卫生服务宏观管理、中观管理和微观管理三个方面和四个层次。四个层次包括战略层（或决策层）、管理层、知识层和作业层。管理信息内容主要包括以下 10 个方面：①组织管理；②计划、规划管理；③营销管理；④业务技术管理；⑤质量管理；⑥科研教育管理；⑦行政、后勤管理；⑧人、财、物、资源管理；⑨时间、空间管理；⑩统计信息管理。

（二）服务信息系统

服务信息系统主要包括全科医疗信息系统、免疫管理信息系统、慢性病管理信息系统、健康档案管理信息系统、重点人群保健信息系统等。

①全科医疗信息系统。本模块的主要用户是全科医生，主要用于记录社区门诊接诊工作中产生的医疗记录，并可随时查阅、更新患者的健康档案，主要包含全科门诊日志、门诊就诊记录功能。主要内容包括全科诊疗、健康咨询、周期性健康检查、上门服务、家庭病床、院前急救、双向转诊、社区康复、慢病管理、传染病管理、健康教育、计划生育技术指导等。

②免疫管理信息系统。免疫管理信息系统主要用于记录儿童免疫过程，包含免疫记录、预约管理、疫苗储存管理、免疫查询等功能模块。

③慢性病管理信息系统。这是社区卫生服务中的重要部分，需要为慢性病患者在健康档案中建立专门的慢性病随访记录，并对慢性病患者进行定期或不定期的随访，记录病情的发展过程，以便采取合适的干预措施。此模块包含慢病随访记录、慢病管理查询、慢病分组管理、慢病档案管理等功能。主要内容包括疾病监测、患病登记报告、随访登记、干预措施、效果评价等。

④健康档案管理信息系统。档案管理是社区卫生服务信息系统的重点、难点和核心。该系统包含新建档案、注销档案、删除档案、恢复档案、查询档案、档案更新等功能。

⑤重点人群保健信息系统。主要包括儿童保健、孕产妇保健、老年人保健等。

（三）评价信息系统

社区卫生服务评价信息系统的主要内容包括：①社区卫生服务需求评价，如社区卫生问题及其范围和严重程度评价、社区可供利用资源评价等；②社区卫生服务适宜度、满足程度、进展度、效果、效率以及影响因素评价等；③社区居民健康水平、保健水平、疾病防治效果评价等；④健康教育效果评价；⑤社区卫生服务质量评价；⑥社区卫生服务态度评价；⑦社区卫生服务费用和效益评价；⑧社区卫生服务结果评价等。

（四）决策信息系统

决策是贯穿整个社区卫生服务管理的基本活动，是管理的首要职能。决策的正确性和科学性对管理活动的成败起着决定性作用，直接关系到社区卫生服务机构的生存和发展。正确的决策是建立在大量有用信息的基础上，社区卫生服务信息系统提供的所有信息都可能成为社区卫生服务决策的依据。主要内容包括：①社区卫生服务发展目标、发展战略和发展对策与措施等信息；②社区卫生服务资源配置、结构调整和合理布局的有关信息；③社区卫生服务可持续发展的政治、经济、文化、环境等信息；④社区卫生服务组织建设、科学管理的有关信息；⑤社区卫生服务适宜技术选择、新技术引进和新项目开发等信息。

三、社区卫生服务信息化发展状况

信息化建设的前提是构建机构内部业务及管理信息系统。目前我国已经有大量正在运行和使用的卫生业务信息系统，这些系统称为基本业务信息系统或者医疗卫生机构内部信息系统。典型的基本业务信息系统包括医院信息系统、社区卫生服务信息系统和公共卫生信息系统。然而，目前我国医疗基本业务信息系统大多处于信息孤岛和信息烟囱的状态。信息孤岛是指那些不能相互共享利用、孤立的、分散的业务数据，如一般的医院信息系统，主要是实现以收费为中心的医院内部信息管理，完全独立于医院内部，与医院外的业务系统无任何联动；社区卫生服务中心建立的健康档案管理系统，大多一旦建立就保存在本中心的服务器上，既没有被临床诊疗相关的业务系统“激活”，也没有被上级机构所采集共享以实现跨社区的联动，形成了相应的孤岛数据。而信息烟囱是指以业务条线为主的业务数据。疾病预防控制业务系统、妇幼保健业务系统中的信息是典型的烟囱信息。如传染病管理，每一个病种都是一个业务条线，从国家到省、地区、县市、乡镇的纵向管理，与其他业务条线是平行的，也就造成了相关工作人员，特别是基层数据录入人员的工作负担。信息化就是要打破信息孤岛和信息烟囱，实现数据的共享和互联互通。由此，谈及社区卫生服务信息化建设不能脱离整个国家卫生信息建设的发展，尤其是当前新医改呼吁建立的基于健康档案的区域卫生信息平台和系统，以及医联体、医共体、智慧医疗服务体系等新的服务方式的发展。基于整个社区卫生内部管理的需要、基本医疗保险的需要，以及当前社会发展的需要，社区卫生信息化已经是社会卫生、社区发展必不可少的组成部分。

（一）中国卫生信息化建设状况

在信息技术飞速发展的过程中，我国卫生信息化建设经历了从无到有、从局部到全局，从医院向其他各个业务领域不断渗透的过程，卫生信息化逐渐成为医疗卫生服务体系不可或缺的部分。我国卫生信息化建设具有明显的阶段性，可以分为三个阶段，目前整体上处于第二阶段，部分地区进入第三阶段。

第一阶段是 21 世纪前的计算机技术应用阶段，将传统业务管理模式计算机化，如医院财务管理、收费管理、药品管理等，实现计算机技术在医疗卫生系统的广泛应用，开发“单机版”的电子信息建设。

第二阶段是进入 21 世纪后，依托计算机网络技术加快业务领域的信息系统建设阶段，如公共卫生、卫生监督、妇幼保健、新型农村合作医疗等信息系统建设。SARS 危机以后，卫生部在几年时间内，完成了覆盖中央、省、市、县、乡五级的网络直报系统，各级疾病预防控制机构和卫生行政部门可以同时在线报告信息，极大地提高了传染病疫情等报告的及时性和准确性。同时，加强了国家和省两级突发公共卫生事件应急指挥决策系统建设，极大地提高了突发公共卫生事件的应急反应和危机处置能力。在医院，信息化建设的重点转移到临床信息系统建设，如逐步推广 HIS、PACS、RIS、LIS 等临床信息系统。

这两个阶段的信息化建设主要依赖计算机和网络技术的发展，与其他行业相比，总体水平还很落后。

随着信息化的发展，在医疗卫生服务过程中，大家迫切希望建立共享的卫生信息系统，满足与其相关的各种机构和人员的需要：使医疗服务人员在任何时间、任何地点都能及时获取必要的信息，以支持高质量的医疗服务；使公共卫生工作者能全面掌控人群健康信息，做好疾病预防、控制和健康促进工作；使居民能掌握和获取自己完整的健康资料，参与健康管理，享受持续、跨地区、跨机构的医疗卫生服务；使卫生管理者能动态掌握卫生服务资源和利用信息，实现科学管理和决策，从而达到有效地控制医疗费用的不合理增长、减少医疗差错、提高医疗与服务质量的目的。为实现这一目标，需要建立以居民健康档案为核心的区域信息共享平台作为支撑。区域卫生信息化建设标志着信息化进入第三阶段。

（二）区域卫生信息化建设

不同医疗体制和医疗市场环境的发达国家的实践表明，卫生信息共享能够提高医疗服务质量、服务效率、医疗服务的可及性，降低医疗成本及医疗风险。区域卫生信息化建设已被公认是未来医疗行业的发展方向。

区域卫生信息化是指在一定区域内，应用计算机技术，为医疗卫生服务供方、需方、服务支付方、管理方以及医疗卫生产品供应商，提供卫生信息的采集、传输、储存、处理、分析、表达，以支持区域卫生管理，为人民群众提供最佳的医疗卫生服务。

第四节　社区卫生诊断

一、社区卫生诊断概述

（一）社区卫生诊断的概念

社区卫生诊断（Community Health Diagnosis）指运用社会学、人类学和流行病学的研究方法对一定时期内社区的主要健康问题及其影响因素、社区卫生服务的供给与利用以及社区综合资源环境进行客观、科学的确定和评价，发现和分析问题，提出优先干预项目，从而为有针对性地制订社区卫生服务工作规划和计划提供参考依据。

（二）社区卫生诊断的目的

社区卫生诊断的目的主要包括：

①发现并确定社区主要卫生问题及造成这些卫生问题的可能原因和相关影响因素。

②总结并评价社区卫生资源，重点是社区卫生服务机构供给与利用效率。

③了解并分析社区环境及相关资源现状。

④调查并分析居民卫生服务需求与利用、满意度及其卫生知识水平。

⑤分析并提出本社区优先要解决的健康问题及干预的重点人群。

⑥制订本社区健康促进计划，并为社区卫生服务的综合效果评估提供基础数据。

（三）社区卫生诊断的意义

如同医生诊治病人需要一个正确的诊断才能开出有效的处方，要提供优质、高效、居民满意的社区卫生服务，首先应该有一个全面、正确的社区卫生诊断。通过社区卫生诊断，了解社区卫生服务需方、供方及社区环境状况，寻找社区病因，开出社区处方，方能有的放矢，针对社区的主要卫生问题及社区居民最关心的问题，充分利用现有的卫生和社会资源，制订适宜的社区卫生干预计划和措施，从而促进社区居民的健康。同时，社区卫生诊断报告的使用者不仅包括政府、卫生行政部门及卫生专业机构的领导者、组织管理者和技术指导者，还包括街道、社区卫生服务机构的领导者和具体的执行者。因此，社区卫生诊断既是宏观上政府决策、科学制订社区卫生工作规划、合理配置卫生资源的必要前提和重要依据，也是微观上合理组织社区卫生服务、提供优质高效的社区卫生服务的必要条件和重要保证。

（四）社区卫生诊断的原则

社区卫生诊断应遵循以下原则：

①政府主导原则。社区卫生诊断作为一项基础性的公共卫生管理项目，必须坚持以政府为主导。各级政府应将社区卫生诊断工作纳入公共卫生计划、社区卫生服务计划，保证该项工作的计划安排、经费投入与组织协调到位。

②科学性原则。社区卫生诊断主要以街道社区为范围，其内容、方法、程序和标准要坚持科学、规范的原则，以保证取得全面、客观和可靠的结果。

③可行性原则。社区卫生诊断应根据诊断内容，结合社区实际，注重诊断的程序与方法的可行性和适宜性，使资料易于获得，资料的分析方法简易且结果可信，能以最低成本产生最大效益。

④实用性原则。社区卫生诊断应该实事求是地反映本社区的真实情况，应具有针对性和特异性，要显示本社区的特点，通过诊断提出本社区的主要卫生问题，制订相应的社区卫生服务计划，适时地提出本社区卫生服务发展的明确目标和策略措施，真正达到诊断的目的。

⑤周期性原则。社区卫生诊断是对本社区在某一个时间段的调查研究，随着社会经济和卫生事业的发展，社区卫生服务的供方能力、居民需求和社区环境都在发生变化。因此，社区诊断应是一项循序渐进、周而复始的基础性工作，具有持续性和周期性，一般每三至五年进行一次。

二、社区卫生诊断流程

社区卫生诊断流程主要分为设计准备、资料收集、资料整理和分析、撰写社区卫生诊断报告四个流程。

（一）设计准备

社区卫生诊断是由政府主导的一项公共卫生项目，原则上以行政区（县级市）为单位计划部署，以街道社区为范围具体实施。在具体实施前需要科学安排，周密设计，制订实施方案，确定资料收集、整体与统计分析的方法及时间进度安排，并进行充分的组织和物质准备。

1. 组织设计

①制订社区卫生诊断工作计划。区政府应对本辖区的社区卫生诊断工作做出统一计划安排。一般三年为一个周期，原则上辖区内所有社区都应同步进行，如果财力、人力或技术条件等方面存在困难，可因地制宜，确定诊断工作实施的社区范围及计划开展诊断工作的比例和社区个数。同时按照法律规定，将有关调查工作向统计部门申请备案。

②确定开展社区卫生诊断的社区。如果部分社区开展社区卫生诊断工作，应在政府计划安排下，进行全区统一安排。将本辖区的街道社区按照经济水平和居民人口特点等进行分层分类，抽取有代表性的街道社区开展社区卫生诊断。

③统一组织部署和实施安排。对实施卫生诊断的社区实行统一组织部署，有利于政府支持保障和监控督导，也有利于广泛开展社区动员。

2. 制订实施方案

实施方案的主要内容包括：①明确社区卫生诊断的目的、意义；②确定社区卫生诊断的内容、对象和抽样方法；③确定资料的收集方法、资料汇总与统计分析方法；④组织领导；⑤实施步骤、进度以及保障措施等。特别强调要明确时间进度安排、经费预算方案和监测质控方案。

（1）时间进度安排

社区卫生诊断从设计启动到完成社区卫生诊断报告，大多控制在 4 个月之内。居民卫生调查一般考虑选择在 5 月或 9 月气候适宜的时间进行，现场调查的时间不宜太长，应控制在 1 个月之内，20 天时间为集中调查，10 天补漏。

（2）制订经费预算方案

经费保证是社区卫生诊断成功实施的重要前提。制订经费预算方案应对每一项工作的花费和来源进行明确的说明。一般社区卫生诊断经费包括劳务补贴、培训费用、宣传组织费用、印刷费用、设备和材料配置费用等。

（3）制订监测质控方案

监测质控是保证数据真实可靠的关键步骤，必须保证方案设计、调查人员培训、调查过程与汇总统计等各个环节的工作质量。①诊断方案设计阶段：社区卫生诊断方案的设计必须科学，在正式确定之前一定要经过严格论证和检验，并经过预调查，以保证方案的实用性和可行性。②实施准备阶段：应严格培训参加社区卫生诊断的工作人员，每一个调查人员必须经过基础培训和相关分工项目的强化培训，考核合格后才能开展工作。③实施阶段：首先，应确定不同项目的负责人，对相关内容的实施进行监测和督导；其次，收集现有资料时，尽可能保证资料的完整性和可靠性；再次，在现场调查中，实行二查制度，即在当时的调查结束后及时检查，如有疑问要重新核实，有错误及时更正，有遗漏及时补填，当天的调查结束后，由调查小组负责人进行第二次核查，如发现有遗漏、疑问和错误，及时纠正；最后，在资料的整理、录入与统计分析阶段，应加强监控，进行数据核查和纠错，保证录入准确、统计无误。

3. 实施前准备

（1）组织准备

在实施社区卫生诊断前，应成立相关的组织队伍。除了建立各级领导组和专家指导组外，还应建立社区卫生诊断工作小组，主要由社区卫生服务中心卫生技术人员组成，同时可以请居委会主任、志愿者等人员协助参加。按照工作职责，社区卫生诊断工作小组可以分为：①现有资料收集组。一般由办公室或社区科等业务科室的技术人员组成，建议一人或两人。现有资料收集组的职责是收集各类现有资料，包括社区人口学、环境与卫生资源情况。②卫生服务调查组。也可称为现场调查组，其成员可由社区卫生技术人员和居委会主任、志愿者等组成。一般需要设多个调查组，调查组的数量根据样本量大小和调查时间安排等具体情况而定，建议每个小组两人或三人。卫生服务调查组的职责主要是对社区卫生服务机构和被抽中的社区居民按照调查要求落实现场调查中的各项工作。③资料汇总统计组。主要由熟悉计算机操作和基本卫生统计学知识的专业技术人员组成，一般为两人或三人。资料汇总统计组负责资料的收集、审核和计算机录入工作，有时可以按照要求提供分析结果。④质量控制组。一般由技术负责人、现场调查组组长和专职人员组成。质量控制组负责整个诊断过程的工作质量，发现问题及时纠正，同时负责社区卫生诊断工作的评估验收以及总结报告工作。

（2）人员培训

高素质的调查人员是保证调查成功的关键因素。为了保证资料收集的可靠性和准确性，对调查人员的培训是必不可少的。培训的内容包括社区卫生诊断的目的、意义、基本原则和主要内容，资料收集方法，调查指标的含义与填写说明，调查技术与询问技巧，以及针对调查可能出现的问题找出解决的办法等。

（3）社区动员

有效的社区动员可以保证资料收集工作的顺利进行。通过社区动员可以获得各级领导的支持，建立和加强各部门的合作，动员社区、家庭和个人参与。社区动员的对象包括街道办事处领导、社区干部（居委会主任）、社区居民以及社区内有关单位（社区内学校、企事业单位等）。社区动员的方法包括召开会议、现场宣传、发放资料、培训等。

（4）物资准备

充足的物资准备是顺利实施社区卫生诊断工作的前提。所需的物资主要包括调查表及相关表格、身高体重计（弹簧秤）、软皮纸、血压计、计算机、各种耗材、交通工具及其他所需设备等。

（二）资料收集

1. 确定社区卫生诊断所需的资料

资料收集是社区卫生诊断的重要内容，也是社区卫生诊断的关键环节，应尽可能全面地收集资料。进行社区卫生诊断需要什么样的资料，要依据目的来决定。收集资料范围须以生物—心理—社会医学模式为依据，将影响健康的生物因素、环境因素、行为生活方式及卫生服务皆考虑在内。要求所收集的资料涉及范围要广，一般社区卫生诊断所需要的资料包括以下三个方面：

（1）社区环境资料

社区的地理位置、地形、面积、绿化条件等；社区的地域标志，大型企业、宾馆、集市和重要国家机关、事业单位等；社区的卫生条件，如饮用水卫生、公共场所环境卫生、生活娱乐设施卫生等；居民居住状况，如住房的舒适程度、拥挤程度、排水设施等。

（2）社区居民健康状况相关资料

①社区人口学资料。人口数量（户籍数、居住人口、流动人口）、人口构成（年龄、性别、职业、婚姻、民族、文化程度、经济构成等，以及重点人群和高危人群的分布和特征，如老年人、儿童、育龄妇女、残疾人等的情况）、人口出生（出生率、生育率等）、人口自然增长（人口自然增长率）。

②主要疾病患病情况。各种疾病的发病率、患病率、疾病构成、疾病严重程度、残疾率等。

③死亡指标。总死亡率、年龄别死亡率、婴儿死亡率、死因构成和死因顺位等。

④社区居民的行为生活方式。通过居民调查收集的日常生活行为，如饮食营养、吸烟、饮酒、参加体育锻炼等健康相关因素，还包括居民的消费行为、求医或遵医行为等。

⑤社区居民的自我保健意识。通过居民调查了解其卫生知识知晓情况以及自我保健态度等。

（3）卫生服务资料

①卫生服务资源。社区卫生总资源和社区卫生服务机构资源，具体来看，包括人、财、

物等方面。人力资源，包括医生、护士、保健人员、医技人员等各类卫生技术人员的数量和构成；物力资源，包括可利用的医疗卫生机构的情况、各种服务设施等；财力资源，包括卫生服务投入经费、人均公共卫生服务经费等。

②卫生服务利用资料。从医疗机构获得的资料，如门诊人次数、住院人次数、住院日数等；从居民调查获得的资料，如两周就诊率、两周未就诊率、年急诊急救率、年住院率、人均年住院天数、未住院率以及影响居民就诊和住院的因素等。社区居民对卫生服务利用的满意度也是比较重要的资料，对就诊环境、技术、设备、态度等方面满意度情况的了解有助于促进卫生服务质量的改进。

③卫生服务可及性资料。由社区地理、经济、文化等因素决定的居民对卫生服务的利用状况，如基本卫生服务的覆盖面、居民到最近医疗机构的距离等。

2. 资料来源

收集资料的方法很多，既可以利用现有资料，也可以通过定量或定性调查的方法收集资料。但选择什么样的方法，要依据社区卫生诊断的目的及所需要的信息来确定。一般来讲，首先在现存资料中寻找所需要的资料，在充分利用现有资料的基础上，如果还不能够完全得到所需的资料，就必须考虑进行专项调查。按调查对象，专项调查可以分为居民调查和机构调查。此外，社区还可以根据自身特点和实际需要，设计并开展各种专题或者局部的社区卫生诊断项目。

（1）收集现有资料

①统计报表。我国有很多的规范化统计报表，常规报表是其中一种。它依照国家相关规定，将有关的数据资料按照一定的格式要求定期逐级上报。如我国建立出生、死亡、妇幼保健、法定传染病等级报告制度。

②经常性的工作记录。医院、社区卫生服务机构、疾病或死亡监测点等部门在日常工作中的记录也是比较典型的常规数据收集形式。临床上有很多关于个人健康的记录资料，如住院病历、门诊病历等。监测点则可以收集一定地理范围内连续的人群的发病、死亡、健康及其影响因素、卫生保健等数据。而社区卫生服务机构建立的社区人群健康档案，不仅从社区、家庭和个人水平上记录了居民的健康状况，还通过周期性的记录反映了居民健康状况的改变，因此是很好的社区卫生诊断素材。

③其他。除了以上比较常见的几种数据收集形式外，以前做过的调查也可以为社区卫生诊断提供数据或作为参考，但要注意这些调查的重点和要求。通过各种统计年鉴也可收集到卫生工作与人群健康的全面系统资料。

（2）社区卫生诊断专项调查

①社区居民调查。

调查目的。通过社区居民调查可以获得人群健康状况相关资料，如社区人口学、主要疾病患病情况和疾病相关危险因素、居民卫生知识水平和自我保健态度等，以及居民对卫生服务的需求和利用情况及相关影响因素资料。除此之外，还能获得服务对象对卫生服务尤其是社区卫生服务的满意度。

确定目标人群的总体和样本。人群的总体因迁入、迁出、出生、死亡、户口空挂等情况在不断变化，因此要针对全体社区居民抽样是不可能的。可以以社区现有的居民户籍簿为总体，以家庭为单位进行抽样。关于居民卫生调查的样本量，可以根据卫健委相关规定，在一般情况下，社区规模在 5 万人以下的抽取 800 户，5 万人以上的抽取 1000 户。可按照整群随机抽样方法，即先随机抽取 8 个居委会（如果街道的居委会总数小于或等于 8 个，则全部抽取），然后对抽中的居委会核对居民登记簿，排除户在人不在等特殊情况，对其中可以参加调查的全体成员进行编号登记，确定每个居委会的调查户数，按照随机抽样的原则抽中调查家庭。注意调查的单位是户，家庭中的每一个成员均是调查对象。社区居民满意度调查的样本量较小，一般调查人数不超过 100 人，但要注意调查样本应尽量覆盖有不同卫生服务需求的人群，如老年人、青年人和未成年人。因此满意度调查对象可以采用偶遇抽样、目的抽样等非概率抽样方法抽取。

调查方法和内容。社区居民卫生调查，对社区居民的卫生调查可以通过家庭入户面对面问卷调查法收集居民健康状况和卫生服务需求及利用等定量资料。社区居民满意度调查，对社区居民的满意度调查可以通过电话访谈（如孕产妇），也可以通过深入访谈法和专题小组讨论等（如老年人、低保人群、残疾人等），收集社区居民对社区卫生服务机构提供的各类服务在可及性、舒适性、技术性、安全性、经济性等方面以及总体评价上的满意度。

②社区卫生服务机构调查。主要通过问卷调查法获得社区卫生资源状况、卫生服务的项目和能力以及提供基本医疗和公共卫生服务的具体情况。

（三）资料整理和分析

在对收集到的资料进行分析之前，应先进行质量评价，评价数据的可靠性、完整性和准确性。通过对数据的整理、逻辑检错、垃圾数据处理等，把数据整理成为可供分析的资料。通过整理，有时可以直接发现社区存在的问题，但大多数信息还有待进一步的归纳整理后进行分析。

社区卫生诊断收集的资料有定量资料也有定性资料。针对定量资料可以进行卫生统计描述，用统计指标、统计表、统计图等，对资料的数量特征及其分布规律进行描述。对定性资料主要采用归纳综合法、索因分析法等进行分析。除此之外，还可以使用较为复杂的分析方法，如人群健康状况评价、健康危险因素评价、生命质量评价以及卫生服务综合评价等方法。

（四）撰写社区卫生诊断报告

在对资料进行汇总统计的基础上，可以发现社区存在哪些问题，并把所发现的问题反馈或报告给不同的机构和部门，为下一步的社区干预打好基础。进行社区卫生诊断要求写出社区卫生诊断报告。社区卫生诊断报告是对一定时期内某一特定社区的主要健康问题及其影响因素，以及疾病、资源、环境等进行客观的、科学的描述和评价，从而实施干预措施，逐步解决社区主要卫生问题的综合性报告。社区卫生诊断报告要真实、可靠、实事求是，要有针对性和适宜性。报告一般应具备以下五个要素：

①背景。调查的目的及组织实施过程。

②资料来源和方法。资料收集对象、方法、数据处理方式或方法。

③结果。从社区环境、社区卫生资源、社区人群等方面进行综合分析。

④讨论。首先，通过分析明确主要的社区卫生问题；问题的影响范围、涉及人群大小以及问题的严重程度；引起问题的主要原因、次要原因，哪些原因是可变原因、哪些是不可变原因；相关卫生资源和卫生服务的提供和利用情况；通过社会动员解决该问题的可能性等。其次，针对主要问题，结合社区实际确定优先干预项目。最后，对解决问题的策略和方法提出意见和建议。

⑤结论。在讨论的基础上，从社区居民、社区卫生服务机构、社区环境三个方面做出明确结论。

第五章　社区卫生服务慢性病管理与特殊人群管理

第一节　社区卫生服务慢性病管理

在我国，随着社会经济发展和人口老龄化及人们行为生活方式的转变，慢性病的发病率、死亡率急剧增高，慢性病成为危害居民健康和死亡的首要原因。慢性病在疾病负担中的比重日益增加，目前我国已进入慢性病的高负担期。慢性病预防和控制刻不容缓，而社区卫生服务机构是慢性病防控的重要力量。

一、慢性病概述

（一）慢性病的定义与分类

慢性非传染性疾病(Non-communicable Diseases，NCD)简称慢性病，是对一组起病隐匿、缺乏明确的病因证据、病程长且病情迁延不愈的非传染性疾病的概括性总称，包括心脑血管疾病、恶性肿瘤、慢性呼吸系统疾病等。

根据国际疾病分类（International Classification of Diseases，ICD），慢性病的分类如下：

①精神和行为障碍：精神分裂症、老年性痴呆、神经衰弱、强迫症、抑郁症等。

②呼吸系统疾病：慢性气管炎、慢性阻塞性肺疾病（Chronic Obstructive Pulmonary Disease，COPD）、肺气肿等。

③循环系统疾病：高血压、冠心病、心肌梗死、动脉粥样硬化、脑血管疾病等。

④消化系统疾病：慢性胃炎、消化性溃疡、胆石症、慢性胆囊炎、脂肪肝、肝硬化等。

⑤内分泌、营养代谢性疾病：高脂血症、糖尿病、痛风、肥胖症、营养不良等。

⑥肌肉骨骼系统和结缔组织疾病：骨质疏松症、颈椎病、腰椎间盘突出、骨关节病等。

⑦恶性肿瘤：肺癌、胃癌、肝癌、食管癌、乳腺癌、结肠癌、膀胱癌、前列腺癌、宫颈癌、白血病等。

（二）慢性病的特点

1. 发病原因复杂，发病是多因素综合作用的结果

一般的急性病，尤其是急性感染性疾病，都能找到较明确的病因，而慢性病的病因没有特异性。慢性病是在多个遗传基因轻度异常的基础上，加上不健康的行为生活方式、暴露于环境污染、长期紧张疲劳、忽视心理调节等因素逐渐积累而发生的。它通常是多种危险因素共同作用或联合作用的结果，很难确定哪个因素是决定性因素。

2. 潜伏期较长，发病时间难确定

危险因素导致慢性病需要一定的作用时间和作用剂量，一般人体每次接触的危险因素剂量都很小。因此，从机体接触危险因素开始到发病，往往需要经过较长的时间，有时需要十几年甚至几十年。由于危险因素的循序渐进作用，人们通常不易确定慢性病的发病时间。

3. 病程迁延持久，累及多个器官

慢性病通常有较长的病程，症状、体征迁延不愈，常伴随患者终身，其病理过程一般不可逆。慢性病除了引起自身的一些症状和体征外，还会导致较高的致残率，严重影响患者的劳动能力和生命质量。

4. 预后较差，诊断、治疗费用高

慢性病的临床治疗效果一般都较差，大多数的治疗技术可延缓或暂时控制慢性病的发展，减少残疾的发生或阻止进一步恶化，但慢性病的病理过程很难改变。同时，由于慢性病需要长时间的治疗，因此医疗费用巨大，给国家、社会、家庭带来沉重的经济负担。

（三）慢性病的危害

1. 慢性病已成为我国重要的公共卫生问题

近几年来，恶性肿瘤、心脏病、脑血管疾病和呼吸系统疾病均位列城乡居民死因构成比的前四位。

2. 慢性病的致残率较高，严重影响人民群众的生活质量

慢性病的患病年龄呈现年轻化趋势。慢性病已成为影响我国人民群众生命健康的主要因素，其一般具有不可逆的病理损害，大多数都有较高的致残率，严重影响患者的生活质量。

3. 慢性病带来严重的经济负担

慢性病患病率升高给家庭、社会、国家带来沉重的经济负担。

（四）慢性病的危险因素

慢性病的危险因素通常可分为可以改变的危险因素和不可改变的危险因素两种类型：可以改变的危险因素有吸烟、过量饮酒、静坐生活方式、不良饮食习惯、超重和肥胖等；不可改变的危险因素通常是指个体本身所具有的特征，如年龄、性别、种族、遗传等。慢性病的各种危险因素之间往往是“一因多果、一果多因、多因多果、互为因果”。

慢性病危险因素的影响贯穿人们的整个生命过程，慢性病的发生和发展是相关危险因素在生命过程中日积月累的结果。因此，慢性病的防控必须关口前移，以预防为主，在生命的不同阶段均须重视干预危险因素，降低慢性病发生的风险。

二、慢性病社区防治的原则与内容

（一）慢性病社区防治的原则

1. 采取综合性防治措施

慢性病的危险因素众多，发病原因复杂。因此，需要运用健康教育、行为医学、社会医学、流行病学、临床医学等学科的理论和方法，采取综合性措施来预防与控制。综合性防治措施的应用需要社区卫生人员采取团队式的工作方式。

2. 强调控制危险因素

控制危险因素是社区慢性病防治的重要措施，有效且成本低。慢性病的危险因素多数是自创性因素，即自己人为的因素。因此，在预防控制慢性病中，需要把对危险因素的控制放在重要地位。在无危险因素时，加强健康教育，防止危险因素出现；在有危险因素时，采取措施消除、降低危险因素的作用。

3. 个体服务与社区干预相结合

社区卫生服务包括个体、家庭和社区等多层次的服务，慢性病社区防治既要强调对慢性病患者的治疗和预防，也要重视慢性病的群体预防，尤其是在人群中实施适宜的干预措施，往往会取得事半功倍的防治效果。

4. 注重提高患者的生命质量

慢性病的临床治疗一般只能改善患者的症状或延缓病程进展，而不能改变病理过程。因此，慢性病社区防治的重要原则之一就是要通过综合性保健措施，提高患者的生命质量，改善其生活能力、心理状态和社会功能，减轻患者的家庭负担。

5. 强调自我管理，发挥主观能动性

慢性病病程迁延，危险因素多与行为生活方式有关。因此，社区居民包括患者在慢性病的控制过程中绝不仅仅是服务的被动接受者，相反，无论是危险因素的控制还是慢性病的治疗与管理，都取决于居民个体的积极性和配合度，有效的自我管理可使慢性病高危人群和患者取得良好的防治效果。

（二）慢性病社区防治的内容

1. 健全社区慢性病防治网络

慢性病社区防治工作首先应该在各级政府的领导下，多部门参与，在卫生行政部门的组织协调下，以疾病预防控制机构、基层医疗卫生机构、医院及专业防治机构为主体构建慢性病社区防治网络，共同承担慢性病综合防控工作。

卫生系统各部门在慢性病防治工作中承担着不同的职责和任务。

（1）卫生行政部门的职责和任务

卫生行政部门的职责和任务：组织领导与协调辖区慢性病防控工作，如制定慢性病防控相关公共政策、规划和工作计划；建立完善慢性病防控工作联系机制，加强相关部门间的沟通与协作；建设辖区慢性病防控网络；组织开展慢性病防控督导、绩效考核和评价；组织、监督和管理慢性病防控的重大专项等。

（2）疾病预防控制机构的职责和任务

疾病预防控制机构的职责和任务：协助卫生行政部门制订慢性病防控规划和工作计划，为制定政策提供技术支持；执行国家、辖区慢性病防控规划和方案，制订本辖区慢性病防控工作的年度计划和实施方案；制订慢性病防控有关技术规范、指南和标准以及推广应用；指导实施慢性病综合防控干预策略与措施；组织开展慢性病及其危险因素的监测和流行病学调查，提出慢性病防控对策；组织开展各类目标人群慢性病防控的健康促进活动；进行慢性病防控工作的业务信息管理、防控效果考核评价等。

（3）基层医疗卫生机构的职责和任务

基层医疗卫生机构包括城市社区卫生服务中心和社区卫生服务站、农村乡镇卫生院和村卫生室。其职责和任务：负责建立居民健康档案；负责辖区慢性病高危人群发现、登记、指导和管理工作；对明确诊断的高血压、糖尿病等慢性病患者进行定期干预指导和随访管理；承担慢性病及其所致并发症和残疾的康复工作；开展辖区健康促进工作，开设健康课堂，组织健康日宣传活动；有条件的地区开展死亡登记和死因调查、恶性肿瘤发病登记、新发脑卒中和心肌梗死病例报告等；与上级医院建立双向转诊机制；城市社区卫生服务中心和农村乡镇卫生院承担对社区卫生服务站和村卫生室慢性病防控的指导和管理工作等。

（4）综合性医院的职责和任务

综合性医院包括城市二级及以上医院和县级医院，主要负责35岁及以上患者首诊测血压工作，对有关慢性病病例进行登记和报告，开展慢性病有关的健康咨询、健康教育和知识宣传，对辖区基层医疗卫生机构进行技术指导和培训，与基层医疗卫生机构建立双向转诊机制等。

（5）专业防治机构的职责和任务

专业防治机构包括国家心血管病中心、国家癌症中心和各级各类防治办公室等专业机构。其职责和任务：承担专病防治工作，主要负责协助卫生行政部门制订相关疾病防治规划，参与有关政策的研究，编制防治指南、技术规范和有关标准；在国家或辖区疾病预防控制信息平台的基础上，构建相关慢性病信息管理系统，收集、分析、发布国家或辖区有关慢性病专病防治报告，评价防控效果和预测疾病发展趋势；构建全国或辖区慢性病综合防控网络，示范、推广适宜有效的防治技术和措施；开展慢性病专病基础、临床、预防及管理的培训活动等。

2. 危险因素干预

重点针对吸烟、有害饮酒、不合理膳食、身体活动不足等最常见慢性病的四种共同行为危险因素进行综合干预。手段：加强政策倡导，落实执行相关政策；充分利用各种宣传媒介和平台传播相关知识和技能；加强对中青年、男性等重点人群的健康教育和健康管理等。

危险因素干预针对社区全人群，尤其是对慢性病高危人群作用显著，能避免或延缓其从高危人群发展到患者的进程。慢性病高危人群也称慢性病高风险人群，是指具有慢性病相关危险因素的人群。

3. 慢性病筛查

慢性病早期无明显症状，病程长且预后差，做好二级预防，早期发现、早期诊断和早期治疗尤为重要。社区筛查（Community Screening）是指社区卫生人员运用快速诊断、检查或其他技术，有组织地对社区人群进行筛查，以早期发现外表正常的“可疑患者”。筛查的主要目的：除了从社区人群中挑选出外表正常的“可疑患者”，以进行进一步的早期诊断、治疗和追踪观察外，还要发现易感人群或高危人群，及时采取相应的预防措施，了解某种疾病或健康状况在人群中的分布规律。

筛查疾病的特点：①是当地当前重大的公共卫生问题；②对其自然史有较清楚的了解；③早期症状明确；④有进一步确诊和治疗的方法。

筛查方法应快速、经济、有效，使用简便，伤害少，群众易于接受，同时具有较高的灵敏性、特异性和稳定性，成本低、收益高。主要方法包括社区主动筛查、单位职工体检、婚前健康检查、孕妇产前产后检查、儿童发育检查、专项调查等。筛查项目包括测量体重、血压，检测血糖或尿糖、血脂，胸部 X 线检查，子宫颈涂片，乳房自我检查，癌症信号检查等。筛查出的“可疑患者”需要进一步确诊，并给予适当的治疗，必要时可转诊到上级医疗机构。不同的慢性病，筛查项目和应用的人群范围不同。

4. 慢性病患者管理

社区慢性病患者管理是控制慢性病的有效手段之一。通过对慢性病患者提供个体化的疾病管理服务，可有效减缓慢性病并发症的发生，降低慢性病的致残率、死亡率，提高慢性病患者的生命质量，延长寿命。慢性病患者管理包括随访管理、社区康复和患者自我管理。

（1）随访管理

随访是对慢性病患者进行动态管理的一种方式，对检出的慢性病患者建立健康档案，纳入规范化管理，对患者持续开展健康教育、生活方式干预、药物治疗和病情监测“四位一体”的随访管理。随访方式包括门诊随访、家庭随访和电话随访等。门诊随访、家庭随访归为面对面随访。门诊随访是指门诊医生利用患者就诊时开展患者管理；家庭随访是指针对行动不便的患者，或患者不主动到医疗机构随访等情况，基层医疗卫生机构全科医生团队通过上门服务开展患者管理；电话随访是指患者暂时外出，不能接受面对面随访，或患者因紧急情况转诊后，基层医疗卫生机构为了解患者转诊情况等通过电话询问方式开展的患者管理。

随访管理的主要内容包括：①了解患者病情及危险因素信息、相关指标及治疗随访情况；②评价治疗效果（如血压或血糖控制是否满意）；③开展生活方式指导，包括烟草使用、饮食、运动、体重控制、心理干预等；④指导合理用药，开展分类干预；⑤开展个体化的健康教育，指导患者自我管理。

慢性病患者的随访管理信息应纳入计算机数据库管理，以利于监测患者病情的动态变化。

（2）社区康复

在慢性病的临床治疗或急性期之后，提供一些适宜的、及时的康复服务，可控制或延缓残疾的发展，减少残疾对生理、心理和社会功能可能产生的负面影响，提高患者的生活自理能力和生命质量。社区康复不同于医疗康复，它不仅强调功能状态的恢复，而且强调患者社会生活能力的恢复。

社区康复的主要内容包括：①进行宣传教育，提高社区内相关组织和机构对社区康复的重视，制定社区康复的相关政策，以及激发社区居民、患者及其家属参与社区康复的意识；②以社区和家庭为基础，对慢性病患者采取相应的康复措施，包括运动训练、生活自理能力训练、劳动技能训练、语言能力训练、体能训练和物理治疗，以及开展心理咨询、家庭保健及社会服务等，改善其生活自理能力和劳动能力，提高其生命质量；③协调社区有关部门，开展教育康复、职业康复、社会康复，促进全面康复的实现。

（3）患者自我管理

慢性病患者自我管理指用自我管理的方法来控制慢性病，即在卫生保健专业人员的协助下，个人承担一些预防性或治疗性的卫生保健活动，其实质为患者健康教育项目。它通过系列健康教育课程教给患者自我管理所需知识、技能、信心以及和医生交流的技巧，来帮助慢性病患者在得到医生更有效的支持下，主要依靠自己解决慢性病给日常生活带来的各种躯体和情绪方面的问题。

三、常见慢性病的管理

慢性病是可以预防和控制的疾病。实践证明，采取综合性防控管理措施，可以有效地提高防控效果，减少慢性病的发生，延缓慢性病的发展，提高生命质量。慢性病管理面向一般人群、高危人群和患病人群，重点关注危险因素控制、早诊早治和规范化管理三个环节。

（一）高血压

高血压是一种以体循环动脉压增高为主要表现的心血管疾病，分为原发性高血压和继发性高血压两大类。原发性高血压是以血压升高为主要表现的一种独立疾病，病因不明，占高血压的 95% 以上；继发性高血压是由某些确定的疾病所致，血压升高是这些疾病的一种临床表现，如肾病、颅脑病变等疾病会引起血压升高，它占高血压的比例不到 5%。

1. 危险因素

（1）遗传

高血压为多基因遗传，具有明显的遗传倾向，有高血压家族史者血压水平和高血压患病率明显增加。如父母均患高血压，子女高血压发生率可达 46%；父母中一方患高血压，子女高血压发生率约为 28%；父母血压正常，子女高血压发生率不到 5%。此外，高血压患病率还存在种族差异。

（2）高钠盐与低钾饮食

研究已确切证实高钠低钾与血压升高的关系。钠盐的摄入量与收缩压和舒张压均呈正相关，钠盐摄入量低的人群平均血压低，高血压很少或不存在。人群平均摄入钠量相差 1g（折合 2.5g 食盐），收缩压均值相差 2mmHg，舒张压均值相差 1.7mmHg。WHO 建议膳食中食盐摄入量为每天 6g 以下。低钾膳食与高血压的发生也有关，钾摄入与血压呈负相关。临床研究显示，补钾可使收缩压降 6mmHg、舒张压降 4mmHg；尿钾每增加 60mmol/d，收缩压下降 2.72mmHg。

（3）超重和肥胖

超重和肥胖是高血压的重要危险因素。身体质量指数（BMI，kg/ ㎡）、腰围臀围比值与血压呈正相关。肥胖者患高血压的危险性比体重正常者增加 2 ～ 6 倍。每减重 1kg，收缩压和舒张压分别平均下降 0.43mmHg 和 0.33mmHg。肥胖导致高血压的比例为 30% ～ 65%，肥胖者通过减肥可以有效地降低血压（尤其是运动减肥者）。

（4）过量饮酒

过量饮酒是高血压发病的危险因素，人群高血压患病率随饮酒量增加而升高。虽然少量饮酒后短时间内血压会有所下降，但长期少量饮酒可使血压轻度升高，过量饮酒会使血压明显升高。如果每天平均饮酒＞ 3 个标准杯（1 个标准杯相当于 12 克酒精，约合 360 克啤酒，或 100 克葡萄酒，或 30 克白酒），收缩压与舒张压分别平均升高 3.5mmHg 与 2.1mmHg，且血压上升幅度随着饮酒量增加而增大。

在我国饮酒的人数众多，局部男性高血压患者有长期饮酒嗜好和饮烈度酒的习惯，应重视长期过量饮酒对血压和高血压发生的影响。饮酒还会降低降压治疗的疗效，而过量饮酒可诱发急性脑出血或心肌梗死发作。

（5）吸烟

吸烟可在短期内使血压急剧升高 10 ～ 25mmHg。吸烟者发生急进性高血压的危险性是不吸烟者的 3.5 倍。香烟燃烧产生的一氧化碳会降低血液的携氧功能，增加心排血量，从而使血压升高。尼古丁可直接刺激机体内儿茶酚胺释放和血小板活力增加，加快心率，使血管收缩，还可使小动脉管壁发生硬化，使血压升高。

（6）缺乏体力活动

每日静坐时间长者与同龄对照者比较，发生高血压的危险性增加 20% ～ 50%。有规律的至少中等强度的有氧耐力运动对预防高血压有益。有研究发现，长期的有氧耐力运动可使收缩压和舒张压分别降低 5 ～ 25mmHg、5 ～ 15mmHg。

（7）长期情绪与精神紧张

社会心理应激引起的长时间情绪和精神紧张与高血压发病关系密切。紧张的刺激可引起血中儿茶酚胺类激素升高而致血压升高，如焦虑、抑郁、愤怒等负性精神状态可导致血压升高。

（8）噪声

噪声可引起血压升高。研究显示，长期从事噪声作业的个人与不接触噪声的个人比较，高血压的患病率高 20%，且高血压患病率随工作年限的增加而增高。居住在噪声较高环境中的居民，其高血压患病率高于噪声较低环境中居住的居民。

（9）避孕药

避孕药可导致血压升高，这与避孕药中的雌激素有关。研究显示，妇女在口服避孕药后血压上升，且随药物使用时间的增加而增高，尤其是对于年龄偏大的妇女，口服避孕药的升压效果更为显著。

2. 主要临床表现

高血压多数发病隐匿，病情发展慢，病程长，一旦患上很难治愈，须终生接受降压治疗。早期患者血压时高时正常，在精神紧张、情绪波动、劳累时血压易升高。随着病情进展，血压持续性升高。

高血压患者的症状与血压升高程度可不一致，约半数患者常无明显症状。高血压患者的症状主要有头痛、头晕、头胀、耳鸣、眼花、心悸烦躁、入睡困难、早醒、睡眠不踏实、易做噩梦、易惊醒、乏力以及手指、脚趾麻木或皮肤蚁行感。血压长期升高者，可导致心、脑、肾、眼底等器质性损害和功能障碍，引起心绞痛、脑出血、肾衰竭、眼底出血等。

3. 社区管理

（1）相关危险因素干预

①加强高血压的健康教育，普及预防知识，使人们养成良好的行为生活习惯。

②合理膳食。减少钠盐摄入（成人每日食盐摄入不超过6g），少吃各种咸菜和盐腌食品；减少膳食脂肪；多吃新鲜蔬菜、豆类制品及水果；注意补充钾、钙和镁。

③控制体重，避免超重和肥胖。身体质量指数应控制在 24 以下。

④戒烟，限制饮酒。少量饮酒一般对高血压的发生不造成明显影响。为预防高血压，最好不要饮酒或少饮酒。有饮酒习惯者应限制和减少饮酒量。心血管疾病患者必须戒酒。

⑤适度的体力活动和体育运动。通过运动风险评估，对于无运动风险的患者提倡中等强度的有氧耐力运动（指“不剧烈、有节奏、长时间、大肌肉”，能移动自身体重的运动），如以 4 千米 / 小时的速度步行、骑车、瑜伽、太极拳、慢舞等。运动频度一般为每周 3 ~ 5 次，每次至少持续 10 分钟，每周达到 150 分钟。运动风险较高的患者，需要根据个人健康来确定。

⑥及时调整心态，消除精神紧张，缓解压力，保持心态平和。

（2）加强高血压筛查工作

重视定期查体，测量血压。尤其对于高血压高危人群，更要强化筛检。

（3）强化高血压患者规范化管理

①高血压患者的治疗。治疗高血压的主要目的是最大限度地降低心血管疾病发病和死亡的危险性。高血压病患者应在医生指导下进行降压药物治疗。对降压药物应综合考虑患者的年龄、高血压的程度和分期、有无并发症、其他冠心病危险因素以及用药效果等因素加以选择。常用的降压药物主要有利尿药、β 受体阻滞剂、α 受体阻滞剂、钙拮抗剂、血管紧张素转换酶抑制剂（ACEI）和血管紧张素Ⅱ受体阻滞剂（ARB）。对缓进型高血压，可采用阶梯式用药方式，选择一种降压药物，从小剂量开始，逐渐加量直至达到理想的血压控制效果。如血压控制效果不好，排除患者依从性等因素后，可考虑加用其他药物。对老年人单纯收缩期高血压，也应从小剂量开始，将收缩压控制在 140 ～ 160mmHg 为宜。由于药物只能控制血压，不能根治高血压，因此患者必须坚持服用药物，切忌时停时用，即使血压控制满意，也不能停止服用。

此外，患者应养成良好的行为生活习惯，选择低脂低盐饮食，戒烟酒，规律作息，适当运动，心态平和。

②高血压患者的随访管理。随访干预是控制高血压的基本模式和最有效途径。

③高血压患者的分类干预。根据高血压患者的不同病情，实施分类干预。

④高血压患者的健康体检。

（二）糖尿病

糖尿病（Diabetes Mdlitus）是一组因胰岛素绝对或相对分泌不足以及靶组织细胞对胰岛素敏感性降低而引起糖、蛋白质、脂肪、水和电解质等代谢紊乱的慢性全身性进行性疾病，以高血糖为主要特征。WHO 糖尿病专家委员会提出了新的糖尿病分型，将糖尿病分为了四种类型:①1 型糖尿病（T1DM），包括免疫介导 1 型糖尿病和特发性 1 型糖尿病两种亚型。前种亚型以儿童青少年发病为主，后种亚型是某些人种（如南亚印度人等）的特殊类型；②2 型糖尿病（T2DM），该型糖尿病占糖尿病总数的 95% 左右，多见于成年人；③妊娠期糖尿病（GDM），指在妊娠过程中初次发现的糖耐量异常，不包括妊娠前已患的糖尿病；④其他特殊类型的糖尿病，如由内分泌疾病、药物或化学品、遗传突变所致的糖尿病。新的分型标准还提出了空腹血糖受损（IFG）和糖耐量受损（IGT），二者是介于正常和糖尿病之间的过渡状况。

糖尿病由于可引起多种严重并发症，不仅减少患者约 10 年的寿命，而且大大降低生活质量，因此又被称为“沉默的杀手”。在我国，糖尿病的患病率和死亡率呈现快速上升趋势。

1. 危险因素

（1）遗传因素

流行病学研究发现，糖尿病具有易感基因，遗传倾向明显。如孪生子女常有几乎相同的发病倾向，双双患病率高达 91% ~ 100%。有糖尿病家族史者与无糖尿病家族史者比较，发病率高 3 ~ 40 倍，其遗传度 1 型糖尿病为 40% ~ 53%，2 型糖尿病为 60%。糖尿病的种族差异也十分明显。

（2）超重和肥胖

超重和肥胖与 2 型糖尿病的发病风险呈正相关，是 2 型糖尿病的重要易患因素。当身体质量指数（BMI）≥ 25，腰围 / 臀围（WHR）男性≥ 0.90、女性≥ 0.85 时，患 2 型糖尿病的危险性大大升高。研究显示，超重者患糖尿病的相对危险度（RR）为正常人的 2.6 倍，肥胖者患糖尿病的相对危险度为正常人的 3.43 倍。

（3）饮食因素

高能饮食是引起 2 型糖尿病患病风险增加的重要因素。2 型糖尿病的发生还与摄取高脂肪、高蛋白、高碳水化合物和缺乏纤维素的饮食有关。膳食中饱和脂肪酸和某些不饱和脂肪酸的高水平摄入可以增加胰岛素分泌，引起胰岛素抵抗，是糖尿病的危险因素，而膳食纤维对机体具有保护作用。

（4）体力活动不足

体力活动和体育训练能增加胰岛素敏感性和改善糖耐量。体力活动明显减少容易导致胰岛素水平升高和糖耐量异常。有研究显示，最爱活动的人与活动最少的人比较，2 型糖尿病的患病率相差 2 ~ 6 倍。

（5）其他危险因素

其他因素如妊娠、病毒感染、自身免疫性疾病、出生及 1 岁时低体重、糖耐量受损（IGT）、胰岛素抵抗、心血管疾病史等也是糖尿病的易患因素。

2. 主要临床表现

糖尿病是一种慢性进行性代谢性疾病，典型的代谢紊乱症状为“三多一少”。

（1）多食。糖尿病患者摄入的食物（葡萄糖）不能被充分利用，随小便排出体外，导致机体热能不足，易产生饥饿感，食欲亢进，食量大增，有的患者每日能吃主食达 1 ~ 1.5 千克，副食摄入也比正常人明显增多。

（2）多饮。糖尿病患者由于排尿过多，体内水分大量丢失，因此感到口渴、口干，饮水量和饮水次数明显增多。

（3）多尿。糖尿病患者的排尿次数和尿量明显增多，24 小时排尿量可达 3000 ~ 10000mL，排尿次数 10 ~ 30 次。

（4）体重减轻。糖尿病患者由于机体不能充分利用葡萄糖，体内脂肪和蛋白质分解加速，加之高渗性组织失水，因此体重减轻、疲乏无力。

随着病情的进展，糖尿病可导致多种并发症，遍及全身各重要组织器官，如神经障碍、脑血栓、脑梗死、白内障、口腔炎、心肌梗死、肺炎、肺结核、肝硬化、视网膜病变、肾病、尿毒症、泌尿系统炎症、皮肤病、生育异常等。最常见的是视网膜病变、肾病和神经障碍，称为糖尿病的“三大并发症”。

3. 诊断

根据血糖水平来诊断糖尿病，但正常与异常的分割点随着人类对糖尿病的认识和研究的不断深入在不断修正。目前国际通用的糖尿病诊断标准是：①空腹状态是指至少 8 小时没有进食热量。②儿童的糖尿病诊断标准与成人一致。③对于无急性糖代谢紊乱表现，血糖水平仅一次达到糖尿病的诊断标准者，必须在另一日进行复测核实。如复测未达到糖尿病的诊断标准，应在随访中复查明确。④急性感染、创伤或其他应激情况下可出现暂时血糖升高，不能依此标准诊断为糖尿病，必须在消除应激后复查。⑤随机血糖指不考虑上次用餐时间，一天中任意时间的血糖，不能用来诊断空腹血糖异常或糖耐量异常。

4. 社区管理

（1）相关危险因素干预

①加强糖尿病的健康教育，普及预防知识，使人们养成良好的行为生活习惯。

②注意饮食，控制总热量的摄取，合理营养，避免脂肪积聚。限制主食和高热量副食，少吃肉，少吃雪糕、糖果等零食，少喝含高糖分的饮料，多食用富含膳食纤维的食品，多吃新鲜蔬菜和水果。不暴饮暴食，吃饭细嚼慢咽。

③科学锻炼身体，保持一定的运动负荷，作息规律，少熬夜。

④减肥，保持标准体重。

⑤调节心理，缓解精神压力。心理不平衡会引起胰岛素抵抗，促使糖尿病发生，因此保持良好的心理状态对预防糖尿病有积极作用。

（2）加强糖尿病筛查工作

重视定期查体，测量血糖。对于糖尿病高危人群，更要强化筛检。

（3）强化糖尿病患者规范化管理

①糖尿病患者的治疗。糖尿病患者应坚持规范化治疗。国际糖尿病联盟提出糖尿病治

疗的五要点，俗称“五驾马车”：健康教育和心理疗法、病情监测、饮食疗法、运动疗法和药物疗法。其中，健康教育的对象除了糖尿病患者，还包括患者家属、社会公众等。通过良好的健康教育和心理治疗，可以充分调动教育受众的主观能动性，提高其健康知识水平和健康技能素养，同时消除患者的不良情绪，舒缓心理压力，促进患者的遵医行为。病情监测是指动态检测血糖变化，定期检查心、肝、肾功能，眼底情况和血脂水平等，以便及时发现问题，给予相应治疗。饮食疗法和运动疗法是糖尿病的基础疗法。糖尿病患者应注意控制饮食，合理控制总能量，进餐定时定量、少量多餐、少油清淡，多食用粗粮等。同时，应该坚持有规律的中等强度运动。糖尿病患者的药物治疗应在医生的专业指导下进行。治疗糖尿病的药物分为口服降糖药物和胰岛素两大类。口服降糖药物包括促进胰岛素分泌剂、α 葡萄糖苷酶抑制剂和胰岛素增敏剂等。

②糖尿病患者的随访管理。对确诊的 2 型糖尿病患者，每年要提供四次免费空腹血糖检测，要至少进行四次面对面随访。

③糖尿病患者的分类干预。

④糖尿病患者的健康体检。对确诊的 2 型糖尿病患者，每年要进行一次较全面的健康体检，体检可与随访相结合。体检内容包括体温、脉搏、呼吸、血压、空腹血糖、身高、体重、腰围、皮肤、浅表淋巴结、心脏、肺部、腹部等常规体格检查，并对口腔、视力、听力和运动功能等进行判断。

（三）冠心病

冠状动脉粥样硬化性心脏病（简称冠心病）是冠状动脉血管发生动脉粥样硬化病变而引起血管腔狭窄或阻塞，造成心肌缺血、缺氧或坏死而引起的心脏病。冠状动脉是供应心脏血液的血管，冠心病又称为缺血性心脏病。

1. 危险因素

（1）高血压

高血压是冠心病的主要危险因素之一。有研究显示，高血压合并冠心病的发生率较血压正常者高 2 ~ 4 倍，我国冠心病患者中 70% 以上合并高血压。但其重要性不及血清胆固醇水平。

（2）高脂血症

高胆固醇影响最大。动脉粥样硬化常见于高胆固醇血症。甘油三酯、脂蛋白与动脉粥样硬化的发生也有一定关系。血液中甘油三酯和低密度脂蛋白的增高、高密度脂蛋白的降低与动脉粥样硬化有关。

（3）吸烟

香烟所含的焦油、尼古丁、一氧化碳这三种物质可导致冠状动脉内壁损伤，使胆固醇及其碎片易于堆积，从而使血管腔变窄，引发冠心病。研究显示，吸烟与冠心病存在剂量反应关系。每日吸烟 20 支以上的男性，冠心病的相对危险度是不吸烟者的 3.2 倍。但这种关系在高脂膳食人群中很明显，在低脂膳食人群中则不明显。

（4）肥胖

肥胖可导致高血压、糖尿病高发。有研究认为，肥胖者常有胰岛素抵抗，从而导致动脉粥样硬化的发病风险增高，尤其是脂肪向心性分布与冠心病发病有关。虽然肥胖与冠心病的严重程度无关，但体重超出标准体重 40% 的人或身体质量指数超过 30% 的人，冠心病死亡危险性增加。

（5）糖尿病

糖尿病患者多数伴有高甘油三酯血症或高胆固醇血症，因此易导致动脉粥样硬化的发生。近年来的研究认为，胰岛素抵抗与动脉粥样硬化的发生也有密切关系。

（6）体力活动不足

体力活动能增加高密度脂蛋白和脂蛋白脂肪酶的水平，减轻体重，降低血压，从而减小冠心病的发病危险性。体力活动少的人与经常运动的人比较，冠心病发病率高 2.5 ~ 4 倍。

（7）遗传因素

冠心病的家族聚集性较明显。有冠心病家族史的人，患冠心病的危险性是无家族史者的 1.5 ~ 2.5 倍，父母均患冠心病的子女比父母均无冠心病的子女发病率高 4 倍以上，这可能与低密度脂蛋白受体的缺乏及遗传性高脂血症有关。

（8）其他危险因素

性别、年龄与冠心病有关。男性患冠心病的危险性比女性大，60 岁以下男性冠心病发生率较女性高 2 倍多，冠心病患病率和死亡率也随年龄递增。性格、生活状况等社会心理因素也与冠心病关系密切。性格急躁、固执、情绪不稳定、急于求成等 A 型行为是冠心病发生和发展的一个重要因素；不稳定的生活状况，如家庭不和、经济窘迫、家庭事故频发等可诱发冠心病。

2. 主要临床表现

冠心病根据病情轻重程度可表现为隐匿型、心绞痛、心肌梗死、心力衰竭、心律失常和猝死。

隐匿型患者无症状，但心电图显示心肌缺血，无心肌组织形态改变。

心绞痛是由于冠状动脉供血不足，心肌暂时缺血、缺氧引起的胸骨后疼痛，特点是持续数分钟的发作性胸痛，经休息或舌下含服硝酸甘油可迅速缓解。心绞痛多在体力劳动、寒冷、饱餐、情绪激动时发生。疼痛位于胸骨后中部或上 1/3 处，可放射到左肩、左上肢，直达小指与无名指，但也可在胸骨下部、上腹部、左侧胸部、左颈、下颌等部位发生疼痛。疼痛性质多为压迫感、沉重感、紧束感、窒息感、灼烧感。每次发作一般持续 3 ～ 5 分钟，很少超过 15 分钟。

心肌梗死是由于冠状动脉闭塞，心肌严重持久缺血导致心肌坏死。疼痛是最早出现的症状，其性质与心绞痛相似，但更剧烈，持续时间长，可达数小时至数天。休息或含服硝酸甘油多不能缓解。患者常伴烦躁不安、出汗、恐惧，或有濒死感。但少数患者疼痛较轻或无疼痛。心肌梗死时可出现心律不齐、血压下降、休克等症状，也可出现恶心、呕吐等胃肠道症状和发热。严重者可发生心力衰竭、心律失常而死亡。

猝死是指自然发生、出乎意料的突然死亡。WHO 规定发病后 6 小时内死亡为猝死。冠心病猝死多发于隆冬季节，患者突然发病，由于心脏骤停而迅速死亡。半数患者生前无症状。

3. 诊断

冠心病需要结合典型临床表现、心电图与心向量图改变和实验室检查进行诊断。

4. 社区管理

（1）相关危险因素干预

①合理膳食，控制热能、脂肪和胆固醇摄入，保证膳食纤维的供给，预防高脂血症。低盐饮食，多吃新鲜蔬菜、豆类制品和水果。

②控制体重，无运动风险者，可坚持适度的有氧耐力运动，如散步、慢跑、步行、骑车、游泳等。有运动风险者，须根据个人健康来确定。

③注意心理调节，避免长期精神紧张、情绪激动，保持情绪稳定。

④避免暴冷暴热、过度劳累等。

⑤戒烟，尽量少饮酒，尤其是烈性酒。

⑥控制血压，定期查体量血压，采用高血压的预防措施。

⑦积极治疗有关疾病，如高血压、糖尿病、高脂血症等。

（2）加强冠心病筛查工作

冠心病筛查的关键是评估个体冠心病的危险水平，但方法目前仍未统一。一般认为，个体在 20 岁时应做一次心电图检查作为基线，未做者须在 40 岁时做基线心电图，如结果正常可以每隔五年做一次心电图。

（3）强化冠心病患者规范化管理

①冠心病患者的治疗。冠心病患者应在专业医生的指导下进行治疗。心绞痛发作时应立即休息，舌下含硝酸甘油 0.3 ～ 0.6mg，或用亚硝酸异戊酯 0.2mg 吸入。心肌梗死发作时，患者最初两周应绝对卧床休息，第 3 ～ 4 周才可开始在床上做四肢活动或室内活动，病情严重者卧床时间延长。给予吸氧、镇痛。镇痛可减少氧消耗和休克发生。轻者可用可待因 0.03 ～ 0.06g 口服，重者可用哌替啶（杜冷丁）50 ～ 100mg 肌肉注射或吗啡 5 ～ 10mg 皮下注射。复方丹参注射液 8 ～ 16g 加入低分子右旋糖酐 250 ～ 500mL 静脉滴注，可改善冠状动脉循环，缓解疼痛。应及时发现有可能演变为心脏骤停的心律失常，及时选用抗心律失常药或用 β 受体阻滞剂等进行治疗。患者在家中或外出时要注意备有急救药品，如速效救心丸、硝酸甘油等。晚间睡前、深夜醒来和早晨起床后注意补充水分。平时注意调节心理，心平气和，避免情绪激动和精神紧张。

②冠心病患者的随访管理。应对冠心病患者进行长期随访管理，随访频率视病情轻重有所不同。对于低危险组患者，应 1 ～ 2 个月随访一次；对于中、高危险组患者，应至少 1 个月随访一次。

（四）恶性肿瘤

肿瘤是由外部和内在有害因素长期作用引起的组织细胞异常增生而形成的新生物。肿瘤细胞与正常细胞比较，结构、功能和代谢均发生异常变化，可破坏原来的器官组织结构，有的可转移到其他部位，危及生命。肿瘤分为良性肿瘤和恶性肿瘤。良性肿瘤对人体影响不严重，较易治愈，其细胞近似正常细胞。恶性肿瘤又称为癌症，对人体危害大，治疗效果差，其细胞在进行无休止和无序的分裂，具有侵袭性和转移性。从组织学上看，恶性肿瘤分为上皮性的癌和非上皮性的肉瘤及血液癌，临床上癌与肉瘤之比为 9 ∶ 1。

当今社会，恶性肿瘤已成为严重威胁人类健康的一类重大疾病。在我国，随着人口老龄化趋势的加剧、环境及生活方式的改变，恶性肿瘤的危害日益加剧，恶性肿瘤的发病率和死亡率呈持续上升趋势。

1. 危险因素

（1）环境因素

环境中存在的可诱发癌症的因素包括物理因素、化学因素和生物因素。

①物理因素。电离辐射、紫外线、纤维性物质（如石棉网、玻璃丝等）、热辐射、长期慢性机械刺激、慢性炎症刺激、创伤及异物长期刺激等均可导致癌症发生。如紫外线诱

发皮肤癌、黑色素瘤等，玻璃丝等纤维吸入可促使肺癌发生。

②化学因素。化学因素在肿瘤的危险因素中占据重要地位，目前认为人类大约 90% 的恶性肿瘤是由化学致癌物所引起。影响肿瘤发生的外源性化学物质种类繁多，来源广。如大气污染物中的多环芳烷类化合物、氮氧化物、二氧化硫、粉尘等化学物质均具有致癌性。水中氯化副产物浓度过高，饮用时间过长，则癌症发生的风险增高。农药中的有机氯、苯、三氯甲醚等化合物也具有致癌性。

③生物因素。生物因素中的病毒和真菌与恶性肿瘤的发生关系密切。人乳头状瘤病毒（HPV）与宫颈癌、膀胱癌、结肠癌、口腔癌等癌症的相关性明显。与 EB 病毒感染相关的恶性肿瘤包括鼻咽癌、淋巴瘤、霍奇金病（HD）等。乙肝病毒导致肝癌的危险性加大。真菌产生的毒素很多具有致癌性，如黄曲霉毒素导致肝癌，串珠镰刀菌素引起肝癌和食管癌等。此外，一些寄生虫与癌症的发生也有关。如肝吸虫与原发性肝癌有关，血吸虫与原发性肝癌、大肠癌等有关，埃及血吸虫病与膀胱癌有关。

（2）行为生活方式

许多癌症的发生与行为生活方式关系密切，如吸烟、饮酒、饮食习惯等。吸烟可导致肺癌、食管癌、口腔癌、咽喉癌等，饮酒与口腔癌、食管癌、咽喉癌、肝癌、乳腺癌等有关，摄入过多脂肪可使乳腺癌、结肠癌、直肠癌等癌症的发病风险增加。

（3）遗传因素

许多恶性肿瘤的发生与遗传因素有关。遗传因素是个体对癌症易感的主要原因。乳腺癌、胃癌、视网膜母细胞瘤、神经纤维瘤、肾母细胞瘤等癌症均与遗传因素关系密切。如母亲或姐妹患有乳腺癌的妇女比一般妇女的乳腺癌发病率高三倍。

（4）社会心理因素

工作学习紧张过度、人际关系不协调、巨大精神打击等社会心理应激与恶性肿瘤的发生有一定的关系。长期处于孤独、矛盾、失望、压抑或悲伤状态是促进恶性肿瘤生长的重要因素。

2. 主要临床表现

恶性肿瘤分化程度低，浸润破坏周围的器官、组织，并发生转移，对人体健康危害极大。不同种类的恶性肿瘤因其破坏的器官组织不同而临床表现各异，但造成的危害具有共性，主要包括：引起压迫和阻塞症状，如食管癌引起吞咽困难，肺癌引起呼吸困难；破坏正常器官组织的结构和功能，如肝癌破坏肝组织并引起肝功能损害，骨肉瘤引起病理性骨折等；出血，如肺癌的咯血、膀胱癌的血尿、子宫癌的阴道不规则出血等；继发感染；发热；疼痛，肿瘤一般不引起疼痛，但某些肿瘤由于局部压迫或侵犯神经可导致相应部位的疼痛，如肝癌累及肝包膜引起肝区疼痛等；晚期患者出现恶病质，即表现为极度消瘦、严重贫血和全身衰竭状态。

3. 诊断

恶性肿瘤应结合临床表现和实验室检查、放射检查等进行诊断。

4. 社区管理

（1）相关危险因素干预

①开展防癌、抗癌的健康教育，提高教育对象的防癌意识和自我保健能力。

②控制环境因素，保护环境，避免或治理环境污染。

③改变不良的行为生活方式，如戒烟、节制饮酒、避免不良性行为、注意饮食卫生、合理膳食、注重个人卫生、加强体育锻炼等。

④接种疫苗，控制病毒感染。

⑤优生优育。

⑥培养乐观、豁达的个性。

（2）重视恶性肿瘤筛查工作

目前部分癌症可以早期筛查，包括乳腺癌、宫颈癌、结肠癌、直肠癌、肝癌、胃癌、肺癌等。应经常自检，一旦发现异常应及时就医检查，及早发现或排除病情。如出现以下十大癌症高危症状，应尽早到医院检查，查明原因：

①身体任何部位，如乳腺、颈部或腹部的肿块，尤其是逐渐增大的。

②身体任何部位，如舌、颊、皮肤等处非外伤溃疡，特别是经久不愈的。

③不正常的出血或分泌物，如中年以上妇女出现不规则的阴道出血或分泌物过多。

④进食时胸骨后闷胀、灼痛，异物感或进行性加重的吞咽不顺。

⑤久治不愈而干咳、声音嘶哑或痰中带血。

⑥长期消化不良，进行性食欲减退、消瘦，又未找出原因。

⑦大便习惯改变或便血。

⑧鼻塞、鼻出血、单侧头痛或伴有复视。

⑨赘生物或黑痣突然增大或有破溃出血，或原有的毛发脱落。

⑩无痛性血尿。

（3）强化恶性肿瘤患者规范化管理

①恶性肿瘤患者的治疗。治疗方法主要包括手术治疗、放疗、抗癌药物治疗、中医药治疗和免疫治疗等，应根据肿瘤的性质、发展程度和患者的全身状况来具体选择。一般而

言，恶性肿瘤Ⅰ期以手术治疗为主；Ⅱ期以局部治疗为主，原发肿瘤切除或放疗，辅以有效的全身化疗；Ⅲ期采取综合治疗，手术前后及术中放疗或化疗；Ⅳ期以全身治疗为主，辅以局部对症治疗。化疗即为抗癌药物治疗。各种疗法在具体实施中必须重视效果和患者的安全。此外，还应重视患者的心理疏导。

②恶性肿瘤患者的随访管理。恶性肿瘤患者的社区随访管理目标包括：预防合并感染；预防和早期发现肿瘤转移并及时处理；对患者进行早期心理护理，提高其生存意识，使其配合治疗，防止自杀；无疼痛和临终关怀。主要措施有术后康复、体能支持、无痛治疗、临终关怀等。应注意及时将护理和保健知识、保健技能送达患者尤其是家属；重视指导患者正确对待疾病和死亡，提高患者的医疗依从性；动员患者积极参与社区活动，疏解患者心理压力。

第二节　社区重点人群管理

社会医学强调高危险性的观点，关注重点人群的健康促进与维护。社区重点人群是指具有某种特征的人群。比如在医学角度上其身体健康状况较差或较特殊，在经济学角度上其获得资源处于劣势或有困难，在社会学角度上其社会功能不完整或丧失，需要给予更多关注的群体。由于这种服务通常是由卫生服务提供者主动提供的，所以又称为人群系统管理。社区卫生服务的对象主要是辖区内常住居民（指居住半年以上的户籍及非户籍居民），以 0 ~ 6 岁儿童、孕产妇、老年人、慢性病患者、严重精神障碍患者和肺结核患者等人群为重点。目前我国已建立较为完善的儿童系统管理、孕产妇系统管理、老年人分级系统管理、严重精神障碍患者系统管理和重点传染病患者系统管理。

一、儿童社区健康管理

儿童社区健康管理的对象是辖区内常住的 0 ~ 6 岁儿童。0 ~ 6 岁儿童从胎儿、新生儿、婴儿、幼儿、学龄前儿童成长到学龄儿童，他们在形体上、生理上和心理上不断发生变化。这是一生中生长发育最快的阶段，也是奠定身心健康的基础阶段。儿童的生理功能尚不健全，缺乏独立生活和保护自己的能力。因此，儿童应作为社区卫生服务的重点人群，以全面系统的保健工作达到提高人口素质的目的。我国历来重视妇幼保健工作，有完善的妇幼保健体系，经过多年的努力，儿童的健康水平取得了令全球瞩目的成绩。

伴随社会经济的发展，儿童健康的影响因素发生了变化。在儿童健康水平提高的同时也出现了一些新的问题，包括儿童营养问题、儿童安全问题、儿童用药问题、儿童学习压力问题、儿童特别是留守儿童身心健康问题等。面对新形势，特别是三孩政策开放以来，更好地保障儿童安全、促进其健康成长是全社会应承担的共同责任。

儿童健康管理的基本任务是根据儿童生长发育的特点，对他们进行预防保健指导，发现健康问题进行早期干预，不断降低发病率和死亡率，增强儿童体质，促使儿童身心正常发育，健康成长。随着医学模式的转变，儿童社区健康管理由单一服务逐步扩展到系统服务，由只注重身体健康发展为身心健康全面要求。

（一）不同年龄段儿童社区健康管理的内容

1. 新生儿健康管理

新生儿出生后，从子宫内生活转到外界生活，环境发生了巨大变化。但新生儿身体各器官发育尚不成熟、功能尚不完善，对外界环境变化的适应性差，抗感染能力弱，易患各种疾病，且病情变化较快。因此新生儿的保健要点为保暖、合理喂养、护理和预防感染。新生儿期健康管理的主要目的是保护和促进新生儿正常的生长发育，降低新生儿发病率和死亡率。

（1）新生儿家庭访视

家庭访视是指社区卫生服务人员到服务对象家中，为了维持和促进个人、家庭和社区的健康而对访视对象及其家庭成员所提供的服务活动。新生儿访视是社区卫生服务人员为出生一个月内的婴儿提供的保健服务，多为家庭访视服务，即社区卫生服务人员到新生儿的家中为新生儿进行健康体检，了解出生时情况、预防接种情况，在开展新生儿疾病筛查的地区应了解新生儿疾病筛查情况等。同时指导家长做好新生儿喂养、护理、疾病预防及早期发现等，以促进新生儿健康生长，降低新生儿发病率和死亡率。

新生儿家庭访视的内容：①观察居家环境，看新生儿居室的卫生情况，如室温、湿度、通风状况以及室内用具是否清洁等；②观察新生儿的一般情况，如皮肤颜色、呼吸快慢和节律、吸吮能力、脐部是否清洁等；③询问新生儿的情况，包括胎产次、是否顺产、有无窒息、出生时体重及身长、吃奶和睡眠情况、大小便是否正常、是否接种卡介苗和乙肝疫苗；④测量体温、体重、身长，注意检查有无黄疸、脐部有无感染等；⑤指导小儿护理及宣传科学育儿知识，如母乳喂养，保暖，卫生护理（皮肤、口腔、臀部、脐带），呼吸道、肠道感染的预防等；⑥若发现问题或异常情况，及时给予指导和处理，做好记录，预约下次探视时间。

新生儿访视次数：正常足月新生儿访视 2 次。初访在出院后一周内，新生儿满月访在出生后 28 ～ 30 天。对于具有高危因素的新生儿，根据具体情况决定访视次数，一般不少于 3 次。

每次访视完毕，要及时填写访视记录。若发现新生儿患病要早诊断、早治疗，及时请上级医生会诊，防止病情加重。重症患儿要及时住院治疗。

初访的重点是进行全面的询问、检查和指导，并及时发现高危新生儿，同时要注意新生儿的各种特殊生理状况。满月访可结合接种乙肝疫苗第二针，在乡镇卫生院、社区卫生服务中心进行随访，重点询问和观察新生儿的喂养、睡眠、大小便、黄疸等情况，要对新生儿进行全面体格检查，评价其体重及营养状况，并指导家长使用小儿生长发育图监测其生长趋势。对于低出生体重、早产、双 / 多胎或有出生缺陷等具有高危因素的新生儿，根据实际情况增加家庭访视次数。

（2）高危新生儿管理和智力监测

根据新生儿出生时及出生后情况，结合初访体检结果，综合判断新生儿是否为具有高危因素的新生儿。对于具有高危因素的新生儿，初访时要建立“高危新生儿登记册”，实施单独管理，根据情况适当增加访视次数，加强指导，及时转诊并追踪随访转诊结果。

新生儿高危因素包括: 低出生体重儿(出生体重小于 2500g); 早产儿(胎龄小于 37 周); 多胎儿（双胞胎及以上）；过期产儿（胎龄大于或等于 42 周）；产伤、宫内或产时窒息儿; 缺氧缺血性脑病、颅内出血者; 病理性黄疸者; 严重感染者; 先天畸形并影响生活能力者(如唇裂、腭裂、先天性心脏病等）；生母为高龄初产（超过 35 岁），有严重妊高征、盲聋、呆傻、精神病等。

高危新生儿在发育过程中发生智力落后和行为异常的比例比正常新生儿高若干倍。因此，要对高危新生儿进行定期连续的智力测查并给予评价，确定转归，以便早发现、早诊断发育落后的儿童，及时进行干预，以促进其智力潜能的充分发掘，减轻智力残疾程度。

2. 婴幼儿健康管理

婴儿以乳汁为主要食品。婴儿期是小儿出生后生长发育最迅速的时期。由于生长发育迅速，对营养与能量的需要量相对较大，但由于吸收功能尚不够完善，因此容易发生消化紊乱和吸收不良。六个月后因由母体获得的免疫力逐渐消失，故易患感染性疾病。

幼儿期生长发育较婴儿期减慢，神经精神发育迅速，语言和动作能力明显发展。此期活动范围扩大，活动增加，易发生意外事故。饮食从流质逐渐转换为软饭、普通饭，若不注意膳食质量，仍可发生消化紊乱和营养缺乏，导致体重增长缓慢。接触感染机会增多，自身免疫力仍低，传染病发病率增高。

新生儿满月后，随访服务均应在乡镇卫生院、社区卫生服务中心进行，偏远地区可在村卫生室、社区卫生服务站进行。其管理转入婴幼儿系统管理，在婴幼儿系统管理过程中，如有小儿迁出或转入托幼机构，社区防保医生应将儿童保健记录随儿童一同转出，以保证儿童保健记录的连续性和完整性。婴幼儿系统管理包括婴幼儿健康体检、小儿生长监测和体弱儿管理。

（1）婴幼儿健康体检

婴幼儿健康体检是儿童系统管理工作中的重要一环，是儿童保健工作中应用较广的一种系统管理方式。

①目的。对小儿进行生长发育监测，动态系统地观察小儿生长发育状况，及时发现异常儿、体弱儿及疾病早期，有利于进行疾病防治和健康系统管理。及时了解小儿发育状况及存在的问题，指导家长进行小儿早期教育。向家长宣传科学育儿知识，通过体检可反映家长对育儿知识的掌握情况，进行针对性的指导，以保护婴儿健康成长。

②内容。询问个人史和既往史，询问婴儿在两次体检间的喂养情况、神经发育情况以及健康和患病情况。生长发育检查，测量体重、身长、头围，必要时可做全面体格检查，根据婴儿各月龄的发育情况进行智能发育检查。实验室检查，在婴幼儿6～8月龄、18月龄、30月龄时分别进行一次血常规（或血红蛋白）检测，在6月龄、12月龄、24月龄、36月龄时使用行为测听法分别进行一次听力筛查，还应根据婴儿的体检情况做相应的生化检查以判断是否出现营养缺乏。评价，在与上一次检查进行对比分析的基础上评价婴幼儿生长发育情况，对发现有营养不良、贫血、单纯性肥胖等情况的婴幼儿应当分析其原因，给出指导或转诊的建议。

③管理方式。开设儿童保健门诊，为方便家长，力争与预防接种同时进行。3岁以内婴幼儿分别在3月龄、6月龄、8月龄、12月龄、18月龄、24月龄、30月龄、36月龄时进行体检，共8次。有条件的地区，建议结合儿童预防接种时间增加随访次数。检查结果应准确地记录在小儿保健手册中，筛查出的体弱儿应按体弱儿管理常规的要求进行管理。

（2）小儿生长监测

小儿生长监测是指对个体儿童的体重、身高（长）进行定期、连续的测量，将测量值记录在生长发育图上，观察分析其曲线在生长发育图中的走向，并对其生长发育情况做出评价。

①目的。动态观察婴幼儿生长发育趋势，早期发现生长偏离正常的现象，及时采取干预措施。对家长进行健康教育，提高家长的自我保健能力。通过教会家长使用生长发育图，使家长亲自参与监测，及时发现异常，主动找儿童保健医生咨询，力求使家长早期获得科

学育儿的知识，促进儿童健康成长。

②监测方法与步骤。第一，定期、连续、准确地测量个体儿童的体重和身高（长）。一般6个月以内的婴儿每月测量一次，6 ~ 12个月的小儿每2个月测量一次，1 ~ 3岁的孩子每3个月测量一次。如果小儿体重增长不太好，则要改为每月测量一次直至体重增长恢复正常。第二，在生长发育图中绘制小儿的体重、身高（长）曲线。评价小儿体重、身高（长）变化趋势并分析其原因。第三，根据小儿生长曲线与参考曲线的关系进行评价，有以下三种情况：正常曲线，小儿体重、身长（高）曲线与相应的参考曲线平行，说明体重、身长（高）增长正常；曲线平坦或略有上升，即曲线走势不与参考曲线走向平行，而与横轴平行，说明体重或身长（高）不增或增加非常缓慢；体重曲线下斜，即曲线走势不与参考曲线平行而是向下斜，说明体重减轻。第四，在测量的同时积极与家长进行交流和沟通，根据曲线的变化分析孩子生长偏离的原因，并有针对性地进行指导。对营养缺乏的儿童，分析营养缺乏的原因，从辅食添加、饮食习惯、儿童的食欲状况等方面进行询问分析，必要时做营养方面的实验室检查。鼓励母乳喂养，指导家长正确添加辅食，合理喂养，纠正不良饮食习惯。在喂养的同时，每月监测，继续观察体重增长的趋势。若三个月曲线一直没有上升，应转诊。对照顾不当所致生长偏离的儿童，要采取综合措施，尽可能改善居住和卫生条件，为儿童提供良好的生活环境，同时加强儿童体格锻炼，积极防治疾病，保证儿童健康成长。对感染所致体重增长缓慢的儿童，要针对感染的病因进行治疗或识别转诊。

3. 学龄前期健康管理

4 ~ 6岁为学龄前期。学龄前期儿童体格生长发育速度减慢，但较平稳。大脑功能发育渐趋成熟，理解能力增强，求知欲旺盛，模仿性强，能用语言和简单文字交流。活动和体育锻炼增多，体质增强，感染性疾病发病减少。但接触病原体及受伤的机会增多，免疫性疾病有增多的趋势。要注意寄生虫病的预防工作。5 ~ 6岁乳牙开始松动脱落，恒牙依次萌出，如不注意口腔卫生易发生龋齿。

4 ~ 6岁儿童每年接受一次健康管理服务。散居儿童的健康管理服务应在乡镇卫生院、社区卫生服务中心进行，集居儿童的健康管理服务可在托幼机构进行。每次服务内容包括询问上次随访到本次随访之间的膳食、患病等情况，进行体格检查和心理行为发育评估、血常规（或血红蛋白）检测和视力筛查，进行合理膳食、生长发育、疾病预防、伤害预防、口腔保健等健康指导。在每次进行预防接种前均要检查有无禁忌证，若无，体检结束后接受疫苗接种。

学龄前期儿童健康管理的具体内容如下：

①定期健康检查。按照儿童系统管理要求，每年进行一次体格检查，通过体格检查掌

握小儿生长发育的规律，及时发现异常，给予矫治。同时，定期检查儿童的视力和牙齿。一般每 6 个月检查一次视力，发现斜视、弱视及时给予矫治。教育小儿正确用眼，以保护视力。每年检查 1 或 2 次牙齿，以便早期发现龋齿，及时治疗。培养小儿早晚刷牙、饭后漱口的良好卫生习惯。

②合理安排儿童生活。根据儿童年龄、生理特点、季节变化与家长的需要，将儿童一日生活的主要内容如睡眠、进食、活动游戏和作业等的时间、顺序、次数和间隔合理安排。

③预防疾病和意外伤害。做好计划免疫接种，加强对传染病的管理。预防常见病，如龋齿、沙眼、寄生虫病、儿童行为异常及微量元素缺乏等。开展体格锻炼，加强营养，增强小儿体质。培养良好的卫生习惯，如饭前便后洗手、勤剪指甲、不吃腐败变质食物、不乱吃零食等。对幼儿园的活动场所、饮食、玩具等进行管理，结合日常生活对小儿进行安全教育，达到防止意外伤害的目的。

④学前教育。对学龄前期儿童主要进行道德、意志、记忆、思维等方面的教育，形式宜多种多样，并尽量结合游戏进行，逐渐扩大孩子的知识面，提高他们对生活的兴趣，培养自我生活能力和健全人格，为入学打好基础。

4. 健康问题处理

对健康管理中发现有营养不良、贫血、单纯性肥胖等情况的儿童，应当分析其原因，给出指导或转诊的建议。对有心理行为发育偏异、口腔发育异常（唇腭裂、诞生牙）、视力低常或听力异常等情况的儿童，应及时转诊并追踪随访转诊结果。

（二）0 ～ 6 岁儿童社区健康管理服务流程和评价指标

0 ~ 6 岁儿童社区健康管理共提供至少 13 次管理服务。监测儿童生长发育情况，给予家长健康指导，进行预防接种，恰当处理发生的健康问题。

（三）0 ～ 6 岁儿童社区健康管理服务要求

①开展儿童健康管理的乡镇卫生院、村卫生室和社区卫生服务中心（站）应当具备所需的基本设备和条件。

②按照国家儿童保健有关规范的要求进行儿童健康管理，从事儿童健康管理工作的人员（含乡村医生）应取得相应的执业资格，并接受过儿童保健专业技术培训。

③乡镇卫生院、村卫生室和社区卫生服务中心（站）应通过妇幼卫生网络、预防接种系统以及日常医疗卫生服务等多种途径掌握辖区中的适龄儿童数，并加强与托幼机构的联系，取得配合，做好儿童的健康管理。

④加强宣传，向儿童监护人告知服务内容，使更多的儿童监护人愿意接受服务。

⑤儿童健康管理服务在时间上应与预防接种时间相结合。鼓励在儿童每次接受免疫规划范围内的预防接种时，对其进行体重、身长（高）测量，并提供健康指导服务。

⑥每次服务后及时记录相关信息，纳入儿童健康档案。

⑦积极应用中医药方法，为儿童提供生长发育与疾病预防等健康指导。

二、孕产妇社区健康管理

妇女在人类社会活动中肩负着建设国家、孕育后代的双重任务。妇女的健康直接关系到国家的昌盛和民族素质的提高。妇女一生中生殖功能变化复杂，要经历妊娠、分娩、产褥和哺乳等特殊生理时期，青春期和更年期又是全身各系统，尤其是生殖系统的功能变化较大的生理时期。忽视妇女特殊时期的保健工作，容易引起身体的病理性改变，不仅影响妇女身心健康，而且还累及胚胎和胎儿，影响子代的健康和出生人口的素质。因此，加强社区妇女健康管理，保障妇女的身心健康，直接关系到子孙后代的健康和民族素质的提高，关系到家庭和社会的稳定，有利于妇女在我国现代化建设中发挥更大的作用。

妇女保健工作是我国卫生保健事业的重要组成部分。目前妇女保健工作主要包括婚前保健、孕前保健、孕产期保健、更年期保健以及开展妇女常见病预防和筛查等。其中，孕产期保健是社区妇女保健的主要内容。医学界将 35 岁及以上的产妇界定为高龄产妇，伴随全面三孩政策的实施，中国高龄孕妇的队伍将大大增员，孕产期保健工作将面临新的压力。

（一）孕产期系统保健的三级管理和孕产妇系统保健手册

围生期是指产前、产时和产后的一段时间。这一时期孕产妇要经历妊娠、分娩和产褥三个阶段，胎儿要经历受精、细胞分裂、繁殖、发育，从不成熟到成熟和出生后开始独立生活的复杂变化过程。我国已普遍实行孕产期系统保健的三级管理，推广使用孕产妇系统保健手册，着重对高危妊娠进行筛查、监护和管理。

1. 孕产期系统保健的三级管理

在城市，一级机构为社区卫生服务中心（站），二级机构由区妇幼保健院（所）、区级医院及厂矿职工医院组成，三级机构由省市妇幼保健院、省市三级医院及医科大学附属医院组成。在农村，一级机构为村卫生室，二级机构为乡镇医院或卫生院，三级机构为县（区）妇幼保健院。各级职责如下：

（1）一级机构职责

①及时发现孕妇，做好早孕登记，进行早孕保健指导并初筛高危因素，及时向上级医院转诊；②建立围生保健手册，开展产前检查，如有高危因素及时上转；③负责辖区内产后访视；④开展健康教育。

（2）二级机构职责

①负责辖区内孕产妇保健医疗工作；②负责正常及一般高危孕产妇的产前保健医疗、分娩期处理及新生儿保健；③接受一级机构转诊；④负责培训及指导一级机构人员；⑤认真填写围生保健卡及各种记录，及时上交三级妇幼保健院；⑥及时筛查高危因素，对重症产科合并症、并发症、胎儿新生儿异常者，及时向上级机构转送；⑦开展健康教育工作。⑧负责收集辖区内一级、二级医院的围生保健相关资料，进行资料保管、信息分析；⑨负责辖区内孕产妇及围生儿死亡评审。

（3）三级机构职责

①负责辖区内孕产妇及婴幼儿的保健医疗工作；②接受下级单位转诊的高危孕产妇及婴幼儿；③负责高危孕产妇及新生儿的抢救工作；④培训、指导下级机构；⑤负责辖区内孕产妇、围生儿死亡评审组织管理；⑥健康教育；⑦收集辖区内医疗保健机构有关围生保健信息，进行汇总、分析；⑧进行科研活动。

通过三级医疗保健，基层医疗卫生机构负责对孕产妇进行管理，开展定期检查，一旦发现异常，及早将高危孕产妇或高危胎儿转至上级医院进行监护处理。

2. 孕产妇系统保健手册

妊娠开始时在本地区保健机构建立孕产妇系统保健手册（卡），将孕产妇基本情况填写在孕产妇登记册上。保健手册（卡）须从确诊早孕时开始，对孕产妇进行系统管理直至产褥期结束。早孕建卡时应详细询问病史，测基础血压，进行较全面的体格检查、妇科检查。常规实验室检查项目包括血尿常规、白带常规及培养、肝功能和其他有关的辅助检查等。目的是加强对孕产妇的管理，提高孕产期疾病的防治质量，降低孕产妇、胎儿或新生儿的发病率、死亡率和病残儿的出生率。

（二）孕产妇社区健康管理服务内容

按照国家孕产妇健康管理服务规范要求，进行孕产妇全程追踪随访与管理，对提高自然分娩率、降低孕产妇与围生儿死亡率、保障妇女儿童身心健康、提高人口素质具有重要意义。

1. 孕早期健康管理

孕早期是指孕 12 周及以前。要求于孕 13 周前为孕妇建立母子健康手册，并进行第一次产前检查。健康管理内容包括：

①进行孕早期健康教育和指导。

②孕 13 周前由孕妇居住地的乡镇卫生院、社区卫生服务中心建立母子健康手册。

③孕妇健康状况评估。询问既往史、家族史、个人史等，观察体态、精神等，并进行一般体检、妇科检查和血常规、尿常规、血型、肝功能、肾功能、乙型肝炎检查，有条件的地区建议进行血糖、阴道分泌物、梅毒血清学试验、HIV 抗体检测等实验室检查。

④开展孕早期生活方式、心理和营养保健指导，特别要强调避免致畸因素和疾病对胚胎的不良影响，同时告知和督促孕妇进行产前筛查和产前诊断。

⑤根据检查结果填写第一次产前检查服务记录表，将具有妊娠危险因素和可能有妊娠禁忌证或严重并发症的孕妇，及时转诊到上级医疗卫生机构，并在 2 周内随访转诊结果。

2. 孕中期健康管理

孕中期是指孕 16 ~ 24 周。要求孕 16 ~ 20 周、孕 21 ~ 24 周各进行一次随访，对孕妇的健康状况和胎儿的生长发育情况进行评估和指导。健康管理内容包括：

①进行孕中期（孕 16 ~ 20 周、孕 21 ~ 24 周各一次）健康教育和指导。

②孕妇健康状况评估。通过询问、观察、一般体格检查、产科检查、实验室检查对孕妇健康和胎儿的生长发育状况进行评估，识别需要做产前诊断和需要转诊的高危重点孕妇。

③对未发现异常的孕妇，除了进行孕期的生活方式、心理、运动和营养指导外，还应告知和督促孕妇进行预防出生缺陷的产前筛查和产前诊断。

④发现有异常的孕妇，要及时转至上级医疗卫生机构。出现危急征象的孕妇，要立即转上级医疗卫生机构，并在 2 周内随访转诊结果。

3. 孕晚期健康管理

孕晚期是指孕 28 周至分娩。要求孕 28 ~ 36 周、孕 37 ~ 40 周各进行一次产前保健服务，有高危因素的孕妇酌情增加产前保健次数。了解孕妇的健康情况和胎儿的生长发育情况，并进行指导。健康管理内容包括：

①进行孕晚期（孕 28 ~ 36 周、孕 37 ~ 40 周各一次）健康教育和指导。

②开展孕产妇自我监护、自然分娩、母乳喂养以及孕期并发症、合并症防治指导。

③对随访中发现的高危孕妇，应根据就诊医疗卫生机构的建议酌情增加随访次数。随访中若发现有高危情况，建议其及时转诊。

4. 产后访视

乡镇卫生院、村卫生室和社区卫生服务中心（站）在收到分娩医院转来的产妇分娩信息后，应于产妇出院后 1 周内到产妇家中进行产后访视和产褥期健康管理，加强母乳喂养和新生儿护理指导，同时进行新生儿访视。健康管理内容包括：

①通过观察、询问和检查，了解产妇一般情况以及乳房、子宫、恶露、会阴或腹部伤口恢复等情况。

②对产妇进行产褥期保健指导，对母乳喂养困难、产后便秘、痔疮、会阴或腹部伤口等问题进行处理。

③发现有产褥感染、产后出血、子宫复旧不佳、妊娠合并症未恢复以及产后抑郁等问题的产妇，应及时转至上级医疗卫生机构进一步检查、诊断和治疗。

④通过观察、询问和检查了解新生儿的基本情况。

5. 产后 42 天健康检查

产后 42 天对产妇进行健康检查，主要包括：

①乡镇卫生院、社区卫生服务中心（站）为正常产妇做产后健康检查，异常产妇到原分娩医疗卫生机构检查。

②通过询问、观察、一般体检和妇科检查，必要时进行辅助检查，对产妇恢复情况进行评估。

③对产妇应进行心理保健、性保健与避孕、预防生殖道感染、纯母乳喂养 6 个月、产妇和婴幼儿营养等方面的指导。

（三）孕产妇社区健康管理服务流程和评价指标

孕产妇社区健康管理至少提供七次管理服务，监测胎儿生长发育状况及孕产妇健康状况。发现异常情况，及时给予恰当处置。

（四）孕产妇社区健康管理服务要求

①开展孕产妇健康管理的乡镇卫生院和社区卫生服务中心（站）应当具备服务所需的基本设备和条件。

②按照国家孕产妇保健有关规范要求，进行孕产妇全程追踪与管理工作，从事孕产妇健康管理服务工作的人员应取得相应执业资格，并接受过孕产妇保健专业技术培训。

③加强与村（居）委会、妇联等相关部门的联系，掌握辖区内孕产妇人口信息。

④加强宣传，在基层医疗卫生机构公示免费服务内容，使更多的育龄妇女愿意接受服

务，提高早孕建卡（册）率。

⑤每次服务后及时记录相关信息，纳入孕产妇健康档案。

⑥积极运用中医药方法（如饮食起居、情志调摄、食疗药膳、产后康复等），开展孕期、产褥期、哺乳期保健服务。

⑦有助产技术服务资质的基层医疗卫生机构在孕中期和孕晚期对孕产妇各进行两次随访。没有助产技术服务资质的基层医疗卫生机构督促孕产妇前往有资质的机构进行相关随访。

三、老年人社区健康管理

老年人是指年龄在60岁及以上的人。其中，69岁及以下者为低龄老年人，70至79岁者为中龄老年人，80岁及以上者为高龄老年人。随着社会经济和科学技术的发展，人类的寿命延长，人口出生率和死亡率下降，老年人口系数不断增长，社会老龄化成为一个不可避免的世界趋势。联合国规定：一个国家或地区60岁及以上的老年人口占总人口的比重达10%以上，或65岁及以上的老年人口占总人口的比重达7%以上，则意味着这个国家或地区处于老龄化社会。我国目前已面临严峻的老龄化考验。

（一）老年人的健康状况

1. 老年人的生理特点

衰老是胚胎发育、个体生长、成熟之后的必然的连续过程，是人体对内外环境适应能力减退的表现。伴随着衰老，老年人的生理状况通常要发生以下变化：

①体表外形改变。老年人须发变白，脱落稀疏；皮肤变薄，皮下脂肪减少；结缔组织弹性减低致皮肤出现皱纹；牙龈组织萎缩使牙齿松动脱落；骨骼肌萎缩，骨质的钙丧失或骨质增生，关节活动性下降。

②器官功能下降。老年人的器官功能都有不同程度的减退，如视力和听力下降、心排血量可减少40%～50%、肺活量减少50%～60%、肾脏清除功能减少40%～50%、脑组织萎缩、胃酸分泌量下降等，导致老年人器官储备能力减弱，对环境的适应能力下降，容易出现各种慢性退行性疾病。

③机体调节控制作用降低。老年人的动作和学习速度减慢，操作能力和反应速度降低，加之记忆力和认知功能减弱和人格改变，常常出现生活自理能力下降。老年人免疫力降低，容易患各种感染性疾病。免疫监视功能降低，容易患各种癌症。

2. 老年人的患病和死亡情况

造成我国老年人死亡的主要原因依次为心脏病、恶性肿瘤、脑血管疾病、流行性感冒和肺炎、糖尿病、意外事故。

老年人患病有以下特点：①患病率高。②同时患多种疾病。约 70% 的老年人同时患两种或两种以上的疾病。③疾病影响严重。老年人两周患病持续天数是全人口平均值的两倍多，半年活动受限率（81%）和人均受限日数（12 天）也分别是全人口平均值的 2.6 倍和 1.3 倍。④发病缓慢，临床表现不典型。老年人多患慢性病，主要是循环系统疾病、消化系统疾病和呼吸系统疾病，这些老年病多为慢性退行性变化，有时生理和病理的界限难分。⑤发病的诱因有时不同于一般人，易产生并发症与器官损伤，易出现药物不良反应等。⑥老年人还容易出现心理和精神问题。心理学认为，具有伤害性质的应激源可以引起老年人的痛苦情绪体验，甚至导致自主神经（植物神经）功能紊乱，神经递质和神经免疫机能变化而致病。老年人的主要应激源有体弱多病、夫妻关系危机、代沟、离退休、不良居住环境、负性生活事件、不良生活方式、迷信等。老年人常出现的心理卫生问题除焦虑和抑郁外，还有脑衰弱综合征、离退休综合征、空巢综合征、急性精神错乱、偏执状态、轻躁狂状态和老年痴呆等。

（二）老年人社区健康管理服务内容

老年人社区健康管理的服务对象是辖区内 65 岁及以上常住居民。按照国家老年人健康管理服务规范，要求为辖区常住老年人建立健康档案，每年为老年人提供一次健康管理服务，包括生活方式和健康状况评估、体格检查、辅助检查和健康指导。

1. 生活方式和健康状况评估

通过问诊及老年人健康状态自评了解其基本健康状况以及体育锻炼、饮食、吸烟、饮酒、慢性病常见症状、既往所患疾病、治疗及目前用药和生活自理能力等情况。

2. 体格检查

体格检查包括体温、脉搏、呼吸、血压、身高、体重、腰围、皮肤、浅表淋巴结、肺部、心脏、腹部等常规体格检查，并对口腔、视力、听力和运动功能等进行粗测判断。

3. 辅助检查

辅助检查包括血常规、尿常规、肝功能（血清谷草转氨酶、血清谷丙转氨酶和总胆红素）、肾功能（血清肌酐和血尿素）、空腹血糖、血脂（总胆固醇、甘油三酯、低密度脂蛋白胆固醇、高密度脂蛋白胆固醇）、心电图和腹部 B 超（肝、胆、胰、脾）检查。

4. 健康指导

告知老年人评价结果并进行相应健康指导，主要包括：

①对发现的已确诊的原发性高血压患者和2型糖尿病患者同时开展相应的慢性病患者健康管理。

②对患有其他疾病（非高血压或糖尿病）者，应及时治疗或转诊。

③对发现的有异常的老年人，建议定期复查或向上级医疗机构转诊。

④进行健康生活方式以及疫苗接种、骨质疏松预防、跌倒预防、意外伤害预防和自救等健康指导。

⑤告知或预约下一次健康管理服务的时间。

（三）老年人社区健康管理服务流程和评价指标

根据健康询问、体检检查和辅助检查，对老年人健康状况进行评估和分类管理。

老年人社区健康管理服务要求：

①开展老年人健康管理服务的乡镇卫生院和社区卫生服务中心（站）应当具备服务内容所需的基本设备和条件。

②加强与村（居）委会、派出所等相关部门的联系，掌握辖区内老年人口信息变化。加强宣传，告知服务内容，使更多的老年人愿意接受服务。

③每次健康检查后及时将相关信息记入健康档案。对于已纳入相应慢性病健康管理的老年人，本次健康管理服务可作为一次随访服务。

④积极应用中医药方法为老年人提供养生保健、疾病防治等健康指导。

四、严重精神障碍患者社区健康管理

（一）精神疾病分类及社区精神疾病管理网络

1. 精神疾病及其分类

精神疾病是在各种生物、心理和社会因素影响下，大脑功能失调，导致认知、情感、意志和行为等出现不同程度障碍的疾病。

（1）器质性精神障碍

器质性精神障碍是一组由脑部疾病或躯体疾病导致的精神障碍。由脑部疾病导致的精神障碍，包括脑变性疾病、脑血管疾病、颅内感染、脑外伤等所致精神障碍。躯体疾病导致的精神障碍只是原发躯体疾病症状的组成部分，也可与感染、中毒性精神障碍统称为症状性精神障碍。阿尔茨海默（Alzheimer）病、脑血管疾病所致精神障碍是典型的器质性精神障碍。

（2）精神活性物质或非成瘾物质所致精神障碍

精神活性物质是来自体外、影响精神活动并可导致成瘾的物质。常见的精神活性物质有酒类、阿片类、催眠药、抗焦虑药、麻醉药、兴奋剂和烟草等。非成瘾物质所致精神障碍指来自体外的某些物质虽不产生心理或躯体性成瘾，但可影响个人精神状态。

（3）精神分裂症（分裂症）和其他精神病性障碍

精神分裂症（分裂症）是一组病因未明的精神病，多起病于青壮年，常缓慢起病，具有思维、情感、行为等多方面的障碍及精神活动不协调。患者通常意识清晰，智能尚好，有的患者在疾病过程中可出现认知功能损害。自然病程多迁延，反复加重或恶化，但部分患者可保持痊愈或基本痊愈状态。

（4）心境障碍（情感性精神障碍）

心境障碍（情感性精神障碍）是以明显而持久的心境高涨或低落为主的一组精神障碍，并有相应的思维和行为改变，可有精神病性症状，如幻觉、妄想。大多数患者有反复发作的倾向，每次发作多可缓解，部分可有残留症状或转为慢性。

（5）癔症、应激相关障碍、神经症

①癔症指一种以解离症状（部分或完全丧失对自我身份识别和对过去的记忆）和转换症状（在遭遇无法解决的问题和冲突时产生的不快心情，以转化成躯体症状的方式出现）为主的精神障碍。这些症状没有可证实的器质性病变基础。患者自知力基本完整。病程多反复迁延。癔症常见于青春期和更年期，而且女性较多见。

②应激相关障碍指一组主要由心理、社会（环境）因素引起异常心理反应导致的精神障碍，也称反应性精神障碍。

③神经症是一组主要表现为焦虑、抑郁、恐惧、强迫、疑病症状或神经衰弱症状的精神障碍。神经症常常有一定的人格基础，起病受心理、社会（环境）因素影响。没有可证实的器质性病变基础，表现与患者现实处境不相称，但患者对存在的症状感到痛苦和无能为力。

（6）其他精神障碍

其他精神障碍包括心身疾病（又叫心理因素相关生理障碍，是一组与心理社会因素有关的以进食、睡眠及性行为异常为主的精神障碍）、人格障碍（人格特征明显偏离特定的文化背景和一般认知方式，影响其社会与职业功能，造成对社会环境的适应不良）以及儿童青少年的精神发育迟滞、多动障碍、品行障碍、情绪障碍、抽动障碍等。

2. 社区精神疾病管理网络

英国是社区精神病工作开展较早的国家，其主张在社区中照料精神病患者，而不是把他们隔离起来。美国的社区精神卫生中心不仅为严重精神残疾的慢性患者提供大量生活、治疗、训练和管理服务，而且在社会心理康复、指导亲属朋友、调整人际关系和保护患者权益等方面也发挥了重要作用。精神卫生疾病管理要采用预防、治疗与康复相结合的模式，把精神卫生工作纳入社区卫生和农村卫生管理政策文件中，实施精神卫生服务的规范化管理。社区精神疾病管理不仅是对医院精神卫生资源的补充，更是国际社会公认的精神病患者的有效康复途径。

社区精神疾病管理需要全社会共同参与，建立社区精神疾病管理的组织、领导和操作体系是开展这项工作的重要前提和基础。

（1）组织领导体系

该体系是在政府领导下，由卫生、民政、公安、残联等多部门配合，履行以下职能：政府负责统一协调，卫生部门在公安和残联等部门的配合下，进行精神疾病的预防、治疗、康复及其相应组织管理工作。民政部门配合做好精神疾病患者的医疗救助及贫困生活补助。

（2）技术指导体系

社区精神疾病管理必须接受专业精神卫生机构的技术指导，包括上级疾病预防控制中心和精神病专科医院的指导。前者负责指导社区精神卫生信息的收集、分析和管理，帮助社区拟订短期和中长期工作计划。精神病专科医院负责加强社区全科医生的精神医学培训，接纳需要紧急住院的社区精神病患者，并将病情稳定后的患者转向社区接受康复治疗。

（3）精神疾病管理的具体操作体系

社区卫生服务机构和居委会、社区民警、患者家属形成管理操作体系，负责以下四个方面的工作：①调查所属区域内精神疾病患者的线索，为重性精神疾病患者建立健康档案；②为社区全人群提供精神卫生健康教育和咨询；③组建精神疾病患者的家庭随访小组，指导患者家属做好家庭护理，改善精神疾病患者的生活质量；④为精神疾病患者提供合适的社会康复场所，如工疗站、娱疗站等，促进其社会功能的恢复。

（二）严重精神障碍患者社区健康管理服务内容

严重精神障碍患者社区健康管理主要是针对辖区内常住居民中诊断明确、在家居住的严重精神障碍患者（包括精神分裂症、分裂情感性障碍、偏执性精神病、双相情感障碍、癫痫所致精神障碍、精神发育迟滞伴发精神障碍）开展管理服务。在专业医疗卫生机构指导下，通过管理，促进患者病情稳定，控制患者病情发展，提高患者生活质量，有效预防和减少精神疾病患者严重肇事肇祸事件的发生。

1. 患者信息管理

在将严重精神障碍患者纳入管理时，需要由家属提供或直接转自原承担治疗任务的专业医疗卫生机构的疾病诊疗相关信息，同时为患者进行一次全面评估，为其建立居民健康档案，并按照要求填写严重精神障碍患者个人信息补充表。

2. 随访评估

对应管理的严重精神障碍患者每年至少随访4次，每次随访应对患者进行危险性评估。检查患者的精神状况，包括感觉、知觉、思维、情感和意志行为、自知力等。询问和评估患者的躯体疾病、社会功能情况、用药情况及各项实验室检查结果等。危险性评估分为6级：0级，无符合以下1～5级中的任何行为；1级，口头威胁、喊叫，但没有打砸行为；2级，有打砸行为，局限在家里，针对财物，能被劝说制止；3级，有明显的打砸行为，不分场合，针对财物，不能接受劝说而停止；4级，有持续的打砸行为，不分场合，针对财物或人，不能接受劝说而停止（包括自伤、自杀）；5级，持械针对人的任何暴力行为，或者纵火、爆炸等行为，无论在家里还是公共场合。

3. 分类干预

根据患者的危险性评估分级、社会功能状况、精神症状评估、自知力判断以及患者是否存在药物不良反应或躯体疾病情况对患者进行分类干预。

①病情不稳定患者。若危险性为3～5级或精神症状明显、自知力缺乏、有严重药物不良反应或严重躯体疾病，对症处理后立即转诊到上级医院。必要时报告当地公安部门，2周内了解其治疗情况。对于未能住院或转诊的患者，联系精神专科医师进行相应处置，并在居委会人员、民警的共同协助下，2周内随访。

②病情基本稳定患者。若危险性为1～2级，或精神症状、自知力、社会功能状况至少有一方面较差，首先应判断是病情波动或药物疗效不佳，还是伴有药物不良反应或躯体症状恶化，分别采取在规定剂量范围内调整现用药物剂量和查找原因对症治疗的措施，2周时随访。若处理后病情趋于稳定，可维持目前的治疗方案，3个月时随访；未达到稳定者，应请精神专科医师进行技术指导，1个月时随访。

③病情稳定患者。若危险性为0级，且精神症状基本消失，自知力基本恢复，社会功能处于一般或良好，无严重药物不良反应，躯体疾病稳定，无其他异常，继续执行上级医院制订的治疗方案，3个月时随访。

④每次随访根据患者病情的控制情况，对患者及其家属进行有针对性的健康教育和生活技能训练等方面的指导，给家属提供心理支持和帮助。

4. 健康体检

在患者病情许可的情况下，征得监护人和（或）患者本人同意后，每年进行一次健康体检，可与随访相结合。内容包括一般体格检查以及血压、体重、血常规（含白细胞分类）、转氨酶、血糖、心电图检查等。

（三）严重精神障碍患者社区健康管理服务流程和评价指标

通过评估患者病情和危险度，进行分类干预。严重精神障碍患者社区管理评价指标是严重精神障碍患者规范管理率、在管患者服药率、在管患者规律服药率、患者病情稳定率。

（四）严重精神障碍患者社区健康管理服务要求

①配备接受过严重精神障碍管理培训的专（兼）职人员，开展国家基本公共卫生服务规范规定的健康管理工作。

②与相关部门加强联系，及时为辖区内新发现的严重精神障碍患者建立健康档案并根据情况及时更新。

③随访包括预约患者到门诊就诊、电话追踪和家庭访视等方式。

④加强宣传，鼓励和帮助患者进行社会功能康复训练，指导患者参与社会活动，接受职业训练。

五、肺结核患者社区健康管理

结核病防治是一项系统工程，更是一种社会干预，不仅需要治疗，还需要各级相关部门的有效配合和全民行动。当前绝大多数肺结核患者的管理和督导在社区开展，社区卫生服务机构在结核病防治管理工作中发挥着重要的作用。

（一）肺结核患者社区健康管理服务内容

肺结核患者社区健康管理主要针对辖区内确诊的常住肺结核患者提供健康管理服务，做到患者转诊追踪、治疗全程无缝衔接，以提高肺结核的成功治疗率，减少结核病传染，减轻家庭与社会负担。

1. 筛查及推介转诊

对辖区内前来就诊的居民或患者，如发现有慢性咳嗽、咳痰≥2周、咯血、血痰、发热、盗汗、胸痛或不明原因消瘦等肺结核可疑症状，在鉴别诊断的基础上，填写“双向转诊单”，推荐其到结核病定点医疗机构进行结核病检查；1 周内进行电话随访，了解是否前去就诊，督促其及时就医。

2. 第一次入户随访

乡镇卫生院、村卫生室、社区卫生服务中心（站）接到上级专业机构管理肺结核患者的通知单后，要在 72 小时内访视患者，具体内容如下：

①确定督导人员，督导人员优先为医务人员，也可为患者家属。若选择患者家属，则必须对患者家属进行培训。同时与患者确定服药地点和服药时间。按照治疗方案，告知督导人员“肺结核患者治疗记录卡”或“耐多药肺结核患者服药卡”的填写方法、取药的时间和地点，提醒患者按时取药和复诊。

②对患者的居住环境进行评估，告诉患者及其家属做好防护工作，防止传染。

③对患者及其家属进行结核病防治知识宣传教育。

④告诉患者出现病情加重、严重不良反应、并发症等异常情况时，要及时就诊。若 72 小时内 2 次访视均未见到患者，则将访视结果向上级专业机构报告。

3. 督导服药和随访管理

（1）督导服药

①医务人员督导。患者服药日，医务人员亲自看着患者服药。

②家庭成员督导。家属直接看着患者每次服药。

（2）随访评估

对于由医务人员督导的患者，医务人员至少每月记录 1 次对患者的随访评估结果；对于由家庭成员督导的患者，基层医疗卫生机构要在患者的强化期或注射期内每 10 天随访 1 次，继续期或非注射期内每个月随访 1 次。

①评估是否存在危急情况，如有则紧急转诊，2 周内主动随访转诊情况。

②对无须紧急转诊的，了解患者服药情况（包括服药是否规律、是否有不良反应），询问上次随访至此次随访期间的症状，询问其他疾病状况、用药史和生活方式。

（3）分类干预

①对于能够按时服药、无不良反应的患者，则继续督导服药，并预约下一次随访时间。

②若患者未按定点医疗机构的医嘱服药，要查明原因。若是药物不良反应引起的，则转诊；若为其他原因，则要对患者强化健康教育。若患者漏服药超过 1 周及以上，要及时向上级专业机构进行报告。

③对有药物不良反应、并发症或合并症的患者，要立即转诊，2 周内随访。

④提醒并督促患者按时到定点医疗机构进行复诊。

4. 结案评估

当患者停止抗结核治疗后，要对其进行结案评估，包括：记录患者停止治疗的时间及原因；对其全程服药管理情况进行评估；收集和上报患者的“肺结核患者治疗记录卡”或“耐多药肺结核患者服药卡”；将患者转诊至结核病定点医疗机构进行治疗转归评估，2 周内进行电话随访，了解其是否前去就诊及确诊结果。

（二）肺结核患者社区健康教育及培训的主要内容

1. 肺结核治疗疗程

只要配合医生、遵从医嘱，严格坚持规律服药，绝大多数肺结核是可以彻底治愈的。服用抗结核药物 1 个月以后，传染性一般就会消失。一般情况下，初治肺结核患者的治疗疗程为 6 个月，复治肺结核患者为 8 个月，耐多药肺结核患者为 24 个月。

2. 不规律服药的危害

如果不遵从医嘱，不按时服药，不完成全疗程治疗，就会导致初次治疗失败，严重者会发展为耐多药肺结核。治疗疗程明显延长，治愈率也会大大降低，甚至终生不愈。治疗费用也会大幅度增加。如果传染给其他人，被传染者一旦发病也是耐多药肺结核。

3. 服药方法及药品存放

抗结核药物宜采用空腹顿服的服药方式，一日的药量要在同一时间一次服用。药物应放在阴凉干燥、孩子接触不到的地方。夏天宜放在冰箱的冷藏室。

4. 服药后不良反应及处理

常见的不良反应有胃肠不舒服、恶心、皮肤瘙痒、关节痛、手脚麻木等，严重者可能会有呕吐、视物不清、皮疹、听力下降等。当出现上述任何情况时，应及时和医生联系，不要自行停药或更改治疗方案。服用利福平后出现尿液变红、红色眼泪为正常现象，不必担心。为及时发现并干预不良反应，每月应到定点医疗机构进行血常规、肝肾功能复查。

5. 治疗期间复诊查痰

查痰的目的是让医生及时了解患者的治疗状况，判断是否需要调整治疗方案。初治肺结核患者应在治疗满 2 个月、5 个月、6 个月时，复治肺结核患者在治疗满 2 个月、5 个月、8 个月时，耐多药肺结核患者在注射期每个月、非注射期每两个月均须复查痰涂片和痰培养。正确的留痰方法：深呼吸 2 或 3 次，用力从肺部深处咳出痰液，将咳出的痰液留置在痰盒中，并拧紧痰盒盖。复查的肺结核患者应收集两个痰标本（夜间痰、清晨痰）。夜间痰：送痰前一日，患者晚间咳出的痰液；清晨痰：患者晨起立即用清水漱口后，留存咳出的第 2 口、第 3 口痰液。如果患者在留痰前吃过东西，则应先用清水漱口，再留存咳出的第 2 口、第

3 口痰液。装有义齿的患者在留取痰标本前应先将义齿取出。唾液或口水为不合格标本。

6. 外出期间坚持服药

如果患者需要短时间外出，应告知医生，并带够足量的药品继续按时服药，同时要注意将药品低温、避光保存。如果改变居住地，应及时告知医生，以便能够延续治疗。

7. 生活习惯及注意事项

患者应注意保持良好的卫生习惯。避免将疾病传给他人，最好住在单独的光线充足的房间，经常开窗通风。不能随地吐痰，也不要下咽，应把痰吐在纸中包好后焚烧，或吐在有消毒液的痰盂中。不要对着他人大声说话、咳嗽或打喷嚏。传染期内应尽量少去公共场所，如需外出应佩戴口罩。吸烟会加重咳嗽、咳痰、咯血等症状，大量咯血可危及生命。另外，抗结核药物大部分经肝脏代谢，并且对肝脏有不同程度的损害，饮酒会加重对肝脏的损害，降低药物疗效，因此在治疗期间应严格戒烟、禁酒。要注意休息，避免重体力活动，加强营养，多吃奶类、蛋类、瘦肉等高蛋白食物，还应多吃绿叶蔬菜、水果以及杂粮等富含维生素和无机盐的食品，避免吃过于刺激的食物。

8. 密切接触者检查

建议患者的家人、同班和同宿舍同学、同办公室同事或经常接触的好友等密切接触者，及时到定点医疗机构进行结核菌感染和肺结核筛查。

（三）肺结核患者社区健康管理服务要求

①在农村地区，主要由村医开展肺结核患者的健康管理服务。

②肺结核患者健康管理医务人员须接受上级专业机构的培训和技术指导。

③患者服药后，督导人员按上级专业机构的要求，在患者服完药后在“肺结核患者治疗记录卡”或“耐多药肺结核患者服药卡”中记录服药情况。患者完成疗程后，要将“肺结核患者治疗记录卡”或“耐多药肺结核患者服药卡”交上级专业机构留存。

④提供服务后及时将相关信息记入“肺结核患者随访服务记录表”，每月记入一次，存入患者的健康档案，并将该信息与上级专业机构共享。

⑤管理期间如发现患者从本辖区居住地迁出，要及时向上级专业机构报告。

第六章　医院公共卫生服务的职能

第一节　医院公共卫生服务的定位

公共卫生服务是一项以预防为基本策略，投资小、社会效益大的公益事业，其意义不仅仅局限于保障公众健康，更重要的在于它是保护人力资源、提高生产力水平、促进经济发展和社会进步的重要源泉和动力。

伴随着社会的进步及人类生存条件的改变，许许多多危害人类身心健康的生物因素、环境因素、社会因素被进一步认识，同时一些既往已被控制的传染病和寄生虫病有死灰复燃、重新横行的趋势，这些为公共卫生和临床研究又提出了新的挑战。近十多年来，很多人已意识到公共卫生服务，通过多途径反映、收集、研讨公共卫生服务改革的意见，也在不断地调整公共卫生服务体系和运行模式。目前，虽然我国公共卫生服务系统存在一些问题和矛盾，但大家也认识到公共卫生服务按以前的模式一成不变地运行是不行的，要怎么推进，需要我们认真探索。

医院是公共卫生体系中很重要的组成部分，也是公共卫生战略的重要环节。比如医院是公共卫生信息的一个很重要的来源，目前有关传染病信息中，有 80% ~ 90% 来自医院；如果把医院排除在外，那么很多公共卫生信息根本就无法获取；而如果医院不承担公共卫生职责，那么我国的传染病防护网络就会瘫痪。

随着社会经济的快速发展和广大群众健康需求的日益提高，医院在公共卫生工作中的地位也日渐突出，大量疾病控制工作需要医院来完成，医院在促进和保障全民健康中占有显要的位置。目前医院在重点做好了突发公共卫生事件应急处理、传染病医疗救治、传染病疫情报告、慢性非传染性疾病监测和妇幼保健等方面公共卫生工作的同时，还将医院感染控制、医疗废物处理、实验室生物安全等纳入医院必不可少的公共卫生工作内容。

公共卫生服务是一种成本低、效果好的服务，但又是一种社会效益回报周期相对较长的服务。单纯依靠市场或社会力量，显然达不到目标。因此，世界各国都采取政府为主要力量投入的方式。医院的公共卫生工作难以创造直接经济效益，支出后的经济回收很低，甚至是零回收。

我国公共卫生与临床专业人员的培养是平行进行的，从而不可避免地带来学科越分越细、专业越来越多、专家越来越专、医务人员知识面越来越窄、整体素质和团体协作精神不高等问题。医疗机构的临床医师与公共卫生工作者相互缺乏理解和沟通。特别是我国经历了新冠疫情以后，政府越来越重视公共卫生工作，公共卫生专业机构逐步得到良好的发展（包括人力、物力、财力和设施等），工作进一步细化，设立的专项专科越来越多，各自都强调专科的重要性和执行力，督导也往往“各自为营”，无统一性和协调性。有时医院同时接待来自几个公共卫生专业机构的检查或要参加几个公共卫生专项工作会议，而且他们往往要分几个组检查并要求医院各派一人带队，而大多数公立医院要考虑医院的整体运营，仅仅配备了几名专职公共卫生工作人员，未能与公共卫生专业机构的发展同步，因此难以承担公共卫生专业机构较多的理想化公共卫生项目。

医院目前还需要靠经营来保障工作人员待遇，也不可能在这种难获得经济效益的方面不断扩充人员或设施的支出。同时，较多分解给医院的公共卫生工作需要临床医务人员完成，占用了其医疗业务时间，使医务人员易产生不理解甚至抵触情绪。公立医院虽清楚意识到有些公共卫生工作操作性不强，但为了完成公共卫生任务，还是采取行政措施督促相关人员去实施，工作人员甚至要适时灵活处理、保障相关公共卫生任务的完成。如果忽略了医院的实际，被指令性要求承担不断增多的公共卫生服务，势必会出现应付式完成，或造成医院承担的公共卫生工作负荷过重而运行困难。如继续这样下去，公共卫生专业机构对医院的公共卫生要求与公立医院执行公共卫生工作之间的矛盾会越来越明显，必然会影响公立医院的公共卫生服务质量，也势必影响到整体的公共卫生服务质量。

结合当前国家和当地的公共卫生形势，如果能科学合理地规划，明确规定医院的公共卫生工作职责及完成质量，将医院承担的公共卫生工作范围规划清楚，会规范医院执行公共卫生工作和保障其公共卫生质量。这样将减少因传统的专业机构代替卫生行政部门实行“教练”“裁判”一身兼而让医疗机构对公共卫生工作任务理解执行的偏差，避免因此而导致公共卫生工作运行困难或公共卫生质量差。正确定位好医院功能、职责及公共卫生服务范围，既保障医院正常的医疗运转，又让医院能正常开展规定的公共卫生工作，同时让有条件的医院积极参与更深层的公共卫生工作，避免“力不从心”而影响公共卫生质量。

明确定位好医院功能、职责及公共卫生服务范围，并不是给医疗机构新增工作职能和工作任务，而是在实践证明行之有效的传统做法的基础上进一步完善公共卫生服务操作规范，规划好医院能力范围内的公共卫生服务内容，减少因历史阶段原专业公共卫生力量不足时卫生行政部门分摊的援助性公共卫生服务任务；同时让公立医院设置专门的部门（如目前的预防保健科、公共卫生部）和专职人员具体负责医院内的公共卫生服务的组织、落实、督导，做到有机构、有人员、有责任，确保责任到位、工作到位、措施到位、质量达标。

政府的许多卫生条例也提到落实公立医院政府补助政策，医院承担规定的公共卫生服务，政府给予专项补助；社会力量举办的各级各类医疗卫生机构承担规定的公共卫生服务任务，政府通过购买服务等方式给予补偿，形成规范合理的公立医院政府投入机制。明确定位好医院功能、职责及公共卫生服务范围，按其运行公共卫生工作产生的成本进行核算和分析，给予医院合理的补偿，保障医院在公共卫生方面的运营基础，这样保障医院的公共卫生质量，也会改善公立医院与公共卫生专业机构的合作关系，更有利于卫生行政部门与医院在完成公共卫生任务时政令畅通。

公共卫生专业机构为区域的公共卫生服务而设立，应以公共卫生专业机构为主完成辖区的公共卫生服务内容，区域公共卫生专业机构的人力物力等是否充足直接影响辖区的公共卫生质量和深入程度，不能靠医疗机构去补充公共卫生专业人力物力的不足。公共卫生专业机构人力物力等配置要与辖区的公共卫生服务任务挂钩，按基本公共卫生服务配置的公共卫生专业机构人力物力等，保障辖区基本公共卫生服务的落实，当辖区公共卫生服务量增加时要适当增加人力物力等配置。当区域需要在某方面的公共卫生服务加强时，可集中公共卫生专业机构力量去完成，有需要时可到医院寻求进一步的合作，不能把任务分摊给医院就一了百了，医院完成不了就是执行不力。随着卫生行政部门设立卫生监督机构，公共卫生专业机构充当的角色更一目了然，是卫生行政部门设立的事业单位之一，是以开展和完成辖区公共卫生服务业务为主的部门，其职能重点是辖区公共卫生的监测、专项调查、分析评估、提出预防与控制措施，参与辖区公共卫生策略的研讨。公共卫生专业机构工作涉及面广，包括医疗机构、社区及辖区所在单位，相互之间是合作关系，不是上下级关系。于是，公共卫生专业机构要充分利用自己的专业技能优势，发动辖区所在单位积极参与公共卫生服务工作，多与合作单位沟通、商讨公共卫生服务实施的操作性，不要生搬硬套，要相互协作开展适宜当地运行的公共卫生服务工作。从流行病学角度，不一定每样现况、结论都要用普查和拉网式调查才能实现，公共卫生机构要充分利用卫生经济学、流行病学等技能开展辖区公共卫生工作，有组织、有计划地开展公共卫生服务基本项目，有序开展适宜当地的公共卫生服务内容，科学策划和实施当地的公共卫生专项调查，充当起辖区公共卫生业务的权威，不要只成为上传下达的中介。医院和卫生行政部门存在上下级关系，公共卫生专业机构和医院不是上下级关系，是合作伙伴关系，但公共卫生专业机构和医院一样同属卫生行政部门的事业单位，比其他部门更有利于协调公共卫生相关工作，可以更好地合作促进公共卫生工作和医疗质量的提升。

医院规范运行期间，可提供疑似传染病患者、慢性病患者、疑似职业病患者、孕产妇检查、新产儿出生、院内感染患者等诊断治疗信息，对于公共卫生工作相关的信息采集有很重要的作用，这样可充分发挥医院在公共卫生工作的优势，做好疾病报告工作，如传染病或疑似传染病报告、慢性病报告、疑似职业病报告、孕产妇死亡报告、围产儿死亡报告、5 岁以下儿童死亡报告、残疾儿童报告等。当然，向公共卫生专业机构提供以上公共卫生相关信息或主动报告，对临床医务人员来说是增加了一份工作内容，需要有公共卫生工作人员指导、督促完成，公共卫生工作人员要充分了解医院运行情况，不断完善信息报告流程，尽可能减少对临床诊治工作的影响。公共卫生工作人员和医务人员要保持沟通渠道，公共卫生工作人员可要求医务人员及时报告公共卫生内容，公共卫生工作人员也要及时将可能对临床诊治有参考价值的信息反馈给医务人员，加强合作，提高互信，保障公共卫生信息的准确性、完整性、时效性。因此，在医院内要设立一定的公共卫生专业人员和内设机构保障医院内基本公共卫生服务工作的运行和督导，充当好临床医技人员与公共卫生专业人员、公共卫生专业机构联络或协调作用，让医院内公共卫生服务既准确可靠又不影响诊疗业务的运行。

医院公共卫生职能重点是提供可为公共卫生利用的患者或保健对象的信息，在自愿前提下创造条件参与公共卫生服务专项调查。也提示卫生行政部门的疾病控制管理、妇幼保健与社区卫生管理及医疗管理等部门要多沟通、协调辖区公共卫生事务，不要各自为政、互不相干，制定适宜辖区公共卫生服务的工作规范，卫生行政各部门都一致督导医院执行相关规范，不能认为这虽是卫生行政部门发文要求，但属疾病控制管理或妇幼保健与社区卫生管理部门制订的，其他部门不理睬这些规范，其他部门只从自身角度考虑，使医院要执行的公共卫生服务与其他规定有冲突或无法操作。例如，卫生行政部门的各职能管理部门要统一思想，让患者或保健对象在医院提取的信息无论是从诊疗角度，还是从公共卫生服务角度，都是完整的，不能疾病控制管理或妇幼保健与社区卫生管理部门要求的信息与医疗管理部门的要求信息不一致，要共同督导医院执行患者或保健对象信息的完整性，不应你要求这部分信息要完整，他要求另一部分信息要完整，如不统一应由卫生行政部门统一商讨好执行。卫生行政部门虽然是医院的上级，也不能不考虑医疗机构实际，只将公共卫生任务分摊给医疗机构，要统筹兼顾，要求医院必须完成基本公共卫生服务内容，在基本公共卫生服务以外的项目应由公共卫生专业机构组织完成，让公共卫生专业机构制订好项目方案，组织有条件的医疗机构自愿参与并商讨合适的执行措施或细节。

医院的公共卫生服务定位受当地条件的影响，更受辖区卫生行政部门的影响，也受自身条件的影响。但是，医院还是要做好公共卫生服务的定位，辖区卫生行政部门更要定位好医院的公共卫生服务职能。从目前医院运行角度来看，医院实施的基本公共卫生服务主要有突发公共卫生事件的报告及应急处理、疑似食物中毒病例的救治及报告、医院感染控制、预防与控制传染病工作、免疫接种（重点为新生儿乙肝卡介苗接种）、慢性非传染性疾病报告、职业病报告及救治、放射防护、妇幼保健、健康教育、医院死亡病例报告、精神卫生、药品不良反应监测、常用的医院内公共卫生基本知识培训等。医院的公共卫生服务可定位于提供可为公共卫生利用的患者或保健对象的信息，内设公共卫生机构和专业人员保障医院实施力所能及的辖区基本公共卫生服务，必须保障这些基本公共卫生服务内容能日常运行且按时完成；需要增加人力、物力实施的公共卫生服务尽量不强行要求医院执行，在自愿前提下创造条件参与公共卫生服务专项调查。

第二节　医院公共卫生管理体系和职责

在我国，医院是公共卫生体系中很重要的组成部分，是公共卫生战略的重要环节。目前我国已颁布了多部公共卫生相关的法律，以及若干的行政法规和部门规章。这些对我国公共卫生事业的发展起到了重要的保障作用，但是其中没有能将公共卫生体系的构成及其所需履行的基本职能做出明确规定，因而无法形成严密的、统一规划设计的、协调一致的法规体系。目前行政管理体制存在较大缺陷：一是仍然存在突出的条块分割问题，许多同一领域的公共事业分属不同层级政府并分属不同部门，带来了突出的低水平重复以及难以配合、协作等弊端。二是不同层级政府间的责任划分不合理。公共卫生过分依靠地方政府，高层级政府的统一组织协调职能不足。由于地区间财政能力差距过大，致使很多公共卫生事业发展不均衡，部分基础性公共卫生事业甚至在一些地方出现萎缩，严重影响经济和社会的长期稳定发展。因此，明确公共卫生体系的构成及其所需履行的基本职能，协调体系中各成分体系或机构间相互关系是当务之急。公共卫生基本职能的履行必须有法律的保障。

公共卫生体系是包括疾病预防控制体系、保健和健康促进体系、卫生监督体系、医疗救治体系等在内的一个更大的范畴。首先应该将公共卫生体系作为一个整体来看待，要明确其职能，避免体系中的各个成分（如疾病预防控制体系、卫生监督体系、医疗救治体系等）各自为政，这样将有助于实现公共卫生体系的全面建设，保证部门间的协调与合作，提高公共卫生体系的总体运作效率。

医院的日常医疗业务中含有很多公共卫生相关的信息，也可协助公共卫生专业机构完成更丰富的项目。为保障医院的医疗业务正常运行不受影响，承担公共卫生服务不能无条件增多，卫生行政部门应规定其公共卫生服务范围，明确规定必须完成的内容和职责。当然，各地要依照国家公共卫生相关法规、当地实际和公立医院固有的资源配置规划公共卫生服务内容，保障基本公共卫生服务要规范、正常运行，在基本公共卫生服务质量保障的基础上商讨增加专项任务。

结合医院的组织架构，医院公共卫生工作一般由医院领导（院长或副院长）主管，医院要设置职能部门负责医院内公共卫生工作管理，也可设几个职能科室分管相应的工作，名称可为公共卫生科或预防保健科（以下暂用预防保健科命名），督导医院各部门具体实施公共卫生服务工作。目前，卫生行政部门要求医院内设置医院感染管理科，并作为医疗管理的硬性规定内容，那么医院感染管理工作已纳入医院医疗工作的一部分，但从公共卫生角度还要纳入辖区公共卫生服务内容之一，及时传输医院感染情况及感染控制管理情况，因此属公共卫生服务的医院感染预防与控制工作可由医院感染管理科负责管理，其他医院公共卫生服务由预防保健科负责管理。医院公共卫生管理体系可采用三级网络形式，由院领导、预防保健科及医院感染控制管理科成员、科室兼职公共卫生管理员组成，院领导重点决策和部署医院内公共卫生工作，预防保健科及医院感染控制管理科成员具体策划医院内公共卫生工作并督导医院员工执行医院公共卫生制度和任务，科室兼职公共卫生管理员主要负责本科室相关公共卫生工作规范的传达、指导、反馈和向预防保健科沟通，须协调的一般由预防保健科先调查后协调解决，未解决好及时请主管领导协调解决，尽可能让公共卫生工作在院内达成共识规范运行。从公共卫生管理体系角度，最好由卫生行政部门统一辖区内医院的公共卫生内设职能部门名称，便于辖区内公共卫生工作的衔接和公共卫生专业机构的业务指导。医院内设公共卫生职能部门确定后，要完善医院内公共卫生的三级网络建设，各科室设立一位公共卫生相关工作的兼职医务人员，协助科内沟通公共卫生相关工作，适时指导科内成员完善日常工作中需要完成的公共卫生内容。假定医院设立预防保健科负责医院内公共卫生管理，那么医院内公共卫生管理体系为院领导、预防保健科及医院感染控制管理科、各临床医技科室，三级网络人员由院领导、预防保健科及医院感染控制管理科成员、临床医技科室兼职公共卫生管理员组成，将各自承担相应的职责，保障医院公共卫生工作的日常运行。

一、主管公共卫生工作的领导职责

①要熟悉与公共卫生工作相关的卫生法规，熟悉当地卫生行政部门的公共卫生工作要点及重点项目等，了解公共卫生工作运行规范。

②结合医院实际，部署医院内公共卫生工作的开展，审核医院实施公共卫生工作方案、公共卫生相关工作制度，必要时组织相关专家或院领导商讨决定，充当好医院公共卫生工

作的决策者。

③监督公共卫生科落实公共卫生工作内容，了解本院公共卫生工作指标，督促预防保健科和医院感染管理科加强质控，提高医院内公共卫生工作质量。

④经预防保健科努力尚不能解决的涉及公共卫生工作质量问题，要调查、指导，必要时组织相关部门协调或提交院办公会讨论决定。

二、预防保健科工作职责

①在医院领导下有组织、有计划开展公共卫生各项业务，接受业务主管部门的指导、检查，完成医院、业务主管部门分配的任务。

②要熟悉与公共卫生工作相关的卫生法规，开展公共卫生工作要依照相关卫生法规的程序、规范运转，保证工作质量。

③结合医院的实际，依照卫生法规制定本院的传染病防治、慢性非传染性疾病防治、健康教育、妇幼保健、职业防护、职工保健、冷链系统、伤害监测、药品不良反应监测等业务管理制度提交院领导审核，形成医院的规章制度。按医院公共卫生相关的规章制度督导各科室要及时做好本院公共卫生的工作，按时完成业务主管部门分配的任务，保证各项指标达到区域公共卫生工作要求。

④具体负责全院的健康教育业务计划、组织管理、技术指导和方案实施，接受上级业务主管部门的指导、检查，计划和总结要记录、汇报。

⑤负责医院妇幼保健工作。孕产妇系统管理、0 ~ 6 岁儿童系统管理、体弱儿管理，收集、整理、汇总、统计相关资料并完成报表，及时报告业务主管部门。督导医院内相关科室和管辖社区开展并及时完成妇幼保健工作，督促管辖社区在按时保质完成妇幼保健各项任务的基础上开展妇女病普查普治、妇女保健宣传工作。

⑥负责医院的传染病及慢性非传染性疾病防治管理，及时准确做好疫情报告、处理；按业务主管部门要求开展传染病监测、收集，整理医院和管辖社区的传染病及慢性非传染性疾病防治的资料，汇总、统计后完成相关报表，按时报告业务主管部门。

⑦负责医院免疫接种工作、冷链系统管理，保证疫苗质量及接种效果，完成上级业务主管部门分配的加强免疫接种、突击接种任务。

⑧负责伤害监测的管理工作，按业务主管部门要求开展伤害监测工作，每月督导相关科室完成报告工作。

⑨负责医院职业（含放射）防护的指导和管理，按业务主管部门要求开展本院职业防护监测工作。

⑩开展职工保健工作，负责院内职工年度健康体检的组织、病假的核查及相关健康指导等，定期分析、评价医院职工健康现况及主要健康问题等。

要积极参加医院组织的安全生产、医德医风、业务知识等培训和考核。

三、医院感染管理科工作职责

①在医院领导下有组织、有计划开展医院感染预防与控制各项业务，接受业务主管部门的指导、检查，完成医院、业务主管部门分配的任务。

②要熟悉与医院感染管理工作相关的卫生法规，开展医院感染预防与控制工作要依照相关卫生法规的程序、规范运转，保证工作质量。

③结合医院的实际，依照卫生法规制定本院的医院感染管理制度提交医院感染管理委员会及院领导审核，形成医院的规章制度之一。按医院感染管理相关的规章制度督导各科室要及时做好本院医院感染预防与控制工作，保证各项指标达到区域公共卫生工作要求。

④组织、协调各科室开展医院感染控制工作，监督检查相关制度的执行情况，定期分析、反馈。

⑤负责进行医院感染发病情况的监测，定期对医院环境卫生学、消毒、灭菌效果进行监督、监测、及时汇总，分析监测结果，发现问题提出控制措施并指导实施。并将结果及时上报有关职能部门、院领导、医技科室。

⑥对医院感染暴发、流行进行调查分析，提出控制措施并组织实施，按规范及时报告。

⑦负责开展目标性监测。对重症监护室、手术室、人流室、产房、新生儿病房、爱婴病房、感染性疾病科、器官移植病房、血液透析室、导管室、口腔科、内镜室、临床实验室、消毒供应中心等重点部门以及下呼吸道、手术部位、泌尿道、血液等重点部位的医院感染相关危险因素进行监测、分析和反馈，针对存在问题提出控制措施并指导实施。

⑧对医院的清洁、消毒灭菌与隔离、无菌技术操作、医疗废物管理、手卫生规范等执行情况进行指导和监督。

⑨负责组织医院各级各类人员开展预防和控制医院感染相关知识、技能的培训、考核；指导、监督医院各级各类人员开展预防感染性职业暴露的安全防护。

⑩参与药事管理委员会对抗感染药物应用进行管理、协助制定合理用药的规章制度，并参与监督实施。

⑪ 负责开展耐药性监测。定期汇总医院各种临床标本的细菌培养及药物敏感结果，分析趋势，并向临床科室反馈，供临床合理应用抗菌药物提供科学依据。

⑫ 对消毒药械和一次性使用医疗器械、器具的相关证件进行审核，并对其购置、储存、

使用及用后处理进行监督检查。

⑬ 根据预防医院感染和卫生学要求，参与本单位的建筑设计、重点科室建设的基本标准、基本设施和工作流程的卫生学评价工作，对其是否符合医院感染控制要求提出意见。

⑭ 定期向主管领导和医院感染管理委员会汇报医院感染预防与控制的动态，必要时可向全院通报医院感染预防与控制情况。

⑮ 可开展医院感染管理的专题研究或科研工作，促进医院感染预防与控制工作的提升。积极完成与医院感染管理相关的工作。

四、预防保健科岗位职责

（一）预防保健科科长职责

①在医院领导下组织、计划开展好医院和管辖社区的公共卫生各项业务，向医院汇报工作计划和总结。

②熟悉与预防保健工作相关的卫生法规，带领全科人员依照相关卫生法规的程序、规范落实预防保健工作，保证工作质量、各项工作指标达到要求。

③结合医院的实际，依照卫生法规组织相关人员制定本院的妇幼保健、职业防护、职工保健、冷链系统、伤害监测、传染病和慢性非传染性疾病防治等业务管理制度并提交院领导审核。组织科员制定科室工作制度并督导落实。

④督促本科成员遵守国家法规、医院规章制度和操作常规，以高度的责任心履行职责，保持文明行医形象，严防差错、事故发生；一旦科室有差错、事故发生要及时处理。

⑤组织科室的医德医风和业务学习、考评；动员科室成员积极参加医院组织的安全生产、医德医风、业务知识等培训、考核。

⑥组织全科人员运用国内外先进医学科学新技术，开展预防保健的新技术、新方法，进行科研工作，不断总结经验。

⑦负责科室的工作安排，督促预防保健工作分管人员保证相关业务按工作日正常运转，完成医院和业务主管部门分配的任务。组织业务季度总结、讨论、经验交流，探讨提高业务和管理水平的方式。

⑧对经科室成员努力尚不能解决的困难，要及时了解情况，指导、协助其解决困难，经多方努力仍无法解决的要及时向医院汇报。

⑨组织人员完成医院、业务主管部门交办的突击任务。

⑩负责科室内的年度考核，及时上报。表扬、奖励先进，对违规者按有关规章制度处理。

（二）健康教育管理人员职责

①在预防保健科（或健康教育科）长的指导下开展本院健康教育工作，具体负责全院的健康教育业务计划、组织管理、技术指导和方案实施，接受上级业务主管部门的指导、检查，计划和总结要记录、汇报。

②熟悉有关健康教育的规定、制度，掌握必要的健康教育传播手段和沟通技巧。

③建立并逐渐完善医院健康教育网络，指导各科室和管辖社区的兼职健康教育人员做好本科室或社区的健康教育工作。

④组织和支持本院医务人员与卫生宣传日活动、社会性健康教育活动。

⑤组织和动员医务人员撰写有关健康教育科普文章和论文，开展理论研究、课题设计，动员各科推荐健康教育示范项目，指导各科室进行健康教育效果评价。

⑥收集、整理、制作和发放各类健康教育宣传品。

⑦负责健康教育视频的后期管理、日常维护等相关工作。

⑧计划和组织全院健康教育的培训。

⑨协助召开全院健康教育例会。

⑩积极参与医院中心任务相关的宣传活动，负责本科室组织的各种学习班、学术交流活动和各种会议场面的布置。

⑪ 每季度检查全院各科和管辖社区的健康教育工作。重点检查宣传栏的定期更换，健康教育节目播放、健康讲座、发放健康处方和健康宣传品的记录等。

⑫ 汇总、统计、报告健康教育工作报表。

⑬ 按时完成科室安排的临时任务。

（三）传染性（慢性非传染性）疾病控制医师工作职责

①在科长领导下有组织、有计划开展医院传染病及慢性非传染性疾病（含伤害监测）防治工作，接受业务主管部门的指导、检查。

②熟悉传染病和慢性非传染性疾病（含伤害监测）防治相关的卫生法规，依照相关卫生法规和医院有关规章制度对全院进行慢性非传染性疾病、传染病防治工作管理，指导各科室按医院传染病和慢性非传染性疾病（含伤害监测）登记、报告程序做好登记、报告、转诊工作。

③认真执行各项规章制度和技术，防止差错、事故发生。认真学习、运用国内外的先进医学科学技术，积极开展新技术、新的防控措施及科研工作，及时总结。

④按时收集和登记传染病、性病、伤害监测、脑卒中、肿瘤报告卡和个案调查表，及时准确地做好疫情报告、处理；协助业务主管部门做好暴发疫情的控制工作，做好传染病的消毒隔离指导工作。

⑤按业务主管部门要求开展传染病监测，收集、整理医院传染病和慢性非传染性疾病（含伤害监测）防治的资料，汇总、统计后完成相关报表，按时报告。

⑥每月定期做好传染病和慢性非传染性疾病（含伤害监测）的查漏补报工作，保证工作质量，使各项工作指标达到要求。

⑦熟悉医院免疫接种工作运转，掌握相关基础技能，必要时能参与突击免疫接种。

⑧按时完成科室安排的临时任务。

（四）免疫接种管理医师职责

①负责全院预防用生物制品的计划、订购、运输、贮存及发放，按疾病预防与控制中心的要求开展预防接种工作。按上级要求统一到疾病预防与控制中心订购预防用生物制品。

②组织接种点的接种人员参加由疾控部门主办的培训、考核，督导从事预防接种人员取得培训合格证。

③督导各接种点按本院冷链系统管理制度做好冷链管理和预防用生物制品的保管、使用等。

④负责疫苗接种知情同意书的设计和管理。

⑤督导医师开预防用生物制品处方时，要仔细观察、询问接种对象的健康状况，了解有无禁忌证，指引接种对象签知情同意书。

⑥接到发生接种反应报告，要立即到现场核查并报疾病预防与控制中心，同时联同医师采取必要的紧急救护、治疗措施，要详细记录预防生物制品的名称、规格、批号、厂家，准确记录接种对象的年龄、性别、免疫针次及剂量、临床症状等。指导接种点要配合相关部门或单位对每例严重副反应或接种事故进行个案调查、采样、随访和处理。

⑦负责新生儿首针乙肝疫苗和卡介苗接种，登记表送疾病预防与控制中心。

⑧负责狂犬疫苗使用监测，每月报表和相关情况上报疾病预防与控制中心。

⑨审核每月预防用生物制品用量、耗损量，报表交财务、质控科。

⑩负责计划免疫相关疾病监测和管理（麻疹、AFP、轮状病毒）。

⑪ 解答免疫接种相关问题的咨询。

⑫ 按时完成科室安排的临时任务。

（五）职业（含放射）防护管理员职责

①负责职业病报告工作的管理，必要时协助相关部门做好职业病处理工作。每月检查各科室的职业病报告情况，发现漏报及时督促相关人员补报。在市卫生监督所、市职业病防治院的指导下逐渐将职业病报告管理纳入综合目标管理。

②协助医院组织职工健康体检的工作，全面掌握体检中心建立的职工健康体检档案，及时汇总体检结果并提出干预措施，指导职工进行自我保健。按业务主管部门要求组织特殊职业人员参加指定的健康检查。

③发现危害职工健康的因素要进行分析与评价，提出相应的预防措施。积极开展医务人员个人防护和健康管理的健康教育活动，提高职工的保健意识，培养健康的生活方式。

④负责审核、登记本院职工病假情况，定期汇总、分析职工患病情况。

⑤与院感染管理科共同指导职业暴露人员做好相关处理，必要时进行追踪访视。

⑥负责医院职工的劳动卫生管理。对涉及放射性物质和其他有毒、有害物质等可能引发职业病的医技项目，科室向职工保健管理员报告后要提出监测方案和防护措施，报医院审核并实施。按业务主管部门要求定期对放射作业环境及其他存在有害物质的环境开展监测，委托经资质认证的检测机构，对含放射性同位素设备及射线装置、放射工作场所及其周围环境、放射防护设施性能等进行检测，对放射工作人员进行个人剂量监测、评价，收集职工的职业暴露资料，以便及时采取相应的预防与控制措施。

⑦指导拟从事放射工作的人员到业务主管部门指定的医疗机构进行健康体检、培训，按要求做好相关证件的备案工作。

⑧负责建立医院放射工作管理档案，将放射工作相关的监测结果、整改措施等归档管理，妥善保存。

⑨结合医院实际依上级有关法规制订放射事故预防措施与应急预案，经医院领导审核后组织落实。发生放射事故，应当按有关规定及时逐级报告。

⑩指导开展放射性项目的科室要备齐环境监测报告及批件、使用许可批件、放射工作人员证、废物处理批件（同位素源项目）等资料的复印件，随时能出示给相关部门检查。

⑪ 按时完成科室安排的临时任务。

（六）妇幼卫生管理员职责

①在科长的领导下有计划开展妇幼保健工作，接受业务主管部门的指导、检查，及时计划和总结本院妇幼保健工作并向科长汇报。

②要熟悉与妇幼保健工作相关的卫生法规，依照相关卫生法规和医院有关规章制度规

范开展医院妇幼保健工作，积极到相关科室进行妇幼保健业务指导、质量考核，按业务主管部门要求完成妇幼保健各项指标，运用管理方法促进本院妇幼保健水平的提高。

③建立医院妇幼保健工作网络，指引医院内相关部门开展妇幼保健工作，保持医院妇幼保健工作的连贯性和规范化。

④督导妇幼保健相关科室规范开展工作，如孕妇的建档、记录、定期检查、产后访视等。每月对出生缺陷儿、孕产妇死亡、死产、死胎、婴儿及5岁以下儿童死亡、新生儿破伤风、计划生育手术并发症等进行漏报调查，发现漏报要督促科室或个人及时补报。每月检查产科新生儿疾病筛查工作。

⑤督导高危妊娠门诊及早孕检查门诊的管理，不断提高早孕建卡率、高危妊娠专管率。

⑥负责全院妇幼保健信息的管理、技术指导、培训和业务咨询。在业务主管部门的指导下组织本院妇幼保健信息网络系统的建设，熟练操作妇幼保健信息管理网络系统，充当好此系统的管理员。组织妇幼保健网络人员收集各类妇幼保健信息，定期汇总、统计妇幼保健信息并及时上报业务主管部门。

⑦抽查并核实各科室的信息上报工作，及时向妇幼保健网络人员反馈存在问题并提出改进措施，结合实际修订流程，指导各科室规范信息统计工作。

⑧负责本院出生医学证明的领取、收发等管理工作，督导相关人员严格执行辖区及医院的《出生医学证明管理制度》。

⑨督导各科室严格执行爱婴医院管理制度，保证爱婴医院各项工作达标，促进爱婴行动的质量提高。协助促进爱婴行动领导小组办公室完成爱婴行动相关工作（如爱婴知识培训、爱婴工作自查等）。

⑩督导各科室严格执行围产儿、5岁以下儿童及孕产妇死亡病例报告制度，协助5岁以下儿童、围产儿及孕产妇死亡评审委员会组织院内评审工作，及时将评审结果和相关资料报送辖区妇幼保健院。

⑪ 熟悉医院和社区健康服务中心的儿童计划免疫工作运转，能解答有关儿童免疫接种的问询。

⑫ 按时完成科室安排的临时任务。

五、医院感染管理科岗位职责

（一）医院感染管理科科长工作职责

①在医院领导下组织、计划开展好医院感染预防与控制各项业务，向医院汇报工作计

划和总结。

②熟悉与医院感染预防与控制工作相关的卫生法规，带领全科人员依照相关卫生法规的程序、规范落实医院感染预防与控制工作，保证工作质量、各项工作指标达到要求。

③结合医院的实际，依照卫生法规组织相关人员制订本院医院感染管理制度提交院领导审核，组织科员督导医务人员执行有关医院感染的各项法令和制度。

④负责科室的工作安排，组织科员制定科室工作制度并督导落实。督导科员保障本院医院感染预防与控制正常运转，对突发事件发生能及时组织相关人员应对。组织科员开展医院感染管理的研讨、经验交流等，探讨提高科室业务和管理水平的方法。

⑤掌握院内感染的监测、控制动态，经常分析监控资料，有计划地开展院内感染流行病学的分析，查明原因，提出改进意见；对本院医院感染监测结果定期总结、分析、反馈。

⑥组织科员制定降低院内感染的各种措施和制度，并检查督促贯彻落实。

⑦组织科员检查各科室消毒措施的落实情况，包含预防性消毒、经常性消毒和终末消毒及消毒效果，积极解决消毒过程中存在的问题。

⑧组织科员对全院抗菌药物的使用情况进行调查研究，督促检查抗感染药物合理使用。

⑨经常向相关科室通报医务人员、患者在医疗活动中的感染情况，宣传医院感染的知识，定期对医务人员进行业务培训，以增强控制感染的意识，提高医疗质量。

⑩负责新上岗人员、实习生、进修生、兼职监控医师、护士等人员培训和考核。

⑪对医院新建、改建、扩建工程审定，从预防医院感染和卫生学角度，提出合理化建议。

⑫组织科室的医德医风和业务学习、考评；动员科室成员积极参加医院组织的安全生产、医德医风、业务知识等培训、考核。

⑬组织全科人员运用国内外先进医学科学新技术，开展医院感染预防与控制的新技术、新方法，进行科研工作，不断总结经验。

积极协调全院各科医院感染监控工作，对经科室成员努力尚不能解决的困难，要及时了解情况，指导、协助其解决困难，经多方努力仍无法解决的要及时向医院汇报。

⑭组织人员完成医院、业务主管部门交办的突击任务。

⑮负责科室内的年度考核，及时上报。表扬、奖励先进，对违规者按有关规章制度处理。

（二）医院感染管理科医师工作职责

①在科长领导下负责做好医院感染管理的各项工作。

②定期到病房查房、查阅病历，及时掌握医院内感染的发病情况，采取措施，有效控制。

③积极参与医院感染暴发疫情的流行病学调查及处理，提出医院感染控制措施。

④定期检查各病房医院感染病例的漏报情况，要用多种途径（如通过微生物室检验单、放射科影像资料、查房等）收集医院感染的信息，从而减少错报、漏报。

⑤负责收集医院感染监测的调查表，填写有关的各项调查登记表格，总结每月院内感染发病率及其有关监控资料。

⑥每月对全院各科室的院内感染发病率、漏报率、抗菌药物使用率、标本送检率、细菌耐药率等监测资料进行汇总，将有关内容绘制成图表，做出分析，提出对策。

⑦审查各科室医师填报的感染报告卡，监督抗菌药物的合理使用。

⑧熟悉所管病房的医院感染状况、病种、常见致病菌及其耐药情况。

⑨认真学习医院感染专业知识，承担各科室有关医院感染问题咨询，参加院内感染患者的临床会诊，提出合理用药建议。

⑩认真做好医院感染管理相关的接待、学习、参观与交流工作。

⑪ 按时完成科室安排的临时任务。

（三）医院感染管理科管理员工作职责

①在科长领导及医师指导下，做好医院感染监控管理工作，负责全院各科室医院感染病例的查询、收集、整理、汇总，填写报表上报及资料的保管。

②定期查房、查阅病历，定期开展医院感染病例漏报调查。

③负责医院消毒、灭菌、质控等各项预防院内感染制度的实施，定期到科室检查消毒隔离的落实情况，做好相关质量控制，发现问题及时向科长汇报并积极解决。按时向区疾病预防与控制中心报告抽样检测、考评效果。

④发现医院感染暴发时，及时向科长汇报并进行流行病学调查，积极提出医院感染控制措施。

⑤负责每月的“住院患者感染病例及抗生素使用登记表”的收集、汇总，分析监控内容绘图表。

⑥负责医院感染调查表的登记、总结，按时完成卫生部医政司医院感染协调小组及省医院感染监控中心报告工作。

⑦掌握全院医院感染监测情况和医院感染发病率状况，及时汇总或提出医院感染预防与控制措施。

⑧监督检查一次性医疗用品使用管理情况及用后处理。

⑨监督检查消毒药械的使用、贮存等管理情况。

⑩监督检查污水、医疗废物无害化处理情况。

⑪ 按时完成各项监测工作，及时整理、汇总、分析院内感染各项统计资料。

⑫ 负责院内医务人员的医院感染预防与控制知识培训工作。

⑬ 按时完成科室安排的临时任务。

六、临床医技科室兼职公共卫生管理员职责

①在科室主任领导下及公共卫生工作人员指导下，负责本科室医院公共卫生服务相关工作的指导及监管。

②加强与医院公共卫生工作人员的沟通，充当好本科室与公共卫生科、医院感染管理科的联络员，积极与科室人员讲解与本科室相关的医院公共卫生内容，提高本科室人员完成公共卫生工作的意识，促进公共卫生工作质量的提高。

③动员科室人员重点自查医院公共卫生相关的报告项目，避免漏报迟报，必要时请医院公共卫生科或医院感染管理科指导。

④发现科室内的医院公共卫生工作运行不良，经自己协调和向科室汇报未能改变运行不良状况时，要及时向医院公共卫生科或感染管理科反映。

七、医院公共卫生相关的预防保健业务人员职责

（一）免疫接种医师职责

①熟悉预防用生物制品及冷链系统管理，按医院预防用生物制品及冷链系统管理规范做好免疫接种工作。

②组织工作人员做好预防用生物制品计划、领取、保管等，建立领发疫苗登记本，记录使用疫苗情况，保证账、物相符。

③必须经疾控部门的培训考核合格后才能从事预防接种工作。

④医师开预防用生物制品处方时，要仔细观察、询问接种对象的健康状况，了解有无禁忌证。指导接种人员要在预防接种时才从冰箱取出预防用生物制品，要核对其规格、剂量与处方是否一致；发现过期、变色、裂纹、霉变、摇不散的絮状物、无标签、标签不清，或由于冷藏不当致使液体疫苗被冻结的均不能使用；检查使用的稀释液是否与疫苗的要求一致，符合条件方可接种。

⑤指导预防接种要严格执行“一人一针一管一用一消毒”制度。

⑥组织工作人员统计当日预防接种人数、预防用生物制品用量及耗损量（注明原因）。

⑦负责免疫接种相关统计分析、报表等。

⑧预防接种过程中若发生接种反应，要立即向预防保健科报告，同时采取必要的紧急救护、治疗措施，要详细记录预防生物制品的名称、规格、批号、厂家，准确记录接种对象的年龄、性别、免疫针次及剂量、临床症状等。要配合相关部门或单位对每例严重副反应或接种事故进行个案调查、采样、随访和处理。

（二）妇女保健医师工作职责

①在所在科室主任领导下有计划开展妇幼保健工作，接受业务主管部门的指导、检查，及时计划和总结本院妇女保健工作并向公共卫生科汇报。

②要熟悉与妇幼保健工作相关的卫生法规，按规范开展医院的妇幼保健工作，在医院促进爱婴行动领导小组的指导下督促相关科室执行医院爱婴行动制度。

③熟练操作妇幼保健信息管理网络系统，充当好此系统妇女保健方面的管理员。

④掌握医院和管辖社区孕产妇情况，负责妇女保健门诊，做好本院产科住院产妇的产后 30、42 天检查，了解母乳喂养及婴儿生长发育情况，填好有关记录。做好孕产妇保健系统管理工作，保障孕产妇系统管理率达标。

⑤协助做好产妇产后访视和新生儿访视，普及科学育儿知识，推广母乳喂养。协助办好孕妇学校（包括产后母婴保健知识讲座），参与遗传咨询及优生优育、母乳喂养、围产期保健宣传。有计划查治妇女常见病、多发病，做好妇女五期保健指导工作，宣传妇女保健知识。

⑥指导、检查妇幼保健相关科室的妇女保健工作，如孕妇建卡、记录、定期检查、产后访视等。督促产科开展新生儿疾病筛查工作，筛查率必须达 100%。每月对出生缺陷儿、孕产妇死亡、死产、死胎、婴儿及 5 岁以下儿童死亡、新生儿破伤风、计划生育手术并发症等进行漏报调查，指导相关人员做好报告及信息录入工作，及时与公共卫生科沟通以便保持信息一致。

⑦了解本院高危及早孕检查门诊情况，协助对有畸形分娩史的产妇进行追踪检查。

⑧严格执行围产儿及孕产妇死亡病例报告评审制度，及时将发现的围产儿及孕产妇死亡情况和相关资料报告公共卫生科。

⑨收集各相关科室的妇女保健相关资料，对本院的孕产妇系统管理保健手册的各项管理率要准确地统计，做好整理、保管工作，汇总、统计后完成报表，及时报告。保证工作质量、各项工作指标达到要求。

（三）儿童保健医师工作职责

①在所在科主任领导下有计划开展儿童保健工作，接受业务主管部门的指导、检查，及时计划和总结本院儿保工作并向科长汇报。

②要熟悉与妇幼保健工作相关的卫生法规，依照相关卫生法规和医院有关规章制度规范开展医院内儿童保健工作。

③负责儿童保健工作正常进行，做好医院出生婴儿 30 天检查，了解母乳喂养及婴儿生长发育情况，给予养育方面的指导，规范填好有关记录，按业务主管部门要求做好体弱儿、高危儿管理及转诊等。按规范开展婴幼儿神经发育评估及心理行为指导等工作。

④对检查出的体弱儿实行专案管理、登记，在儿童保健手册上做特殊标记。对体弱儿体检结果、病情、喂养、营养、生长发育评价、护理、疾病矫治等情况做详细记录，做好追踪复查，待患者恢复正常后，及时按正常健康儿童管理。发现高危儿可及时向妇幼保健机构转诊或参照体弱儿专案管理。

⑤督促产科新生儿疾病筛查工作的落实，普及科学育儿知识，推广母乳喂养。

⑥对本院出现的 5 岁以下儿童死亡，要及时登记、报告。协助妇幼卫生管理员将本院的 5 岁以下儿童死亡评审结果和相关资料报告辖区妇幼保健院。

⑦熟练操作妇幼保健信息管理网络系统，充当好此系统儿童保健方面的管理员。收集、整理儿童保健相关资料，汇总、统计后完成报表，及时报送给业务主管部门。

⑧有计划开展儿童常见病、多发病防治和儿童保健宣传工作。

⑨督促各科及时填报残疾儿童报告卡，每月开展残疾儿童报告查漏，按时向辖区妇幼保健院报告。

⑩熟悉医院和社区健康服务中心的儿童计划免疫工作运转，能解答有关儿童免疫接种的问询。

⑪ 按时完成科室安排的临时任务。

（四）公共卫生工作护士职责

①在科长、护理部的领导下认真完成本科护理工作。

②要熟悉预防保健窗口各项工作运转，仪表应保持端庄，在分诊时要主动服务，能热心、耐心解答有关问询，指引来办事人员到相应窗口，协助科内人员妥善处理预防保健事务。

③必须严格执行医院制定的各项医疗护理制度及护理技术操作规范，杜绝差错事故的

发生。

④有合适的时间要积极协助医师进行妇女儿童健康检查工作，如测量儿童的身高、体重、血压、体温等。协助医师做好妇女儿童保健系统管理工作，宣传母乳喂养、科学育儿知识。协助医师收集、整理预防保健相关资料，按时登记、统计、上报各类预防保健资料及报表。

⑤协助科室搞好卫生宣教工作及卫生保健指导。

⑥在预防接种时要严格按预防接种规范执行。

⑦积极协助本科室内物品管理员做好科内后勤保障。

⑧按时完成科室安排的临时任务。

第三节　医院公共卫生服务相关委员会职责

一、医院感染管理委员会职责

①熟悉掌握医院感染相关的法律、法规及规章，遵守医院感染管理委员会章程，接受并完成医院感染管理委员会所分配的任务和工作，积极参加医院感染管理委员会的组织活动。

②审议医院感染控制管理科提出的本院医院感染控制管理制度、考核标准及实施措施。

③遇有医院感染暴发、流行时，及时进行调查分析，提出控制措施，根据需要协调医务科、护理部等部门做好院内感染预防与控制工作。

④定期总结医院内感染情况及感染控制管理工作，提出促进医院感染的预防与控制措施。

二、医院孕产妇及围产儿死亡评审委员会职责

①孕产妇及围产儿死亡评审委员会成员要熟悉孕产妇及围产儿疾病的诊治技能，了解本区域妇幼保健工作概况。

②负责对本院孕产妇及围产儿死亡病例的结论性评审或学术性评审，分析发生孕产妇及围产儿死亡工作现状和存在的问题，讨论发生孕产妇及围产儿死亡的主要死因，提出解决问题的对策，提交给医院相关职能部门，促进相关诊疗水平的提高。

③孕产妇及围产儿死亡评审委员会的评审不涉及医疗事故的鉴定，每位成员在评审会议上要对评审结果进行表决。

④如孕产妇及围产儿死亡评审委员会成员出于特殊原因不能履行委员会职责，可向委员会提交退出申请，以便委员会及时调整成员，保障孕产妇及围产儿死亡评审委员会工作的正常运行。

三、医院 5 岁以下儿童死亡评审委员会职责

① 5 岁以下儿童死亡评审委员会成员要熟悉 5 岁以下儿童疾病的诊治技能，了解本区域儿童保健工作概况。

②负责对本院 5 岁以下儿童死亡病例的结论性评审或学术性评审，分析发生 5 岁以下儿童死亡工作现状和存在的问题，讨论发生 5 岁以下儿童死亡的主要死因，提出解决问题的对策，提交给医院相关职能部门，促进相关诊疗水平的提高。

③ 5 岁以下儿童死亡评审委员会的评审不涉及医疗事故的鉴定，每位成员在评审会议上要对评审结果进行表决。

④如 5 岁以下儿童死亡评审委员会成员出于特殊原因不能履行委员会职责，可向委员会提交退出申请，以便委员会及时调整成员，保障 5 岁以下儿童死亡评审委员会工作的正常运行。

四、医院传染病防治工作委员会职责

①传染病防治工作委员会成员要熟悉传染病的诊治，了解其新进展和本区域的防治措施。

②根据医院传染病的诊治、报告及统计分析情况，对本院接诊的传染病进行讨论分析，提出干预措施和传染病防治管理方案等，提交给医院业务主管部门，促进医院传染病防治工作的深入。

③结合本院发现的重大传染病疫情进行讨论，分析相关疫情的现状、发展趋势以及传染病防治管理中存在的问题，提出应对措施，提交给医院业务主管部门，促进医院疫情处理水平的提高。

④必要时，传染病防治工作委员会要指挥、协调、监督本院的重大疫情或突发公共卫生事件处理，保障疫情处理的规范化并与上级要求一致。

⑤如传染病防治工作委员会成员出于特殊原因不能履行委员会职责，可向委员会提交退出申请，以便委员会及时调整成员，保障传染病防治工作委员会工作的正常运行。

五、医院慢性非传染性疾病防治工作委员会职责

①慢性非传染性疾病防治工作委员会成员要熟悉慢性非传染性疾病的诊治，了解其新进展和本区域的防治措施。

②根据医院慢性非传染性疾病的诊治、报告及统计分析情况，对本院接诊的慢性非传染性疾病进行讨论并进一步分析，提出慢性非传染性疾病的可能发展趋势或干预措施等，向医院业务主管部门提出相应的建议促进慢性非传染性疾病防治工作发展。

③如慢性非传染性疾病防治工作委员会成员出于特殊原因不能履行委员会职责，可向委员会提交退出申请，以便委员会及时调整成员，保障慢性非传染性疾病防治工作委员会工作的正常运行。

六、医院放射防护安全管理委员会职责

①医院放射防护安全管理委员会监管全院涉及放射工作的安全防护工作，参与放射工作人员申请资质的审核。

②医院放射防护安全管理委员会要熟悉国家放射防护相关法规，了解医院放射防护现况。

③医院放射防护安全管理委员会要结合医院放射防护现况及存在隐患进行讨论分析，提出放射防护安全管理措施，提交给医院业务主管部门，完善医院放射防护的安全管理。

④涉及放射性操作的新开展或增扩医技项目，经医院业务主管部门考察、审核后提交给放射防护安全管理委员会，由放射防护安全管理委员会讨论分析后给予合理的意见反馈给业务主管部门。

⑤如医院放射防护安全管理委员会成员出于特殊原因不能履行委员会职责，可向委员会提交退出申请，以便委员会及时调整成员，保障医院放射防护安全管理委员会工作的正常运行。

七、医院健康教育与健康促进工作委员会职责

①健康教育与健康促进委员会要根据全市健康教育与健康促进工作规划，结合医院自身特点，制订本单位健康教育与健康促进工作规划。规划内容包含规划背景、指导思想、规划目标以及网络管理、机构人员、业务经费、用房和设备、主要对策和措施、检查评估方法等内容。

②健康教育与健康促进委员会要制订医院年度计划，列出健康教育的目标与任务、实施办法和经费预算。

③健康教育与健康促进委员会要制定和落实医院健康教育工作制度。

④健康教育与健康促进委员会每年组织召开健康教育与健康促进工作会议。

⑤健康教育与健康促进委员会每年要对本院健康教育与健康促进工作进行考核、总结和表彰。

第四节　医院公共卫生服务范围

公共卫生服务是指为保障社会公众健康，以政府为主导的有关机构、团体和个人有组织地向社会提供疾病预防与控制、妇幼保健、健康教育与促进、卫生监督等公共服务的行为和措施。公共卫生服务与其他行业的服务有明显不同，包括社会性、公共性、健康的相关性、政府主导性、成本的收益性等。

国家越来越重视公共卫生服务，要建设覆盖城乡居民的公共卫生服务体系、医疗服务体系、医疗保障体系、药品供应保障体系，形成四位一体的基本医疗卫生制度；四大体系相辅相成，配套建设，协调发展。可见政府将积极加强公共卫生服务体系建设，努力提高公共卫生服务水平，提高国民的健康水平。那么卫生系统也要全面加强公共卫生服务体系建设，建立健全疾病预防控制、健康教育、妇幼保健等专业公共卫生服务网络，确定公共卫生服务范围，进一步明确公共卫生服务体系的职能、目标和任务。

国家基本公共卫生服务项目主要包括：建立居民健康档案，健康教育，预防接种，传染病防治，高血压、糖尿病等慢性病和重性精神疾病管理，儿童保健，孕产妇保健，老年人保健等。

在医改的进程中，国家已根据国情确定了现阶段基本公共卫生项目，为公共卫生服务发展进行了初步规划，为促进公共卫生服务均等化奠定基础。《关于促进基本公共卫生服务逐步均等化的意见》也提到专业公共卫生机构、城乡基层医疗卫生机构和医院之间要建立分工明确、功能互补、信息互通、资源共享的工作机制，实现防治结合。医疗机构的改革事关长远、势在必行，是利国、利民的重要举措。但在改革进程中，必须处理好改革与继承的关系，本着与时俱进的原则，当改则改，同时要注意有些职能（特别是公共卫生职能）的保持、继承和发扬。

结合当地的人口、环境、文化、经济、行政管理体制等实况，特别是针对当前公共卫生形势和公立医院资源配置，可将医院公共卫生服务内容划分为两类。其结果并非一成不变，可在不同时期适度调整。其中将公立医院具备条件完成的基本公共卫生服务内容列入第一类公共卫生服务，第一类公共服务内容是公立医院必须保障日常运行且按时完成的；

将公立医院可创造条件或联合申报项目或临时性的公共服务内容列入第二类公共卫生服务内容，各公立医院可利用自身的优势，与相关专业公共卫生机构进行主动请求或协商承担第二类公共卫生服务内容。

一、第一类公共卫生服务内容

包含突发公共卫生事件的报告及应急处理、疑似食物中毒病例的救治及报告、医院感染管理、预防与控制传染病工作、免疫接种（重点为新生儿乙肝卡介苗接种）、慢性非传染性疾病报告、职业病报告及救治、放射防护、妇幼保健、健康教育、医院死亡病例报告、药品不良反应监测、常用的医院内公共卫生基本知识培训等。

（一）突发公共卫生事件的报告及应急处理

突发公共卫生事件或疑似突发公共卫生事件的发现、核实、报告和应急救治，医院要及时启动突发公共卫生事件处置应急程序，逐级汇报。疑似突发公共卫生事件还包括疑似群体性同类病例、不明原因疾病等难以确定的可能引起公共卫生突发事件的疫情。

（二）疑似食物中毒病例的救治及报告

疑似食物中毒事件的发现、核实、报告及救治，医院要及时启动疑似食物中毒事件处置应急程序，逐级汇报。

（三）预防与控制传染病工作

①疑似传染病的报告及处理医师按传染病诊断标准对疑似传染病例进行诊断、诊治，必要时请会诊予以明确诊断，规范填报传染病报告卡，当天送达给医院传染病防治管理员。

②传染病报告信息的录入和传送在《中华人民共和国传染病防治法》规定的时限内医院传染病防治管理员核实传染病报告卡后录入国家疾病预防控制信息系统并上传。

③疑似传染病阳性标本送检检验科做好传染病阳性标本留样，医院传送给疾病预防与控制中心实验室复核。

④疑似暴发疫情的报告及处理多例同类疑似传染病例的发现、核实、报告和救治，按诊疗规范边救治边做好消毒隔离，确诊的传染病例按转诊程序及时转往传染病科或传染病院，疑似传染病经会诊后不能排除的按转诊程序及时转往传染病科或传染病院。

⑤慢性传染患者的转诊发现疑似麻风患者（临床诊断为主）、疑似肺结核患者（临床诊断和胸片结果为主）除报告外，还要转诊至辖区慢性病防治院或传染病医院。

（四）医院感染管理

①医院感染的报告与处理医务人员按《医院感染诊断标准》诊断发现医院内感染个案，进行诊断、治疗，经核实属医院感染病例后报告并在病历上注明。

②医院感染暴发的报告与处理按医院感染暴发报告流程逐级报告，院内感染控制管理部门组织人员到现场核实、流行病学调查，必要时请专业机构协助处理，提出感染控制措施并部署实施。实施感染控制措施后的动态监测，依监测结果调整预防控制措施。

③医疗废物及污水管理按要求督导，定期监测污水处理后的卫生指标，定期检查医疗废物是否按规范处理。

④医用废物的流失、泄漏、扩散等意外事故的报告与处理启动医疗废物流失、泄漏、扩散等意外事故的应急预案。

⑤污水处理器械故障的处理、启动污水处理故障应急预案。

⑥实验室感染控制按实验规范操作，依感染性生物危险等级做好安全防护，病原微生物菌（毒）种、样本进出和储存均有记录，建立档案制度，并指定专人负责。对高致病性病原微生物菌（毒）种和样本应当设专库或者专柜单独储存，避免被盗、被抢、丢失、泄漏事件。不得通过公共电（汽）车和城市铁路运输病原微生物菌（毒）种或者样本，运输高致病性病原微生物菌（毒）种或者样本，应当由不少于两人的专人护送，并采取相应的防护措施。保障经处置后实验室排放的废水和废气以及其他废物不超标。

⑦感染性职业暴露处理督导医务人员执行各项诊疗操作时的防护，医务人员发生感染性职业暴露要及时报告、评估并给予医学处理，根据职业暴露级别定期随访。针对发生的感染性职业暴露、医学处理、随访结果等进行定期分析，提出预防感染性职业暴露的措施。提交给医院并向业务主管部门汇报，促进全市感染性职业暴露防控工作，减少感染性病原体向非医疗区扩散。

（五）免疫接种

①新生儿疫苗接种新生儿（低体重儿、免疫力低下、急性病等除外）应及时免费接种乙肝疫苗、卡介苗，严格按疫苗接种规范操作。

②狂犬疫苗接种对动物咬伤的病例，根据狂犬病暴露预防处置工作规范处理伤口及接种狂犬疫苗，必要时注射抗狂犬免疫球蛋白。

③冷链管理督导相关人员严格按预防用生物制品保存要求执行存放（在冷藏或冷冻区）、领取、运输等规范。

（六）慢性非传染性疾病报告

恶性肿瘤（含中枢神经系统良性肿瘤病例）的发现、报告，新发脑卒中病例发现、报告，首次诊断高血压的发现、报告，首次诊断糖尿病的发现、报告。

（七）职业病报告及救治

有职业接触史的疑似职业病例的发现、核实、报告，填报职业病报告卡。发现疑似职业病的病例积极鉴别诊断和救治，结合临床表现和职业接触史拟定疑似职业诊断及救治措施，必要时请职防院专家会诊，未能排除的要填报疑似职业病报告卡。

（八）放射防护

①放射设备的性能监测请有资质的职防院监测医院内放射设备或装置，如有异常项要及时督导整改至正常运行状态。

②辐射安全监测请有资质的辐射监测中心监测医院内放射场所及周围环境的辐射状况，出具评估报告，如有超标项要及时督导整改至安全状态。

③放射工作人员健康监测放射工作人员上班时佩戴个人放射剂量仪，定期送职防院检测，出现异常做进一步调查分析并及时提出整改意见。有条件的医疗单位在市职防院的指导下每年进行健康体检，无条件的每两年到有资质的职防院健康体检。

④放射防护设施放射场所选址、布局及防护设计的组织论证，新建、扩建及改造放射场所的设计方案报批，竣工验收的组织等。

⑤放射防护装置按工种不同配备放射防护服、面罩、防护靴等督导，按射线不同给予患者配备敏感部门相应的放射防护品的督导，放射场所区域的警示标志的督导。

（九）妇幼保健管理

①孕产妇保健。使用辖区统一的妇幼保健信息管理系统，将孕产期保健的检查内容记录录入《母子保健手册》和辖区妇幼保健信息系统。开展孕前妇女保健的检查及咨询，设置孕前妇女检查项目，妇产科门诊设孕期保健普通门诊和高危门诊，指导孕妇建卡、产检，并给予妊娠评估和提供保健措施。要及时完成产妇的产后检查、评估、结案等（含 42 天检查）。

②早孕检查及建卡。对发现怀孕的妇女及时检查，并指导其在 12 周内建卡、定期产检。

③孕产妇首次产检的艾滋病、梅毒筛查。对首次产检的孕产妇给予艾滋病梅毒免费筛查。

④终止妊娠的记录。门诊和住院部的终止妊娠均应录入登记册和辖区妇幼保健信息系统。

⑤产科质量管理。孕产妇及围产儿死亡病例的报告、评审及报送相关资料，急危重症孕产妇的报告、救治与会诊，督查产科适宜诊疗技术的开展、产科三级查房、疑难病例讨论会诊等，保障产科质量管理的落实。

⑥儿童保健。新生儿疾病筛查（产后 72 小时内采血、送检）、儿童保健普通门诊（重点针对本院出生的满月婴儿，指导其到社区健康服务中心进行儿童保健系统管理）、残疾儿童报告（在诊疗中发现符合残疾标准的儿童进行填报）、5 岁以下儿童死亡报告与评审。

⑦爱婴行动。在早孕建卡或孕期保健时安排好母乳喂养课程和授课时间并落实到位，住院期间医务人员要对产妇进行母乳喂养指导，相关科室要对产妇进行母乳喂养指导。

⑧出生医学证明管理。专人领空白出生医学证明，并按编号登记、入库，领发必须签名，定期清查和统计空白出生医学证明及废证数，报上级业务主管部门。督导出生医学证明的核实、录入、盖章、发放等。

⑨妇幼信息。各妇幼保健工作站准确录入相关内容，按权限完成相应工作，按期完成妇幼保健报表的统计、核实、报送等。

（十）健康教育

①健康教育宣传栏。各专科定期编写健康教育宣传栏内容，健康教育管理员依各专科提供的健康教育内容排版印制图文并茂的宣传栏。

②健康处方编制。各专科编写本专科诊治疾病的健康处方内容，健康教育管理员印制健康处方。

③健康教育指导医务人员适时对患者或家属进行健康指导（也可发放相应的健康处方），住院部医务人员要对患者进行健康教育指导并在病历上记录。

④控制吸烟健康教育。禁烟标志张贴、劝止吸烟行动、医院内吸烟现况监测。

（十一）医院死亡病例报告

医院出现死亡病例即填报死亡医学证明，专人定期收集全院死亡医学证明信息，组织病案统计室给予规范编码后录入国家死因登记信息报告系统并上传。

（十二）药品不良反应监测

疑似药品不良反应的核实、报告、医疗救治及封存相关药品等，按药品不良反应监测规范执行。

（十三）常用的医院内公共卫生基本知识培训

每年结合当年疫情形势或突发公共事件开展突发公共卫生应急技能与传染病基本知识全员培训，开展院内感染知识的全员培训，每年结合当年母婴保健形势开展《中华人民共和国母婴保健法》知识全员培训，每年进行母乳喂养指导为重点的爱婴行动技能培训（对象为相关工作人员）。

二、第二类公共卫生服务内容

包含传染病监测及流行病学调查分析、公共卫生知识继续教育或培训、成人免疫接种、感染性病原体耐药监测、慢性非传染性疾病专案管理、伤害监测、健康教育专项活动、妇幼保健专项工作、公共卫生知识继续教育或培训、医院基本公共卫生相关的科研及科普作品、其他公共卫生临时性项目。

（一）传染病监测及流行病学调查分析

包含传染病监测、个案调查、疫情的流行病学调查分析、医院公共卫生相关的流行病学调查分析（主要是公共卫生专业机构完成的内容）、专题项目等，如霍乱监测、伤寒或副伤寒监测、细菌性痢疾监测、感染性腹泻监测、流感监测、发热肺炎监测、疟疾监测、HIV 监测、狂犬病监测、性病报告、疫情影响因素调查、淋病与衣原体感染调查、梅毒疫情重报调查等。

（二）成人免疫接种

有条件的医院设立成人预防接种门诊，开展第二类疫苗的成人接种，但不能开展计划免疫（已由社区健康服务中心负责）。

（三）感染性病原体耐药监测

感染性病原体库的建立并进行耐药实验，分析年度耐药监测结果，为辖区感染性疾病合理使用抗生素提供依据。

（四）慢性非传染性疾病专案管理

一级医院实行首诊测血压和血糖，建立高血压或糖尿病专案管理。

（五）伤害监测

伤害谱调查（含报告）及引起伤害的相关因素调查分析。

（六）健康教育专项活动

如编写健康教育资料（含影视资料），组织健康教育活动，建立健康教育基地或俱乐部。

（七）妇幼保健专项工作

妇女病普查普治、“降消”（降低孕产妇死亡率和消灭新生儿破伤风）项目、出生缺陷儿调查、预防与控制梅毒母婴传播项目的管理、预防与控制艾滋病母婴传播项目的管理、儿童发育高危门诊及高危儿健康保健指导、追踪管理等。

（八）公共卫生知识继续教育或培训

含放射防护知识培训、慢性非传染性病疾病防治知识培训、健康教育知识培训等。

（九）医院基本公共卫生相关的科研及科普作品

（十）其他公共卫生临时性项目

第五节　医院公共卫生资源配置

根据卫生部制定的《县级以上医疗机构疾病预防控制职责和工作规范》及妇幼保健工作等方面的要求，认真落实好预防保健科的科室设置、组织领导、人员、房屋设施、基本工作经费及工作制度等，县级以上医疗机构预防保健科必须作为一级科室设置并有院领导分管此项工作。预防保健科人员根据其承担的工作任务确定，原则上不承担具体区域范围内预防接种、妇幼保健等任务，其人员数量一般为 3 ～ 5 人，如承担具体区域或社区范围公共卫生任务，按服务人口 1 ： 12 000 增加从事具体区域或社区工作的预防保健工作人员，至少有 1 名以上公共卫生专业的正式人员，人员稳定性达 80% 以上。预防保健工作人员必须是具有大专以上学历、有一定社会工作经验的卫生专业人员，不得将非卫技人员或医院后勤人员安排到预防保健科。预防保健办公用房应配有与开展工作需要相适应的各类办公设施、仪器设备。还要加强预防保健工作人员培训，不断提高预防保健工作人员业务水平和工作能力。要落实好预防保健工作经费，保证预防保健工作人员相对稳定，其人员变动报卫生行政主管部门审核同意。医院要有院领导主管医院公共卫生服务管理工作，设立负责此工作的职能科室（如预防保健科、院感管理科、健康教育科等，可一个或多个），医院内有公共卫生管理网络（分布到科室、管辖社康中心或门诊部），具体负责医院内各项公共卫生服务管理工作。

医院开展公共卫生服务，要保障相应基本设施的完善，合理规划设置适宜临床医技与公共卫生服务功能相结合的设施，如开展公共卫生服务所需的通信设备、计算机、互联网、监测仪器、防护用品、药品储备、检测等，设置隔离传染患者的临时隔离区（紧急时能调配成隔离功能的区域），感染性疾病抢救室、手术室、产房等（配备急救设备及药品），交通工具保障系统，以及感染性疾病科的设置等。医院制定有传染病防治、慢性病防治、免疫接种、妇幼保健、健康教育、职业病报告、精神卫生、放射防护、实验室生物安全、医院感染控制等管理制度，制订各类突发公共卫生事件应急预案和工作流程，建立责任追究制度和奖惩机制，并加强对执行情况的检查考评，保障医院公共卫生服务工作运行。具备以上设施与制度，还要加强公共卫生服务相关的队伍建设（含各种应急队伍、急危重症孕产妇抢救队伍等的组建与培训等），保障有疫情或其他公共卫生事件发生时能有应急处理的条件和设施，能及时启动相应的应急流程，避免公共卫生事件处理时出现运行环节受阻。医院公共卫生服务难以产生经济效益，但要具备相应的条件才能保障医院公共卫生服务的运行，如配齐专用设备（包括专用电脑、电话、传真机、网络、相机、资料柜、低温冰箱、普通冰箱及疫苗贮存运输设备、网络运行的维护等），储备应急防护用品（口罩、防护服、医用帽、面罩、防护眼罩、长筒胶鞋等）、消毒剂及洗手液等，甚至设置感染性疾病科，也可能是人力物力投资与经济效益不成正比并出现亏损性经营。医院公共卫生服务的开展需要经费配置，才能保障各项公共卫生服务工作正常运行。目前医院承担着不少公共卫生服务相关费用，包括公共卫生工作人力资源支出费用，公共卫生办公业务用房费用，公共卫生工作通信设备费用，公共卫生工作通信费用，公共卫生计算机设施费用，公共卫生网络维护费，公共卫生工作相关监测仪器费用，公共卫生工作相关监测仪器维修费，公共卫生防护用品（含放射、感染性防护等）维护费用，公共卫生工作相关的药品储备维护费用，公共卫生工作相关的检测设备及试剂维护费用，感染性疾病抢救室、手术室、产房等（配备急救设备及药品）维护费用，公共卫生工作的交通保障系统的费用，公共卫生基本知识培训费用，健康教育相关的消耗品费用，公共卫生相关的各种报告卡（保障基本信息完善）填报补贴费用，免疫接种设备、耗材、急救物品维护等费用，用于隔离传染患者的临时隔离区维护费用，药品不良反应监测费用，设置感染性疾病科所需的投入及运转费用等。

第七章　医院公共卫生服务内容与管理

随着医学模式的转变，健康观、卫生观与生命观的改变，预防概念的更新，以及人类对健康需求的变化，医院预防保健服务的社会功能必然得到进一步的扩展。医院不仅要面向疾病，而且要面向健康；不仅要面向院内，而且要面向社区。医院由单纯的传统的医疗模式逐步转变为医疗、预防、康复、健康教育一体化的新型的医疗模式，向社会提供更好的服务，以适应社会的客观要求，从总体上提高人们的健康水平和生命质量。

第一节　医院公共卫生管理

医疗机构是公共卫生体系的重要组成部分，是传染病、慢性病及部分突发公共卫生事件早发现、早报告、早处置的前沿阵地。随着疾病谱的变化和医学模式的转变，医疗机构在提供预防保健服务、促进居民健康方面的作用日益凸显。但是长期以来，医疗机构承担的疾病控制等公共卫生职能大多分散在多个科室，内部缺乏统一的协调和管理，有的新增任务没有明确的责任科室和人员承担，影响了医疗机构公共卫生职能的发挥和任务落实。

一、公共卫生管理相关概念与内涵

（一）公共卫生

公共卫生是运用医学、工程学和社会科学的各种成就，用以改善和保障人群健康、预防疾病的一门科学。

与疾病的斗争中，发展了传染病流行病学和消毒、杀虫、灭鼠、预防接种、检疫等防疫措施；在改善劳动环境条件、防治职业病过程中，发展了劳动卫生和职业医学；在与营养不良和营养缺乏症的斗争中，发展了营养与食品卫生；从人们生老病死等全方位的预防保健出发，发展了围产医学、妇幼保健、学校卫生、老年保健等学科；并发展了一系列为上述学科做基础的卫生统计学、卫生微生物学和卫生化学。

进入 21 世纪，随着公共卫生面貌的改观，急性传染病的控制和消灭，人们健康状况有了很大的改观。但随之而来的饮食结构配比不当、过度营养、不良生活方式、各种环境污染又给公共卫生带来了新的课题。

（二）现代公共卫生概念

公共卫生最简单的概念是健康促进、疾病预防和健康保护。早期经典的公共卫生概念是："公共卫生是防治疾病、延长寿命、改善身体健康和功能的科学和实践。公共卫生通过有组织的社会努力改善环境卫生、控制地区性的疾病、教育人们关于个人卫生的知识、组织医护力量对疾病做出早期诊断和预防治疗，并建立一套社会体制，保障社会中的每一位成员都享有能够维持身体健康的生活水准。"公共卫生就是组织社会共同努力，改善环境卫生条件，预防控制传染病和其他疾病流行，培养良好卫生习惯和文明生活方式，提供医疗卫生服务，达到预防疾病、促进健康的目的。

（三）公共卫生服务内容

在传统的公共卫生领域，传染病防治是最重要的内容。传统的公共卫生的职能主要是由卫生部门负责的三大任务：健康教育、预防医学措施（免疫接种、疾病筛查和治疗）以及卫生执法。

随着社会经济发展，人们认识到影响健康的因素除物质环境外，社会因素起着很大作用。而要改变这些环境和行为因素，单靠卫生部门已难以胜任。因此，提出了新公共卫生的概念，其要素包括公平地获得有效的医疗保健、以社区参与为基础的伙伴式健康公共政策以及部门间的合作。公共卫生的范围和职能也变得越来越广泛，如以不合理的饮食结构、不良生活方式和不良行为的增加引发的慢性非传染性疾病，空气、水源、噪声、化学性污染等环境危害引发的健康问题，甚至以自杀、交通事故等为主的伤害也正上升为公共卫生问题。

新公共卫生定义为："在政府的领导下，在社会的水平上，保护人民远离疾病和促进人民健康的所有活动。健康的基本条件是和平、住房、教育、食品、收入、稳定的生态环境、可持续的资源、社会的公正与平等。"从这个定义我们可以看到新公共卫生核心内容是强调政府在卫生事业中的核心地位，同时更为重视社会科学对促进人们健康的作用。

现代公共卫生服务的主要内容包括以下四个方面：

①疾病预防与控制。一是传染病的预防与控制，如计划免疫、传染病防治等；二是慢性非传染病的预防与控制；三是公共环境卫生，如爱国卫生运动、农村改水改厕、环境卫生综合整治、环境保护等；四是心理卫生；五是烟草控制。

②妇幼保健。如孕产妇保健和儿童保健。

③健康教育与健康促进。健康教育是指通过卫生知识宣传教育，逐渐改变危害健康的不良行为；健康促进主要指政府运用行政手段，动员和协调社会有关单位和个人履行各自对健康和环境的责任，培育促进健康的因素，消除不健康的因素，以促进人人健康。

④卫生监督。卫生监督是指政府卫生行政部门依据公共卫生服务法规的授权，对违反公共卫生法规的行为追究法律责任的一种公共卫生管理活动，包括对传染病管理、消毒杀虫除害、食品卫生、劳动卫生、环境卫生、学校卫生、放射卫生以及与健康相关产品如食品、药品、化妆品等的监督。

当然，公共卫生服务的内容不是一成不变的，只要社会需要，公众健康需要，而又不能完全依靠市场机制调节的医疗卫生服务都可以纳入公共卫生服务的范畴，并随着社会经济的发展和医学进步而不断变化和调节。

二、医院公共卫生管理政策与职责

医疗机构按照国家的法律法规承担相应的公共卫生服务，做好与疾病预防控制机构、卫生监督机构以及社区卫生服务机构的衔接和配合，履行各自职责，构建完善的公共卫生服务网络。

（一）医院承担公共卫生服务的相关政策法规

《中华人民共和国传染病防治法》明确规定，医疗机构承担与医疗救治有关的传染病防治工作和责任区域内的传染病预防工作。其中：

第二十一条：医疗机构必须严格执行国务院卫生行政部门规定的管理制度、操作规范，防止传染病的医源性感染和医院感染。

医疗机构应当确定专门的部门或者人员，承担传染病疫情报告、本单位的传染病预防、控制以及责任区域内的传染病预防工作；承担医疗活动中与医院感染有关的危险因子监测、安全防护、消毒、隔离和医疗废物处置工作。

疾病预防控制机构应当指定专门人员负责对医疗机构内传染病预防工作进行指导、考核，开展流行病学调查。

第五十一条：医疗机构的基本标准、建筑设计和服务流程，应当符合预防传染病医院感染的要求。

医疗机构应当按照规定对使用的医疗器械进行消毒；对按照规定一次使用的医疗器具，应当在使用后予以销毁。

医疗机构应当按照国务院卫生行政部门规定的传染病诊断标准和治疗要求，采取相应措施，提高传染病医疗救治能力。

第五十二条：医疗机构应当对传染病病人或者疑似传染病病人提供医疗救护、现场救援和接诊治疗，书写病历记录以及其他有关资料，并妥善保管。

医疗机构应当实行传染病预检、分诊制度；对传染病病人、疑似传染病病人，应当引导至相对隔离的分诊点进行初诊。医疗机构不具备相应救治能力的，应当将患者及其病历记录复印件一并转至具备相应救治能力的医疗机构。

《突发公共卫生事件应急条例》第三十九条规定：医疗卫生机构应当对因突发事件致病的人员提供医疗救护和现场救援，对就诊病人必须接诊治疗，并书写详细、完整的病历记录；对需要转送的病人，应当按照规定将病人及其病历记录的复印件转送至接诊的或者指定的医疗机构。

医疗卫生机构内应当采取卫生防护措施，防止交叉感染和污染。

医疗卫生机构应当对传染病病人密切接触者采取医学观察措施，传染病病人密切接触者应当予以配合。

医疗机构收治传染病病人、疑似传染病病人，应当依法报告所在地的疾病预防控制机构。接到报告的疾病预防控制机构应当立即对可能受到危害的人员进行调查，根据需要采取必要的控制措施。

《中共中央国务院关于深化医药卫生体制改革的意见》中提出要全面加强公共卫生服务体系建设。建立健全疾病预防控制、健康教育、妇幼保健、精神卫生、应急救治、采供血、卫生监督和计划生育等专业公共卫生服务网络，完善以基层医疗卫生服务网络为基础的医疗服务体系的公共卫生服务功能，建立分工明确、信息互通、资源共享、协调互动的公共卫生服务体系，提高公共卫生服务和突发公共卫生事件应急处置能力，促进城乡居民逐步享有均等化的基本公共卫生服务。

（二）医院承担公共卫生服务职责

①履行相关法律、法规规定的卫生防病工作责任和义务。加强对各级各类医务员工相关法律法规所规定的责任、义务的教育与技能培训。按照法律法规要求，认真组织、实施、评估、管理院内疾病预防控制工作。

②完成各级卫生行政部门下达的重大疾病预防控制的指令性任务。结合实施辖区相关疾病预防控制规划、方案和免疫规划方案与计划，制订、实施相关疾病预防控制工作方案。

③组建公共卫生突发事件医疗救治处理队伍，及时收集、报告突发公共卫生事件信息，

参与辖区重大突发公共卫生事件调查与处置。

④承担传染病疫情和疾病监测以及责任区域内的疾病预防控制工作；收集、报告相关信息；协助疾病预防控制机构开展流行病学调查和参与重大免疫接种异常反应及事故处置。

⑤承担医疗活动中与医院感染有关的危险因素监测和相关信息的报告、安全防护、消毒、隔离和医疗废物处置工作，加强医源性感染和医院内感染的管理。

⑥接受疾病预防控制机构的业务指导和考核，监测和管理本院内工作人员的工作环境、劳动条件、卫生防护设施等。

⑦健全相关组织机构，落实经费，明确人员分工和职责；建立健全疫情报告、传染病专用门诊、性病门诊、生物安全等疾病预防控制管理相关规章制度。

⑧开展健康教育与健康促进工作，参与指导辖区疾病预防控制服务工作。

⑨承担卫生行政部门临时交付的有关疾病预防控制各项工作。

三、医院承担公共卫生服务工作的意义

医院以医疗为中心，扩大预防，面向社会，大力开展公共卫生服务是各级医院的重要职责，其意义可概括为：

①贯彻预防为主的方针。做好预防保健工作，认真执行医院隔离消毒制度，防止交叉感染，搞好医院内的污水处理，可以防止医院在诊断、治疗过程中的生物、物理、化学、放射等一切有害因素对环境的污染和对人群的危害，同时防止医院工作人员中各种职业性危害。

②控制卫生费用。面对有限的卫生资源与人民群众日益增长的卫生需求之间的矛盾，开展公共卫生服务是解决途径之一。要降低疾病发病率和死亡率，减少医疗费用，有效措施就是开展健康教育，提高自我保健意识，同时实行早期监测，早发现与早治疗，这些工作都是公共卫生服务的基本内容。

③适应医学模式的转变。生物—心理—社会医学模式要求人们从多方面、多层次积极地防治疾病，以促进健康，提高生活质量，使卫生服务从治疗服务扩大到预防服务。从生理服务扩大到心理服务，从医院内服务扩大到医院外服务，从技术服务扩大到社区服务。医院应正确认识和利用医学模式这一理论武器，扩展医院的社会功能，多层次、全方位地防治疾病，重视对严重危害人民健康的地方病、职业病和传染病的防治，实行优质服务，促进人类的健康。

④适应人口结构和疾病谱的变化的要求。慢性非传染性疾病成为危害人类健康的主要疾病，公共卫生服务是解决和适应这种变化的重要形式。随着平均期望寿命的延长和老龄

化社会进程的加快，医疗机构必然要承担更多健康教育、慢性病监测、老年人生活照顾和卫生保健的责任。

⑤有利于医院提高社会效益。开展公共卫生服务既有利于做到无病早防、有病早治、主动地为患者和健康人服务，又有利于防治急性病的慢性化转变，有效地降低发病率，提高治愈率，减少死亡率，达到保障和增进人群健康的目的。

⑥有利于初级卫生保健的实施。医院扩大预防、开展综合性的社区卫生服务、面向基层、城乡协作、指导地方和厂矿的卫生工作，可以充分利用医院卫生资源的巨大优势，不断提高基层医疗单位的防治水平，使大量常见病、多发病在基层得以解决，逐步实现人人享有初级卫生保健的目标。

第二节　医院公共卫生服务管理

一、医院传染病预防与控制管理

医务人员发现传染病或疑似病例，按《中华人民共和国传染病防治法》《传染病信息报告管理规范》规定的疫情报告时限向预防保健科报告，同时填写完整的传染病报告卡，传送给预防保健科或投入医院的疫情报告箱，预防保健科及时将传染病报告卡信息录入中国疾病预防控制系统。医务人员发现甲类和乙类传染病中的传染性非典型肺炎、人感染高致病性禽流感、肺炭疽、脊髓灰质炎病例及病原携带者或疑似病例，应立即电话报告预防保健科或医院总值班（晚上或节假日期间报医院总值班），预防保健科或医院总值班马上到现场调查、核实，向主管领导汇报并在其授权下组织医院内相关专家组会诊，如未能排除则以最快的通信方式向辖区疾病预防与控制中心报告，经治医师完整填写好传染病报告卡急送预防保健科，应在 2 小时内录入中国疾病预防控制系统。医务人员遇有危重的疑似传染病例或一天内连续接诊 5 名以上具有相同症状的可疑传染病例，要立即报告预防保健科或医院总值班；预防保健科或医院总值班要及时核实或排除，未能排除的要及时向主管领导报告，视情况请医院传染病防治委员会协助会诊、处理，必要时组织各专业组参与疫情处理；如经传染病防治专家会诊未能排除传染病疫情要用电话立即向辖区疾病预防与控制中心报告，经治医师完整填写好传染病报告卡急送预防保健科，应在 2 小时内录入中国疾病预防控制系统。如符合突发公共卫生事件报告标准的传染病暴发疫情，按《突发公共卫生事件相关信息报告管理工作规范（试行）》要求录入中国疾病预防控制系统，经治医师发现其他乙类和丙类传染病、急性迟缓性麻痹（AFP）病例，立即填写好传染病报告卡，传送给预防保健科或投入疫情报告箱，预防保健科工作人员要及时将传染病报告卡信息录入中国疾病预防控制系统，从诊断至录入中国疾病预防控制系统医院应在24小时内完成。结合《性病防治管理办法》和医院的实际，属法定传染病的疑似艾滋病患者及病原携带者、淋病及梅毒按乙类传染病报告及处理，其他性病（软下疳、性病性淋巴肉芽肿、非淋菌性尿道炎、生殖器疱疹）报告要求在48小时内录入中国疾病预防控制系统。

检验科、病理科等辅助科室发现传染病阳性结果，要立即向送检临床科室发出报告，便于临床科室及时诊断，在规定时限内报告疫情；若发现甲类和乙类传染病中的传染性非典型肺炎、人感染高致病性禽流感、艾滋病、肺炭疽、脊髓灰质炎病阳性结果，应立刻向送检科室发报告，同时电话报告预防保健科传染性疾病控制医师；传染病报告实行首诊医师负责制度，由首诊医师负责填写传染病报告卡、个案调查表和相关资料；在住院患者中发现传染病或疑似病例，不得在患者出院时才上报，必须按传染病报告时限报告。非传染病科室发现传染病或疑似病例后可以在疾病预防与控制中心、预防保健科指导下做好疫情处理（如隔离、消毒、接触人群的防护等），及时向传染病科或辖区的定点传染病医院转诊；负责转诊病例的医务人员，要对患者和转诊情况做好记录。各科室发现疑似传染病例经科内会诊未能排除传染病例，按院内会诊程序请医院传染病专家会诊排查，仍未能排除传染病例按辖区医疗转诊程序请辖区定点传染病医院会诊或向辖区定点传染病医院转诊。发现临床诊断传染病例要一边做好报告、隔离救治工作，一边按程序向传染病科或辖区定点传染病医院转诊。疑似传染病例和临床诊断传染病例转归后做好终末消毒，转诊病例或建议转诊病例要有记录。对经传染病专家组确认为临床观察的患者不宜转诊的患者，则继续留在指定病区进行隔离观察治疗。对与疑似传染病例、临床诊断传染病例接触的医院内工作人员和密切接触者要依相关传染病的潜伏期进行隔离观察，必要时请辖区级专家和疾病预防与控制中心指导。医院护送传染病或疑似病例的医务人员要积极配合接诊单位做好患者的登记和交接工作。

医务人员报告急性细菌性痢疾须注明大便常规的白细胞结果，并做好大便细菌培养；发现疑似肺结核要结合《结核病防治管理办法》及当地的结核病归口管治要求做好报告、转诊等，非指定结核病收治单位要做好抗结核药管理，一般情况下不能为肺结核患者开抗结核药处方，只有在抗结核药敏试验阳性、疑似肺结核病例病情危重需急救处理或手术等特殊情况下才能开具抗结核药处方。药剂科可按相关规定设专人负责抗结核药物的管理工作，建立抗结核药的领取、发放登记本，单独装订肺结核病处方，保证抗结核药的进货量、处方量和库存量相符；处方上未按要求注明具体诊断的抗结核药，药房应拒绝发药。辖区疾病与控制中心要求进行个案调查的传染病种，经治医师要完整填写传染病个案调查表，如肝炎、伤寒和副伤寒、麻疹、细菌性痢疾、流行性出血热等。疾病预防与控制中心要求送检的传染病种应在送报告卡时做好采样，如麻疹血清、疑似艾滋病患者血清、疟疾阳性血片、细菌性痢疾培养阳性菌株、伤寒及副伤寒培养阳性菌株，临床医技科室人员要及时采样、留样并报预防保健科，预防保健科按规范将疑似传染病的标本送疾病预防与控制中心，保证送检质量。各临床科室、检验科要配合预防保健科开展传染病防治和监测工作，按时完成分配给科室的监测任务，完成疾病预防与控制机构交付给本院的传染病防治和监测任务。各科室兼职公共卫生管理员要负责本科室的传染病报告工作管理，认真督导科员做好传染病报告卡的填写、登记等，每月对本科室的所有病例进行自查，发现有漏报及时督导经治医师进行补报。预防保健科要有专人负责本院传染病管理工作，每月检查各科室（包括门诊部和住院部）传染病的漏报、迟报和报告卡质量等，汇总、统计各项已开展的传染病监测结果，完成有关本院传染病防治和监测的报表；发现相关科室迟报、漏报传染病要及时督导该科的经治医师补报。

预防保健科工作人员要熟练掌握法定传染病的分类与分型，将医院传染病报告卡按《传染病信息报告管理规范》准确输入中国疾病预防控制系统，传染病报告病例分为疑似病例、临床诊断病例、实验室确诊病例、病原携带者和阳性检测结果五类。其中，需要报告病原携带者的病种包括霍乱、脊髓灰质炎、艾滋病以及卫健委规定的其他传染病；阳性检测结果仅限采供血机构填写。炭疽、病毒性肝炎、梅毒、疟疾、肺结核分型报告；炭疽分为肺炭疽、皮肤炭疽和未分型三类；病毒性肝炎分为甲型、乙型、丙型、戊型和未分型五类；梅毒分为一期、二期、三期、胎传、隐性五类；疟疾分为间日疟、恶性疟和未分型三类；肺结核分为涂阳、仅培阳、菌阴和未痰检四类；乙型肝炎、血吸虫病应分为急性和慢性。传染病报告卡录入人员对收到的传染病报告卡须进行错项、漏项、逻辑错误等检查，对有疑问的报告卡必须及时向填卡人核实。经治医师发现报告病例诊断变更、已报告病例死亡或填卡错误时应及时进行订正报告，并重新填写传染病报告卡，卡片类别选择订正项，并注明原报告病名；预防保健科工作人员应按订正报告及时输入中国疾病预防控制系统，包括对报告的疑似病例订正报告也应及时在中国疾病预防控制系统点击排除或确诊。预防保健科工作人员要将纸质传染病报告卡及传染病报告记录按年度归档并保存三年。

为有效控制传染病疫情和防止交叉感染，要加强传染病预检、分诊工作。医院各科室医师在接诊过程中，应当注意询问患者的流行病学史、职业史，结合患者的主诉、病史、症状和体征等对来诊的患者进行传染病的预检。经预检为传染患者或者疑似病例，将其分诊至感染性疾病科（含肝炎肠道门诊、发热门诊）就诊，急诊科在夜班时发现传染病或疑似病例，应进行隔离诊治，次日上班时间转感染性疾病科，转归后做好终末消毒。医院在接到国家卫生和计划生育委员会和省、市人民政府发布的特定传染病预警信息后，或者按照当地卫生行政部门的要求，加强特定传染病的预检、分诊工作。必要时，设立相对独立的针对特定传染病的预检处，引导就诊患者首先到预检处检诊，初步排除特定传染病后，再到相应的普通科室就诊。

为保证疫情网络直报和疫情应急处理在节假日能够正常运行，可结合医院实际安排好传染病疫情报告处理轮值班并给予相应的保障措施，在节假日预防保健科安排科员轮值一线班，科主任值二线班。值班人员要负责值班期间传染病报告卡的收取、疫情网络直报、疫情应急处理等预防保健相关工作的紧急处理，按程序处理的同时做好报告工作。保障措施可结合医院的实际，对值班人员发放值班津贴或补休，一线值班人员值班一天补休一天或半天，二线值班一个月补休一天，保障疫情报告处理值班人员和临床医技值班人员一样享受应有的值班福利。

医院各科完成传染病防治和监测任务情况、传染病个案调查质量、传染病报告卡的质量、传染病的漏报和迟报等纳入医院综合目标管理。对不报、漏报、迟报传染病或违反有关传染病防治管理法规的科室和个人，依造成的后果轻重，给予通报批评、行政处分，情节严重、构成犯罪的，将会被追究法律责任。对严格执行传染病管理制度，全年无漏报、迟报传染病和在传染病防治方面做出突出贡献的科室给予通报表扬。

二、医院免疫接种工作管理

（一）概述

免疫接种是用人工方法将免疫原或免疫效应物质输入机体内，使机体通过人工自动免疫或人工被动免疫的方法获得防治某种传染病的能力。疫苗制剂进入人体后，通过刺激产生抗体，形成疾病免疫力，免疫接种使人体产生抵抗力以达到抗病防病的目的，是一种经济、有效、简便的方法。用于免疫接种的免疫原（特异性抗原）、免疫效应物质（特异性抗体）等皆属生物制品，免疫原类的生物制品属疫苗，用减毒或杀死的病原生物（细菌、病毒、立克次体等）或其抗原性物质所制成；疫苗种类包括灭活或减毒微生物的混悬液、微生物制品或衍生物。免疫接种最常见的方法是注射，也可有通过口服、皮内、皮下、皮上划痕与气雾等途径接种。

从预防与控制传染病策略看，免疫接种是根据某些传染病的发生规律，将有关疫苗按科学的免疫程序，有计划地给人群接种，使人体获得对这些传染病的免疫力，从而达到控制或消灭传染源的目的。免疫接种有明确界定的目标群体，是一项减少人群发生传染病的重要公共卫生措施，是一项容易实施且不影响民众生活方式的公共卫生服务，是一项投入少、收益高的公共卫生服务。

《中华人民共和国传染病防治法》明确规定国家实行有计划的预防接种制度。国务院卫生行政部门和省、自治区、直辖市人民政府卫生行政部门，根据传染病预防、控制的需要，制订传染病预防接种规划并组织实施。用于预防接种的疫苗必须符合国家质量标准。国家对儿童实行预防接种证制度，国家免疫规划项目的预防接种实行免费，医疗机构、疾病预防与控制机构、儿童的监护人应当相互配合，保证儿童及时接受预防接种。具体办法由国务院制订。国务院颁布的《疫苗流通和预防接种管理条例》规定，国务院卫生主管部门负责全国预防接种的监督管理工作，国务院药品监督管理部门负责全国疫苗的质量和流通的监督管理工作。疾病预防与控制机构、接种单位若发现假劣或者质量可疑的疫苗，应当立即停止接种、分发、供应、销售，并立即向所在地的县级人民政府卫生主管部门和药品监督管理部门报告不得自行处理。

从事预防接种工作的医疗卫生机构由县级卫生行政部门指定，并明确其责任区域，接种单位应具备下列条件：具有医疗机构执业许可证件；具有经过县级卫生行政部门组织的预防接种专业培训并考核合格的执业医师、执业助理医师、护士或者乡村医师；具有符合疫苗储存、运输管理规范的冷藏设施、设备和冷藏保管制度。承担预防接种的人员应当具备执业医师、执业助理医师、护士或者乡村医师资格，并经过县级卫生行政部门组织的预防接种专业培训，考核合格后方可上岗。规范要求各级疾病预防控制机构和接种单位应按照条例的有关规定，建立健全疫苗管理制度，有专人负责做好疫苗的储存、分发和运输工作；这样，医院可按预防接种工作的需要，制订第二类疫苗的购买计划，并向县级卫生行政部门和疾病预防与控制机构报告，疾病预防与控制机构会严格按冷链系统管理程序配送疫苗。规范要求设有产科的各级各类医疗卫生机构按照“谁接生，谁接种”的原则，承担新生儿乙肝疫苗及卡介苗预防接种服务。医疗卫生人员在实施接种前，应当告知受种者或者其监护人所接种疫苗的品种、作用、禁忌、不良反应以及注意事项；应询问受种者的健康状况以及是否有接种禁忌等情况，并如实记录告知和询问情况；告知可采取口头或文字方式。医疗卫生人员应当对符合接种条件的受种者实施接种，并依照国务院卫生主管部门的规定，填写并保存接种记录；对于因有接种禁忌而不能接种的受种者，医疗卫生人员应当对受种者或者其监护人提出医学建议。

计划免疫接种工作向基层医疗单位或预防保健机构倾斜，由卫生行政部门指定并明确其责任区域，县级以上的综合性或专科医院不一定非要争取计划免疫接种工作，可由社区健康服务机构、基层医疗卫生机构或预防保健所等完成。根据《中华人民共和国传染病防治法》《预防接种工作规范》等规定，医院可结合当地免疫接种要求开展相应的免疫接种工作，设有产科的医院必须开展新生儿乙肝疫苗和卡介苗接种，可视医院实际情况申请第二类疫苗的接种工作。

狂犬病是由狂犬病病毒引起的急性传染病，主要由携带狂犬病病毒的犬、猫等动物咬伤所致。当人被感染狂犬病病毒的动物咬伤、抓伤及舔舐伤口或黏膜后，其唾液所含病毒经伤口或黏膜进入人体，一旦引起发病，病死率达100%。被可疑动物咬伤后，立即正确地处理伤口，根据需要注射抗狂犬病血清（狂犬患者）免疫球蛋白和严格按照要求全程接种狂犬病疫苗，则能大大减少发病的风险。为降低狂犬病的发病率，保护人民群众身体健康，应在医院开展狂犬病疫苗接种和抗狂犬病被动免疫制剂注射工作，进一步做好狂犬病暴露预防处置工作。医院可将狂犬病疫苗接种和抗狂犬病被动免疫制剂注射工作设在急诊科，对被动物咬伤、抓伤及舔舐伤口或黏膜的患者在及时清洗伤口处理后，告知狂犬病感染的可能性、狂犬病疫苗接种和抗狂犬病被动免疫制剂注射的作用，在患者知情同意下实施狂犬病疫苗接种和抗狂犬病被动免疫制剂注射，规范狂犬病暴露预防处置工作。随着动物咬伤、抓伤的患者越来越常见，此类患者能在医院内可接受狂犬病疫苗接种和抗狂犬病被动免疫制剂注射，是越来越便利的事，也能更好地避免错过狂犬病暴露后预防处置的时机。医院开展狂犬病疫苗接种和抗狂犬病被动免疫制剂注射工作，具备必要的伤口冲洗、冷链等设备和应急抢救药品。

（二）医院免疫接种工作内容及相关处置

1. 免疫接种内容

在传统观念中，总认为预防接种工作是在预防保健门诊中进行的，其实从免疫学的角度，人工免疫分主动免疫和被动免疫两个方面，这些项目也是外科门诊、急诊科、产科（或产房）、儿科等门诊中的工作内容。

人工主动免疫实际上就是“疫苗的接种”，一般情况下儿童计划免疫的接种工作在社区健康服务中心或卫生院进行，医院的人工主动免疫重点在产房开展，新生儿卡介苗和首剂乙肝疫苗接种，在辖区卫生行政部门的许可下在急诊或普通外科开展接种，可结合医院实际在辖区卫生行政部门的许可下开展其他免疫接种。当然，所在区域出现疫情时要在辖区卫生行政部门的指令和指导下开展应急接种来共同对付疫情。

人工被动免疫是指采用某种病原体抗原的特异性保护性抗体，对已经感染或有可能感染某种病原体的人群进行免疫保护，通俗一点来说就是“注射特异性抗体（或抗毒素）来中和或抵抗病原体”，从而达到避免感染的目的。由于人工被动免疫使用的是一种“外来的保护性抗体（免疫球蛋白）”，这相对于接受体来说也是一种“抗原”，同时这种免疫球蛋白在体内的维持时间也比较短（23 天左右），所以，这种人工被动免疫往往只是起到暂时和临时性的保护，只能用于应急对抗感染，不能经常、重复采用，因为经常和重复使用，会刺激人体免疫系统产生一种“对抗这种抗体的抗体”，导致“免疫麻痹”。医院开展人工被动免疫主要有：一是外伤后注射破伤风抗毒素（或抗破伤风免疫球蛋白），被毒蛇咬后注射抗蛇毒血清，被动物咬抓伤后注射狂犬患者免疫球蛋白或抗狂犬病血清，这些项目在外科门诊、急诊科门诊中经常使用；二是产科病房中，对于乙肝病毒携带产妇，给新生儿注射高效乙肝免疫球蛋白，这也是工人被动免疫的内容。

为保证疫苗免疫接种效果，医院要认真做好冷链系统管理工作，对领取、运送、贮存、使用等每一环节都要严格按冷链管理规范操作，发现不合格预防用生物制品立即报告并按销毁程序处理。医院免疫接种冷链设备要有专室或固定房间存放，必须专物专用、专人专管。冷链设备应放置在干燥、通风的房间内，摆放整齐，定时清洁，避免阳光直射，远离热源。冷链设备必须建卡、建档，包括编号、设备名称、牌号、型号、规格、产地、价格、使用单位、管理人、到货日期、启用日期、故障、维修、报废记录等。免疫接种工作人员要定期对冷链设备的运转及其温度进行监测，做好记录，冰箱结霜厚度超 4mm 应及时清除；发现冷链设备损坏、故障应立即报告、记录、处理；冰箱出现故障（包括冰箱温度异常）时，应先停电，将贮存的疫苗转入其他冰箱，并立即报告科室负责人，尽快组织专业人员进行抢修并做好记录。免疫接种工作人员要严格按各种疫苗存放的温度要求贮存疫苗，疫苗与冰箱壁、疫苗与疫苗之间留 1 ~ 2cm 的空隙，疫苗按品种、有效期分类摆放。贮存疫苗的电冰箱中部放一支温度计，每天上班后、下班前记录温度，停机时要记录原因和持续时间；停机时，不要取出冰排速冻器。高温季节停电时，尽量少开冰箱门。涉及免疫接种部门要建立领发疫苗登记本，记录使用疫苗情况，保证账、物相符。

2. 常见的预防接种一般反应及处置原则

预防接种一般反应，是指在预防接种后发生的，由疫苗本身所固有的特性引起的，对机体只会造成一过性生理功能障碍的反应，主要有发热和局部红肿，同时可能伴有全身不适、倦怠、食欲减退、乏力等综合症状。部分受种者接种灭活疫苗后 5 ~ 6 小时或 24 小时左右体温升高，一般持续 1 ~ 2 天，很少超过 3 天；个别受种者发热可能提前，在接种疫苗后 2 ~ 4 小时即有体温升高，6 ~ 12 小时达高峰，持续 1 ~ 2 天。注射减毒活疫苗后出现发热反应的时间稍晚，个别受种者在注射麻疹疫苗后 6 ~ 10 天内会出现中度发热，有类似轻型麻疹样症状。部分受种者除体温上升外，可能伴有头痛、眩晕、恶寒、乏力和周身不适等，一般持续 1 ~ 2 天。个别受种者可发生恶心、呕吐、腹泻等胃肠道症状，一般以接种当天多见，很少有持续 2 ~ 3 天者。针对预防接种一般反应可做如下处理：发生轻度全身反应时加强观察，一般不需任何处理，必要时适当休息，多喝开水，注意保暖，防止继发其他疾病；如全身反应严重者可密切观察病情，对症处理。

大部分皮下接种的疫苗在注射后数小时至 24 小时或稍后，局部出现红肿浸润，并伴疼痛，红肿范围一般不大，仅有少数人其直径＞ 5.0cm。有的伴有局部淋巴肿大或淋巴结炎、疼痛。这种反应一般在 24 ~ 48 小时逐步消退。接种含吸附剂疫苗，部分受种者会出现注射局部不易吸收，刺激结缔组织增生，形成硬结。皮内接种卡介苗者，绝大部分受种者于 2 周左右在局部出现红肿，以后化脓或形成溃疡，3 ~ 5 周结痂，形成瘢痕（卡疤）。轻度局部反应一般不需要任何处理。较重的局部反应可用干净的毛巾热敷，每日数次，每次 10 ~ 15 分钟。但卡介苗的局部反应不能热敷。对特殊敏感的人可考虑给予小量镇痛退热药，一般每天 2 ~ 3 次，连续 1 ~ 2 天即可。

3. 接种异常反应的报告和处理原则

接种异常反应是指合格的疫苗在实施规范接种过程中或者实施规范接种后造成受种者机体组织器官、功能损害，相关各方均无过错的药品不良反应。疑似预防接种异常反应，是指在预防接种过程中或接种后发生的可能造成受种者机体组织器官、功能损害，且怀疑与预防接种有关的反应。

医院免疫接种工作人员发现有预防接种异常反应、疑似预防接种异常反应个案要立即用电话向预防保健科或总值班报告，并填写《疑似预防接种异常反应报告卡》送预防保健科，报告内容包括：受种者姓名、性别、出生年份、住址、接种疫苗名称、剂次、剂量、接种时间、出现反应时间、初步的诊断等；同时对病例进行临床观察和对症处理。预防保健科根据报告内容，核实出现反应者的基本情况、主要临床表现、初步诊断、疫苗接种情况、发生反应的时间和人数等，及时向辖区疾病预防与控制中心报告，如属于突发公共卫生事件的，按照卫生部颁发的《突发公共卫生事件与传染病疫情监测信息报告管理办法》相关规定进行报告、处理。

三、医院感染管理

医院感染管理科可结合本院实际开展医院感染监测，系统主动地观察医院感染的发生、分布以及影响感染的各种因素，定期汇总并进行分析，定期将监测结果报送和反馈给有关部门和科室，以便采取有效措施控制医院感染，如医院感染的感染率、病原体种类及细菌耐药性的变迁、医院感染的后果和感染的控制效果等。医院感染监测的项目有：医院感染发病率监测（包括医院感染发病率、医院感染部位发病率、医院感染易感因素、病原体特点及耐药性、医院感染暴发等）、医院感染卫生学监测（包括消毒、灭菌效果监测；空气、物体表面、工作人员的手、使用中的消毒剂 / 灭菌剂、血液透析系统、污水排放卫生学等）、抗菌药物合理使用监测、医务人员感染性职业暴露监测等。医院感染监测按监测对象和目的不同分为目标性及全面综合性监测两个基本类型。新建医院或未开展过医院感染监测的医院，无医院感染监测的基底数据时，医院必须开展全面综合性监测。医院感染全面综合性监测主要目的是了解全院感染情况，对医院内所有患者和工作人员进行医院感染及相关因素的监测，监测各科室的感染率、各感染部位的感染率、病原体种类及细菌耐药性、各种感染的易感因素以及增加医院感染的因素，根据监测结果采取干预措施，通过继续监测评价干预措施的效果。医院感染目标性监测是指针对医院高危人群、高发感染部位等开展的医院感染及其危险因素的监测，如重症监护病房医院感染监测、新生儿病房医院感染监测、手术部位感染监测、血液透析感染监测等。医院感染全面综合性监测的时间应连续且不少于 2 年，当已经开展 2 年以后，全院医务人员具有一定的医院感染监测意识时，医院可考虑转为医院感染目标性监测。

（一）医院感染病例报告及监测

医务人员均要熟练掌握《医院感染诊断标准（试行）》及医院感染病例的报告，各临床科室经治医师发现疑似医院感染病例即向科主任报告，同时临床医师对医院感染病例或疑似感染病例要进行病原体检测。在科室领导的主持下，经本科室医院感染管理小组讨论和进一步的检查、分析，经治医师做好讨论记录，讨论后确定为医院感染病例由经治医师在 24 小时内填报医院感染病例报告卡送医院感染管理科。若科室的医院感染管理小组讨论后尚不能排除疑似医院感染病例，科室将该病例的病历资料及讨论情况向医院感染管理科报告，医院感染管理科向医院感染管理委员会汇报，由医院感染管理委员会研究、分析，最后确认或排除。各临床科室要将发现的医院感染病例登记在本科室的医院感染病例登记本上，科室的医院感染管理小组要定期自查本科室的医院感染病例登记情况，定期查漏报和漏登记并督导相关医务人员补报补登等。如确诊为传染病的医院感染，除了向医院感染管理科报告外，经治医师还要按法定传染病的报告时限向预防保健科报告，医院感染管理科可结合《中华人民共和国传染病防治法》的规定指导相关部门或人员进行疫情处理。

在短期内同一科室突发 5 例以上的疑似医院感染或 3 例以上感染病例，检验科发现同一科室送检标本的病原体有聚集现象时，均应立即电话报告医院感染管理科并填写医院感染暴发、流行个案调查表。医院感染管理科接到科室报告后，立即到现场核实，开展流行病学调查、环境卫生学检测以及有关的标本采集、病原学检查等工作，了解医院感染的流行与暴发现况，进一步明确诊断，核实是否为医院感染流行或暴发。如核实为医院感染事件，要调查此次医院感染流行与暴发的范围、时间经过、涉及的患者情况，要查找医院感染流行与暴发的传染来源，查清引起医院感染的病原体及其特征，寻找传播途径或流行因素。医院感染管理科将调查、核实、分析情况等立即向主管院长报告，通报医务科、护理部，组织专家对医院感染或疑似病例进行会诊，商讨诊疗方案及控制措施。经调查证实出现医院感染流行时，医院感染管理科要在12小时内向辖区疾病预防与控制中心报告。发生医院感染流行或暴发的科室要在医院感染管理科指导下积极调查、分析，一边调查，一边积极采取有效的控制措施（如医务人员的防护、消毒灭菌处理、住院病例的隔离等），防止医院感染的蔓延。如一周内未能控制医院感染的流行或出现医院感染死亡病例，医院感染科要责令该临床科室即刻暂停收治患者，继续实施医院感染控制干预措施，同时用电话向主管院长、辖区疾病预防与控制中心及卫生行政部门报告，向医院相关部门通报。医院感染流行或暴发事件处理后，医院感染管理科要及时完成调查报告，报送医院感染委员会、辖区疾病预防与控制中心及卫生行政部门。如为疑似传染病的医院感染流行，除了向医院感染管理科报告外，经治医师还要按法定传染病的报告时限向预防保健科报告，医院感染管理科、预防保健科等可结合《中华人民共和国传染病防治法》的规定指导相关部门或人员进行疫情处理。

医院可以通过医院感染管理专职人员及医务人员在住院查房或查阅医疗护理记录和微生物学检验报告等途径进行医院感染病例监测。医院感染管理专职人员可根据医院具体情况，对全院或重点科室有计划地进行横断面调查，如定期到病房巡视、向医师和护士了解是否有新发现的医院感染病例。尤其密切注意住院时间长、病情重、免疫力低下、接受介入性操作、体温高和使用抗菌药物的患者，医院感染管理专职人员如发现可疑医院感染病例要检查病历及其他相关资料，指导临床科室发现医院感染病例。医院感染管理专职人员可通过医院的信息系统监测医院感染高危人群（如发热、白细胞增多、使用抗菌药物治疗、接受介入性操作、病原体检查等易感因素），查阅这些病例的各种医疗、护理的记录，结合各种辅助检查（如X线检查、CT、血清学诊断等）进行医院感染病例监测。医院感染管理专职人员也可通过定期查看检验科微生物室检验结果记录，监测临床医师对医院感染病例或疑似感染病例要进行病原体检测的结果，了解医院感染病例的病原体分布。医院感染管理专职人员定期对医院感染病例监测原始资料进行检查核对，认真整理、汇总，统计分析医院感染的发病率及各科室、各系统疾病、各部位的医院感染率；分析医院感染特征、医院感染影响因素、医院感染病原体分布、病原体的耐药性；提出医院感染控制和预防的措施，亦可根据历年的医院感染情况预测医院感染的某些趋势并提出防控策略。

（二）医院消毒灭菌效果监测

医院感染管理专职人员要定期督导各部门开展医院消毒灭菌效果监测，根据监测结果评估医院内消毒灭菌效果情况，提出医院消毒灭菌指导意见。

医院必须对消毒、灭菌效果定期监测，灭菌合格率必须达到100%，不合格物品不得进入临床使用。医院所有的灭菌器必须进行物理、化学、生物监测，不同的灭菌器物理、化学、生物监测方法有所不同，如医院常用的压力蒸汽灭菌器的物理监测法是每次灭菌应连续监测并记录灭菌时的温度、压力和时间等灭菌参数。温度波动范围在 ±3℃以内，时间满足最低灭菌时间的要求，同时应记录所有临界点的时间、温度与压力值，结果应符合灭菌的要求。化学监测法是指灭菌包外应有化学指示物监测，高度危险性物品包内应放置包内化学指示物，置于最难灭菌的部位，经过一个灭菌周期后根据其颜色改变来判断是否达到灭菌要求。生物监测法是指每周将一定量的菌株经过一个灭菌周期后根据菌株是否仍有存活来判断灭菌情况。在紧急情况灭菌植入型器械时，可在生物 PCD 中加用 5 类化学指示物。5类化学指示物合格可作为提前放行的标志，生物监测的结果应及时通报使用部门；采用新的包装材料和方法进行灭菌时应进行生物监测；灭菌器新安装、移位和大修后应进行物理监测、化学监测和生物监测。物理监测、化学监测通过后，生物监测应空载连续监测 3 次，合格后灭菌器方可使用。对于小型压力蒸汽灭菌器，生物监测应满载连续监测 3 次，合格后灭菌器方可使用。预真空（包括脉动真空）压力蒸汽灭菌器应进行 B-D 测试并重复 3 次，连续监测合格后，灭菌器方可使用。

医院使用中的消毒剂必须每季度进行 1 次生物监测，灭菌剂必须每月进行 1 次生物监测；同时使用中的含氯消毒剂、过氧乙酸、戊二醛必须每天进行浓度监测，并有详细的记录。消毒、灭菌后的物品必须每月抽样做生物监测，消毒物品不得检出致病性微生物，灭菌物品不得检出任何微生物。

医院使用中的紫外线灯管应进行日常监测（灯管使用时间、累计照射时间和使用人签名等），每季度进行 1 次照射强度监测，必要时进行生物监测，即经消毒后的物品或空气中的自然菌减少 90% 以上。新紫外线灯管使用前必须进行照射强度监测。

消毒后的胃镜、肠镜、喉镜、气管镜等各种内窥镜应每季度进行生物监测，灭菌后的腹腔镜、关节镜、胆道镜、膀胱镜、胸腔镜等必须每月进行生物监测。每月对透析用水、透析液、置换液进行生物监测一次，每季度对透析用水、透析液、置换液进行尝试验检测一次。

医院还要接受辖区卫生行政部门委托部门抽查医院消毒灭菌效果，根据其检查情况进一步规范医院消毒灭菌工作，保障医院消毒灭菌效果合格。

（三）医院环境卫生学监测

血液透析室、供应室无菌区、治疗室、换药室等重点部门进行环境卫生学监测，每季度对普通病房进行环境卫生学监测。医院感染管理科定期评估医院内环境卫生学状况，提出医院内的清扫、擦洗、抹拭、通风换气、消毒、灭菌及医务人员洗手等方面的指导意见，并要督导相关部门整改。若发生医院感染暴发、流行，不能排除医院环境卫生学的影响时，医院感染管理科应及时进行环境卫生学监测。

（四）医院污水处理及排放管理

医院要对污水、污泥严加管理，未经消毒或无害化处理不得排放、清掏或做农肥。医院污水处理站必须有专人负责，污水处理人员必须经过岗前培训，正确掌握有关卫生知识及设备操作技术，每天检查污染流量、计算加入足量的消毒剂，处理后的污水经监测合格方可排放，按环保部门要求对污水的投药量、pH 值、余氯浓度每日进行监测并做好详细的记录。医院要定期对排放系统进行维修、保养，保持污水排放系统顺利通畅。医院污水处理原料要妥善保管，合理配比；遇特殊情况（如在传染病流行期间、院内感染异常波动时），应增加污水处理消毒剂的投放量，保证污水处理的余氯含量〉6.5mg/L。医院污水处理工作人员要做好自身防护，采集污水时戴手套，操作后洗手，保持处理室内空气流量及环境清洁，必要时可请医院感染管理科指导。医院感染管理科每月对污水的 pH 值、余氯浓度及总大肠菌群进行监测，监测结果保存备查，每季度接受环保部门和疾病预防与控制部门的监测并保存其监测结果；监测项目有不合格项时医院感染管理科要督导相关部门限期整改。

（五）抗菌药物合理使用监测及管理

医院成立抗菌药物管理小组，负责医院内抗菌药物的合理应用、会诊指导和监督管理工作，促进临床合理使用抗菌药，从而减少医院感染的发生，阻止或减缓耐药菌株的产生及发展。医院感染管理科和医务科要以多种形式向临床医师宣教合理使用抗菌药物的原则和意义，督导各科室在诊疗中严格按抗菌药物的适应证、禁忌证使用，密切观察药物效果和药品不良反应，合理使用抗菌药物。医院感染管理科和药剂科共同做好抗菌药物临床使用的监控，根据药剂科对医院各科室使用抗菌药物监测结果，每月进行统计分析，发现使用抗菌药物异动大的要进一步调查、核实，综合分析后属抗菌药物滥用的药品提出警告、暂停使用、退出的建议，提交给医院抗菌药物管理小组、药事委员会讨论决定。临床药师抽查各科室的抗菌药物的合理使用情况，对不合理的给予反馈、整改。临床科室发现严重或难治的感染性疾病及用药出现的严重不良反应、二重感染等，要及时向医院感染管理科报告，由医院感染科和医务科组织院级会诊，提出合理使用抗菌药物的意见。对患有严重感染性疾病或需要使用三线特殊抗菌药物（如亚胺培南－西司他丁钠、万古霉素等）的患者，收治科室或主管医师不得直接开具三线特殊抗菌药物处方，要向医院感染管理科和医务科报告，请医院抗菌药物管理小组专家会诊，提出抗菌药物使用的品种、方法、时间以及其他事项；患者收治科室或主管医师对会诊意见应严格遵照执行，将治疗情况定期向医院感染管理科汇报，以确保抗菌药物使用的安全可靠。医院感染管理科、质控科、药剂科、门诊部等部门每月联合抽查处方和病历，点评抗菌药物合理使用情况，提出整改建议，医院感染管理科督导各科室落实整改情况，多种形式促进抗菌药物的合理使用。医院感染管理科收集、汇总、分析的全院多重耐菌监测情况，要及时向医院抗菌药物管理小组汇报（全院公布）。医院要从多方面综合管理抗菌药物的合理使用，避免抗菌药物应用不当导致菌群失调、细菌耐药性增加、人体重要器官损伤，从而增加发生医院感染的危险性，引起耐药菌在医院内传播。

（六）感染性职业暴露处置及管理

医院指定医院感染管理科负责医院内感染性职业暴露处置的组织管理及协调，也包含医务人员职业暴露的调查、核实、处理和随访；感染性疾病科、检验科、药剂科、护理部等部门配合完成相关事宜。医院工作人员在从事诊疗、护理、医疗垃圾清运等工作过程中（违反操作规程者除外）意外被血源性传染病或者携带者的血液、体液污染了破损的皮肤或黏膜，或被含有血源性传染病的血液、体液污染了的针头以及其他锐器刺破皮肤，造成的机体损伤（意外事件或针刺伤事件）时，可按感染性职业暴露处理，及时进行伤口处理和报告。一般情况下，感染性职业暴露者可立即挤出伤口部位的血，用流动水冲洗伤口，再用乙醇、碘酒消毒伤口；如果是溅到黏膜则立即用流动水或生理盐水冲洗。感染性职业暴露者应尽快报告科室负责人（医师向科主任报告，护士或工勤人员向护士长报告），填报《医务人员职业暴露登记表》，科室负责人核实确认后签字；电话报告医院感染管理科或总值班（节假日或晚上报总值班），医院感染管理科要指导感染性职业暴露者按流程到相关部门进行感染评估及医学处理感染性职业暴露者持填写完整的《医务人员职业暴露登记表》到感染性疾病科，感染性疾病科专家给予职业暴露评估、提出医学处理方案并录入《医务人员职业暴露登记表》，开具检验申请单、药方及治疗单等。感染性职业暴露者拿《医务人员职业暴露登记表》到医院感染管理科登记，经医院感染管理科审核确认属感染性职业暴露并在药方、检验申请单等处盖章，感染性职业暴露者便可凭已盖章的检验单和药方按医疗程序进行检测、用药（含疫苗接种）、治疗等。医院感染管理科要督促感染性职业暴露者及时用药和检测等，了解其用药、检验结果及相关医学处理情况，定期随访感染性职业暴露者的健康状况及可能受职业暴露影响的疾病。如发生艾滋病职业暴露时，还应填报《艾滋病职业暴露人员个案登记表》，对事故情况进行登记和保存，力争在暴露后最短时间内（24小时以内）开始预防用药，并抽血检测艾滋病病毒抗体和肝、肾功能，并将该血清留样备用。在《艾滋病职业暴露人员个案登记表》详细记录事故发生的时间、地点及经过；暴露方式；损伤的具体部位、程度；接触物种类（培养液、血液或其他体液）和含有艾滋病病毒的情况；处理方法及处理经过；是否采用暴露后预防药物，并详细记录用药情况、首次用药时间（暴露后几小时或几天）、药物毒副作用情况（包括肝肾功能化验结果）、用药的依从性状况。医院感染管理科应尽快向辖区疾病预防与控制中心报告并附上《艾滋病职业暴露人员个案登记表》；经辖区疾病预防与控制中心核实后，辖区抗艾滋病病毒安全药物储备库向医院提供艾滋病预防性用药。医务人员发生艾滋病职业暴露后一年内要定期检测艾滋病病毒抗体，即分别在暴露后 6 周、12 周、6 个月、12 个月检测。

医务人员在岗时发生的感染性职业暴露（违反操作规程者除外）按医院感染性职业暴露处置流程报告和处理的，经医院感染管理科审核确认属感染性职业暴露并已盖章的，其感染性职业暴露的医学处理费用由医院承担；检验科、药剂科、感染性疾病科等要保存好经医院感染管理科盖章的检测申请单、药方、治疗单等，定期统计医院内感染性职业暴露医学处理工作量报医院感染管理科审核的交财务科结算。如感染性职业暴露涉及工伤问题，则还须按工伤相关规定执行。医院感染管理科要督导各部门规范医疗操作及医疗废物处置操作，提高消毒隔离意识，做好职业防护，防止职业暴露的发生，保障医院工作人员的安全与身体健康，避免职业暴露引发感染性疾病或传染病的扩散而涉及公众健康与安全。

四、医院妇幼保健工作管理

（一）概述

妇幼保健是根据妇女和儿童不同时期的生理和心理特点，针对危害妇女儿童身体健康与心理卫生的各种疾病和因素，运用预防医学、临床医学、基础医学、心理学、健康教育学、现代管理学、卫生统计学等知识和技术，对他们进行系统的健康保护和疾病防治，以保障妇女儿童的身心健康，提高健康水平。一个社会的发展和进步程度，集中反映在妇女儿童的生存状况上。妇幼卫生指标除了反映妇女儿童健康水平，也综合反映一个国家人口总体的健康素质、生活质量及文明程度，检验社会公平和现代化的水平，这已成为国际社会的共识。

国家发展母婴保健事业，提供必要条件和物质帮助，使母亲和婴儿获得医疗保健服务；各级人民政府领导母婴保健工作，母婴保健事业应当纳入国民经济和社会发展计划。可见妇幼保健属政府主导的公共卫生服务，但与临床医疗密切相关。医院妇幼保健工作的临床医疗主要包括围产期保健服务（如孕产期保健、产妇分娩、产后保健、产科急救和转诊等）、妇女病防治、婴幼儿疾病（如腹泻、急性呼吸道感染和营养不良等）的治疗、儿童保健等，这些临床医疗主要针对的是那些人类已准确掌握其发病规律且已形成非常成熟治疗技术，也是妇女和儿童常见病的干预和治疗，其不仅成本低，而且效益显著。

医院要负责其职责范围内的母婴保健工作，建立医疗保健工作规范，提高医学技术水平，采取各种措施方便人民群众，做好母婴保健服务工作。医院开展婚前医学检查、遗传病诊断、产前诊断以及施行结扎手术和终止妊娠手术的，必须经县级以上地方人民政府卫生行政部门许可；严禁采用技术手段对胎儿进行性别鉴定，但医学上确有需要的除外。从事婚前医学检查、施行结扎手术和终止妊娠手术的人员以及从事家庭接生的人员，必须经过县级以上地方人民政府卫生行政部门的考核，并取得相应的合格证书；从事母婴保健工作的遗传病诊断、产前诊断的人员，必须经过省、自治区、直辖市人民政府卫生行政部门的考核，并取得相应的合格证书。从事母婴保健工作的人员应当严格遵守职业道德，为当事人保守秘密。

医院应当为育龄妇女和孕产妇提供孕产期保健服务。孕产期保健服务包括下列内容：母婴保健指导（对孕育健康后代以及严重遗传性疾病和碘缺乏病等地方病的发病原因、治疗和预防方法提供医学意见）、孕产妇保健（为孕妇、产妇提供卫生、营养、心理等方面的咨询和指导以及产前定期检查等医疗保健服务）、胎儿保健（为胎儿生长发育进行监护，提供咨询和医学指导）、新生儿保健（为新生儿生长发育、哺乳和护理提供的医疗保健服务）。对患严重疾病或者接触致畸物质，妊娠可能危及孕妇生命安全或者可能严重影响孕妇健康和胎儿正常发育的，医院应当予以医学指导。医师发现或者怀疑患严重遗传性疾病的育龄夫妻，应当提出医学意见；发现或者怀疑胎儿异常的，应当对孕妇进行产前诊断；对经产前诊断属胎儿患严重遗传性疾病、胎儿有严重缺陷或继续妊娠可能危及孕妇生命安全或者严重危害孕妇健康的情况，应当向夫妻双方说明情况，并提出终止妊娠的医学意见。医师和助产人员应当严格遵守有关操作规程，提高助产技术和服务质量，预防和减少产伤。医院要按照国务院卫生行政部门的规定，出具统一制发的新生儿出生医学证明；有产妇和婴儿死亡以及新生儿出生缺陷情况的，应当向卫生行政部门报告。医院要为产妇提供科学育儿、合理营养和母乳喂养的指导；对婴儿进行体格检查和预防接种，逐步开展新生儿疾病筛查、婴儿多发病和常见病防治等医疗保健服务。

《中华人民共和国母婴保健法》实施办法明确指出，母婴保健工作以保健为中心，以保障生殖健康为目的，实行保健和临床相结合，面向群体、面向基层和预防为主的方针。因此，妇幼保健公共卫生项目执行的重点是辖区妇幼保健院主导，社区诊所、社区健康服务中心或站、乡镇及二级医院等基层单位力量为主，积极联合辖区政府及相关部门推广妇幼保健公共项目，如紧密联系基层单位居委会、街道办等，广泛开展妇幼保健公共项目工作的宣传，动员目标人员参与项目内容，开展各种妇幼保健项目并将初步筛查的病例进行进一步检查或转诊。三级医院主要在妇幼保健相关疾病诊断和治疗上提供技术支持，能为基层医疗单位提供技术指导、会诊及参与现场救治等，及时收治基层医疗单位转诊来的重症、疑难病例，具备产前诊断资质的三级医院要接受辖区内转诊来需要进行产前诊断的孕妇。三级医院应按辖区卫生行政部门要求与基层医疗单位建立良好的联系架构和方式，保障妇幼保健工作的技术指导、医疗救治、会诊等的顺畅，如建立对应的妇幼保健工作流程和值班安排等，让相关医疗单位及工作人员了解会诊、转诊及三级医院的值班专家等，发现需要协助处理的妇幼保健工作能及时、有效联系进行处理，促进辖区妇幼保健工作质量的提高和工作效益。

（二）医院妇幼保健工作的实施及管理

医院内妇幼保健工作与医疗、院内感染、护理等业务密切相关，预防保健科要充当好医院内妇幼保健工作的协调组织者，使医院内开展的妇幼保健工作既符合妇幼保健规范又遵照临床操作。医院要科学规划和设置产科门诊、孕妇学校、终止妊娠手术室、产房、爱婴区、新生儿室等，开展早孕检查、孕期保健、母乳喂养宣教、产前筛查、高危妊娠管理、孕产期医学处理、产后保健、爱婴行动促进、孕产妇及儿童死亡讨论评审等工作，发现以上工作不规范预防保健科要及时提出存在问题并积极协调完善相应工作，如未得到妥善解决要提出相关建议供主管院长参考，促进医院妇幼保健工作规范运行。如涉及妇幼保健业务的专项工作，预防保健科要积极组织相关部门或科室开展相应工作，尽可能组织相关工作骨干商讨并制定适宜本院操作的工作流程，运行本院有条件实现的妇幼保健专项工作，如难于运作的妇幼保健专项工作要提出科学的建议向业务主管部门报告，在业务主管部门指导下妥善处置好妇幼保健专项工作的安排。预防保健科要按照辖区卫生行政部门要求督导相关科室完善妇幼保健资料，妇幼保健信息及时录入相关手册或妇幼保健信息管理网络系统，按规范做好孕产妇保健系统管理、儿童保健系统管理等。预防保健科除了妇幼保健职能管理，也可结合医院实际情况参与妇幼保健的具体业务，如儿童保健或妇女保健门诊、妇幼信息等，妇幼信息含收集、整理各相关科室的妇幼保健资料，汇总、统计妇幼保健各种报表并报送辖区妇幼保健院（大多数辖区卫生行政部门指定辖区妇幼保健院为妇幼保健业务主管部门）。

1. 孕产期保健、产科质量及相关信息管理

妇幼保健工作大多数内容和妇产科诊疗项目相关，较多妇幼保健工作由妇产科开展并落实，妇产科要认真开展妇幼保健工作：

①办好孕妇学校，开展遗传咨询及优生优育、围产期保健、母乳喂养宣传。

②设立高危及早孕检查门诊，要求有专人及专案管理，高危妊娠保健手册必须按要求盖章，月初要收集、整理上一个月高危孕产妇的资料，结案后归档。对有畸形分娩史的产妇要追踪检查。对来本院检查且未建卡的孕妇必须做好早孕检查建卡，开展孕妇的艾滋病、梅毒筛查工作，并将详细检查内容录入母子保健手册和妇幼保健信息管理网络系统。

③发现出生缺陷儿、新生儿破伤风、计划生育手术并发症、孕产妇死亡、死产、死胎、婴儿及 5 岁以下儿童死亡等要及时报告。

④开展新生儿疾病筛查工作，要求筛查率达 100%。产后 3 天的访视由产科住院部完成，母子保健手册的记录要完整。

⑤妇幼保健的各项记录均要准确、及时录入母子保健手册和输入妇幼保健信息管理网络系统。

⑥产房打印出生医学证明要认真校对，避免错漏。

⑦通知出院产妇在产后 30 ~ 42 天到产科妇幼保健门诊检查，妇幼保健医师做好产后转诊、产后 30 天及 42 天检查、妇幼保健业务学习等，每月按时统计妇幼保健和爱婴医院等指标并报预防保健科。

妇产科与儿科要密切配合，保障新生儿会诊及转诊工作顺畅。产科筛选高危孕产妇，预先判断高危因素（早产、胎膜早破、多胎、妊高征、妊娠期糖尿病、反复产前出血、宫内发育迟缓、溶血病、胎儿畸形、孕妇心肺功能不全、慢性肾衰竭等）并提前通知新生儿科负责人。产时出现胎心减速、羊水浑浊、宫缩乏力等可能影响围生儿健康因素者，应及时电话通知新生儿科，新生儿科相关医师第一时间进产房或手术室准备抢救及复苏。新生儿科医师会诊后及时登记新生儿抢救记录、记录新生儿出生时情况，决定是否需要收入新生儿科以观察或治疗。产科如发现早产儿、低出生体重儿、小于胎龄儿、新生儿窒息、羊水吸入综合征及其他具有高危因素产儿均须转入新生儿科进一步观察及治疗。产房及手术

室转送新生儿科途中须做好保暖、吸氧等，新生儿科医师须一同护送。儿科发现出生缺陷儿、5 岁以下儿童死亡等要及时报告并及时完善相关资料；新生儿室要严格按爱婴医院标准开展相关工作，如母乳哺养指导等。

鉴于孕产妇的病情涉及母子安全，我们要重视孕产妇的救治，医院要充分利用自身医疗资源优势建立并不断完善急危重症孕产妇的诊治及救治绿色通道。在门（急）诊发现高危孕产妇有住院指征，由门诊医师收住院，患者转运途中有可能发生危险者，须派医务人员送入病房。设立急危重症孕产妇急救绿色通道，高危孕产妇出现分娩先兆、规律宫缩或胎膜早破、胎动异常等情况，可直接送到产房。门急诊医师遇急危重症孕产妇，按急会诊规范及时请会诊，可直接与拟邀请的院内急危重症孕产妇抢救专家组成员联系，并向专家简要叙述病情，对转诊来的急危重症孕产妇要及时处理，不得推诿。申请会诊时应由科室负责人或主管医师陪同会诊并汇报病情及诊治经过；急危重症孕产妇的会诊医师要按规定的时间到位，积极参与和指导患者抢救并详细书写会诊意见；必要时报医务科组织院级大会诊，按会诊结论采取相应处理措施（如明确诊断、统一综合治疗方案、是否需要请外院专家会诊、继续医学观察治疗或转诊等）。

为维护妇幼信息安全和避免个人信息泄露，各妇幼信息相关工作站使用者及管理员要按权限操作妇幼卫生信息数据（指通过妇幼卫生信息系统所收集的所有信息数据库以及调用数据库的所有功能模块）。妇幼信息数据库包括妇幼信息数据库的全部信息、其他需要保密的妇幼信息（如产生报表及一览表等）、新生儿疾病筛查及出生医学证明等有关信息。医院信息管理部门应保障相关设备的安全，加强对本院服务器的管理，防止非管理员接触。妇幼信息数据备份在本院，医院每台客户端设置固定内网 IP 地址，对外的数据摘录需院领导审批。医院妇幼信息系统设专人维护，妇幼信息管理员对使用人员设置不同的使用权限，并对使用人员进行备案。工作人员对所列内容负有严格的保密责任和义务，不得向第三方透露。工作人员不得将从数据库得到的信息用于任何商业目的，不得利用数据库信息向外进行销售活动。工作人员如违规操作，给患者造成任何损失或伤害，应承担相应责任；违反法律的，承担相应的法律责任。

2. 医院促进爱婴行动工作管理

依 WHO/UNICEF 制定的《促进母乳喂养成功的十点措施》及辖区爱婴医院管理要求做好医院促进爱婴行动工作管理。成立医院促进爱婴行动领导小组，负责组织、领导爱婴医院的全面工作，下设办公室具体负责医院爱婴行动的计划、组织管理、方案实施和日常工作，年度要有计划和总结，全面开展爱婴行动。医院促进爱婴行动领导小组定期对全院爱婴行动工作进行质量评估，评估结果与相关科室及工作人员业绩考评挂钩，保障爱婴医院质量。医院爱婴行动领导小组办公室根据爱婴医院标准和目标，组织本院所有接触母婴的医务人员进行每年一次以上有关母乳喂养新知识的培训。新上岗和爱婴区工作人员均要接受规范的母乳喂养及哺乳管理培训，考核合格后方能上岗，培训、考核等资料均归档保存。全院工作人员要支持爱婴行动并付诸行动，有关医务人员要以爱婴医院的标准开展相关工作，接受爱婴医院主管部门的考评，不断提升爱婴行动质量。

①产科门诊、产科住院部、产房要以多种形式对孕妇及其家属进行母乳喂养健康教育，使其了解母乳喂养的好处及方法、技巧等；耐心指导，使产妇能坚持母乳喂养，保证医院出生儿童的母乳哺育率达到爱婴医院的标准。

②产妇进入待产室后，应进行母乳喂养知识复训和提问；新生儿出生后半小时内要进行母婴皮肤早接触，持续 30 分钟以上；当婴儿有觅食反射时，助产人员应协助做好早吸吮。剖宫产术产妇，在手术台上可先行母婴手拉手、脸贴脸，术后送回爱婴区，产妇能够做出应答后 30 分钟内，即开始母婴皮肤接触，持续 30 分钟以上，并帮助早吸吮。

③爱婴区工作人员要热情接待每一对母婴，母婴到爱婴区 2 小时内医务人员应指导母亲进行母乳喂养。爱婴区实行母婴同室，当母婴分离时应指导母亲如何保持泌乳，鼓励按需哺乳。

④爱婴区房间每天消毒 2 次，床头柜、床架、门窗、护理车、输液架等每天要消毒，保持环境清洁、整齐、舒适、温馨。HBsAg（+）孕产妇要按规定隔离处置。

⑤爱婴区实行 24 小时护理责任制，医务人员每 1 ~ 2 小时至少巡视母婴一次，要有专职人员协助母亲进行母乳喂养。

⑥探视者必须遵守爱婴区规定，不携带奶粉、奶瓶、橡皮奶头等进入爱婴区，不得高声喧哗、坐卧于母婴床上等。

⑦除母乳外，禁止给产妇及婴儿喂任何食物或饮料，除非有医学指征。不要给母乳喂养的婴儿吸橡皮奶头作为安慰物。

⑧坚持产科医师三级查房制度和新生儿科医师每日到爱婴区查房制度。对高危产妇及婴儿应严密观察，重点交班，发现异常情况，及时处理。

⑨病理新生儿母亲可在婴儿需要哺乳时随时进入病室哺喂，也可按时挤出乳汁送奶，必要时可将挤出的乳汁置冰箱保存、备用。原则上母乳挤出后要喂自己的婴儿。

⑩不接受任何代乳品的馈赠，不使用宣传代乳品的物件。

⑪ 医院设立母乳喂养咨询门诊和 24 小时通畅的咨询热线电话，将出院产妇转给母乳喂养支持组织，促使其出院后继续支持母乳喂养。对来医院体检、就诊或住院的婴儿及哺乳妇女做进一步的母乳喂养宣传工作。

3. 医院孕产妇、围产儿死亡病例报告及评审工作管理

医院成立孕产妇及围产儿死亡评审委员会，负责对本院孕产妇、围产儿死亡病例的结论性评审或学术性评审，分析发生孕产妇、围产儿死亡工作现状和存在的问题，讨论发生孕产妇、围产儿死亡的主要死因，提出解决问题的对策，提交给医院相关职能部门或业务科室，促进相关诊疗水平的提高。预防保健科可通过多种形式让医务人员了解孕产妇及围产儿死亡的定义、报告程序、调查内容等。

①报告对象：本院内发生的孕产妇、围产儿死亡病例。

②报告内容。

孕产妇死亡病例：死者姓名、年龄、现住址、户籍、首诊地点、分娩地点及时间、死亡地点及时间、死亡初步诊断等。

围产儿死亡病例：母亲姓名及年龄、出生天数、户籍、首诊地点、分娩地点及时间、死亡地点及时间、死亡初步诊断等。

③报告程序。

出现孕产妇死亡，主管医师要及时、准确地录入妇幼保健信息系统的“孕产妇死亡报告卡”（没有安装系统的填写纸质报告卡），12 小时内报送预防保健科妇幼保健工作管理员，预防保健科要在 24 小时内电话报告辖区妇幼保健院并完成审核。

发现足月非畸形围产儿死亡，主管医师要及时、准确地录入妇幼保健信息系统的“围产儿死亡报告卡”（没有安装系统的填写纸质报告卡），12 小时内报送预防保健科妇幼保健工作管理员，预防保健科要在 24 小时内电话报告辖区妇幼保健院并完成审核。

单发生围产儿死亡的，主管医师要及时、准确录入妇幼保健信息系统的“围产儿死亡报告卡”（没有安装系统的填写纸质报告卡），5 天内报送预防保健科妇幼保健工作管理员，预防保健科在 3 天内完成审核。

如出现围产儿死亡同时合并孕产妇死亡的情况，主管医师应及时向预防保健科妇幼保健工作管理员报告孕产妇及围产儿死亡情况，并录入妇幼保健信息系统的“孕产妇死亡报告卡”和“围产儿死亡报告卡”（没有安装系统的填写纸质报告卡），预防保健科要在规定时限完成审核、报告。

各科室对 15 ～ 49 岁的育龄妇女死亡病例，必须查实末次月经史和生育史，做好相关记录，避免因妊娠合并其他内外科疾病导致的死亡而发生孕产妇死亡漏报。发现如属孕产妇死亡病例，应按孕产妇死亡报告程序处理。

预防保健科负责录入未安装妇幼保健系统科室的孕产妇及围产儿死亡报告卡，要在审核时限内完成妇幼保健信息系统的录入、审核。

④孕产妇及围产儿死亡调查。相关科室要积极配合辖区妇幼保健机构对孕产妇及围产儿死亡病例的调查，按要求提供孕产妇或足月非畸形围产儿死亡的原始病历复印件、病历摘要等资料，由医务科审核盖章，一周内交辖区妇幼保健院妇女保健科。

⑤孕产妇及围产儿死亡评审。

⑥预防保健科妇幼保健工作。管理员要每月到病案室和相关科室检查孕产妇及育龄妇女死亡病例、围产儿死亡病例的报告，督导迟报、漏报孕产妇及围产儿死亡病例的科室和当事人要及时补报和完善相关资料。预防保健科要将每季度的检查结果向院领导汇报，孕产妇及围产儿死亡报告和相关资料完善的质量纳入医院医疗质量管理，情节严重的要全院通报批评。

4. 医院 5 岁以下儿童死亡报告及评审工作管理

为降低 5 岁以下儿童病死率，保障儿童健康，提高儿童保健工作质量，医院成立 5 岁以下儿童死亡评审委员会，对本院 5 岁以下儿童死亡病例的结论性评审或学术性评审，分析发生 5 岁以下儿童死亡工作现状和存在的问题，讨论发生 5 岁以下儿童死亡的主要死因，提出解决问题的对策，提交给医院相关职能部门或业务科室，促进相关业务诊疗水平的提高。预防保健科可通过多种形式让医务人员了解 5 岁以下儿童死亡的定义、报告程序、调查内容等。

①报告对象。本院内 5 岁以下儿童死亡病例及转诊往其他医院途中的 5 岁以下儿童死亡病例，不包括院前死亡病例。

②报告内容。包括死者姓名、年龄、住址、户口地址、死亡地点、时间（含发现在非医疗保健机构死亡 5 岁以下儿童死亡的时间）、死亡诊断。

③报告程序。

出现 5 岁以下儿童死亡，主管医师要及时、准确地录入妇幼保健信息系统的“5 岁以下儿童死亡报告卡”（没有安装系统的填写纸质报告卡），5 天内报送预防保健科妇幼保健工作管理员，预防保健科在 3 天内完成审核。

预防保健负责录入未安装妇幼保健系统科室的“5 岁以下儿童死亡报告卡”，要在审核时限内完成妇幼保健信息系统的录入、审核。

④ 5 岁以下儿童死亡调查。相关科室要积极配合妇幼保健机构对 5 岁以下儿童死亡病例的调查，按要求提供相应的病历、病历摘要等资料。

⑤ 5 岁以下儿童死亡评审。

5 岁以下儿童死亡病例的主管医师要按照辖区“5 岁以下儿童死亡病例摘要”格式及时完成死亡病例的病历摘要（3 天内），提交给上级医师或科主任审核。

5 岁以下儿童死亡涉及多科室的，所有参与诊治的科室 3 天内必须协助完成各专科的诊治病历摘要，并将病历摘要电子稿发送给该病例的主管医师和医院 5 岁以下儿童死亡评审委员会秘书。

出现 5 岁以下儿童死亡的科室须在一周内组织死亡病例讨论，详细记录讨论经过，并将讨论意见填写在病历摘要的“科内自评”一栏中，科主任审核病历后 3 天内送交预防保健科妇幼保健工作管理员。

预防保健科妇幼保健工作管理员收到 5 岁以下儿童死亡病例摘要，发送给医院 5 岁以下儿童死亡评审委员会秘书，两者均应认真审核该病历及摘要，如发现有漏项、错项及格式不合格等，汇总至妇幼保健工作管理员处，由预防保健科责成相关科室修改和完善。

医院 5 岁以下儿童死亡评审委员会要定期组织 5 岁以下儿童死亡评审，保障 5 岁以下儿童死亡评审资料在病例死亡 1 个月内完成报送。预防保健科妇幼保健管理员协助 5 岁以下儿童死亡评审委员会秘书提前 3 天将围产儿死亡病历摘要提交给医院 5 岁以下儿童死亡评审委员会成员预审。5 岁以下儿童死亡评审委员会秘书做好专家签到、评审记录、评审表的填写及相关资料整理等工作。

预防保健科将评审后的死亡病历摘要复印件、评审表（一式两份）报送辖区妇幼保健院。无特殊情况，5 岁以下儿童死亡评审资料在病例死亡 1 个月内报送。

评审注意事项：评审不是医疗事故鉴定或追查当事人责任。评审时要提供原始病历（有尸检报告要提交），要按辖区统一的表格和评审要求填写。

医院领导要定期检查 5 岁以下儿童死亡评审委员会是否按期对死亡病例进行评审，查阅 5 岁以下儿童死亡评审委员会的评审记录；不按规定操作者要责令相关科室完成，予以通报批评或处分。

⑥预防保健科妇幼保健工作。管理员要每月到病案室和相关科室检查 5 岁以下儿童死亡病例的报告，督导迟报、漏报 5 岁以下儿童死亡病例的科室和当事人要及时补报和完善相关资料。预防保健科要将每季度的检查结果向院领导汇报，5 岁以下儿童死亡报告和相关资料完善的质量纳入医院医疗质量管理，情节严重的要全院通报批评。

5. 医院出生医学证明管理

医院可成立出生医学证明管理小组，依《中华人民共和国母婴保健法》及辖区出生医学证明管理的规定制定合理、严密的出生证领发程序，负责出生医学证明的管理。要求从事出生医学证明相关工作的人员必须熟练掌握《中华人民共和国母婴保健法》及辖区出生医学证明管理的规定，严格按程序规范操作，保证孩、证相符。非指定工作人员不能干预出生医学证明工作，认真按出生医学证明工作人员的指引完善相关手续。医院内各相关部门要按辖区出生医学证明管理的规定共同负责医院的领证、专用章的使用、打证、发证等工作，分别指定专人负责，职责清楚，制定合理的领发流程。

五、医院公共卫生突发事件报告及应急处理管理

公共卫生突发事件有广义和狭义之分，广义的公共卫生突发事件是指突如其来的、对人类身体健康和生活产生巨大威胁，并直接影响到国家和社会的经济进步和局势稳定的自然和人为灾害。对公众造成威胁的公共卫生突发事件在人类社会早期多表现为自然灾害，如疾病、污染、洪水、地震、火灾、海啸、火山爆发等；狭义的突发公共卫生事件指突发的重大疫情、食物中毒等人类社会自身发展带来的突发性公共卫生事件。

根据我国《公共卫生突发事件应急条例》，公共卫生突发事件是指突然发生，造成或者可能造成社会公众健康严重损害的重大传染病疫情、群体性不明原因疾病、重大食物和职业中毒以及其他严重影响公众健康的事件。《国家突发公共事件总体应急预案》中对公共卫生突发事件的定义是：主要包括传染病疫情，群体性不明原因疾病，食物安全和职业危害，动物疫情，以及其他严重影响公众健康和生命安全的事件。

公共卫生突发事件具有突发性、全球性、致命性、负面性等特点，一旦发生很容易涉及政治、经济、社会等多个层面，不仅影响人们的正常生产、生活秩序，而且影响到社会经济发展、政治稳定，有极强的危害性。

在应对突发公共卫生事件中，医院承担着早期报警、控制传播（指传染性疾病）、降低突发公共卫生事件所致社会影响等多重责任。医院是应对突发公共卫生事件的重要组成部分，是应对各类突发公共卫生事件的主力军，是疾病预防控制体系的重要技术保证。

（一）主要任务和内容

医院聚集各种患者，是易被致病因素侵袭的场所，医务人员频繁接触各种病患，是社会人群中易致病的高危人群，同时医院还有有毒有害化学物质、放射源和药品等。因此医院必须加强对突发公共卫生事件的预防，减少或杜绝突发公共卫生事件的发生。一旦发生突发公共卫生事件，医院控制措施的及时性和有效性，直接关系到事态的发展和变化。在处理方面，无论突发公共卫生事件发生在医院内还是医院外，患者的抢救和治疗都要依靠医院，医院的救治水平直接关系到突发公共卫生事件处理的效果，关系到患者的健康和生命。

针对医院在突发公共卫生事件中的重要地位和作用，在日常管理工作中，做好突发公共卫生事件应急预案建设，医疗部门要做好突发公共卫生事件的管理工作，做到未雨绸缪。

1. 应急预案的类别

①预防生物病源暴发的预案。主要指传染病，根据《中华人民共和国传染病防治法》规定的法定传染病的分类及诊断标准，对各类传染病的确诊、疑似病例等病、疫情进行动态监测。它包括呼吸道、消化道、虫媒及接触传染病等。

②预防食物及职业中毒的预案。由于食物中毒或职业中毒出现急性或亚急性中毒反应，甚至出现批量患者死亡的灾难性局面的应对方案。

③预防医源性感染预案。包括所有医院获得性感染以及由医疗废弃物造成的感染等。

④预防环境卫生学预案。由于污染所致，如水、大气、放射污染等，或有害气体、化学气体的突然排放致成批人群中毒、死亡等的应对方案。

2. 应急预案的编制原则

①掌握特定事件的发生特点。突发事件的危害程度、对社会冲击度、事件暴发时医疗救护的技术要求、人员要求、物资设备要求、伤害者的救护要求、救护人员自身的防护要求、接收伤病人员医疗机构的要求、全程供应保障的综合要求、政策与法规方面要求，这些要求的掌握是制订完整有效预案的关键。

②复习借鉴相关预案。复习与借鉴相关预案是做好预案的基础工作。一份完整的应急预案由事件初期、中期、后期三个阶段应对措施构成，每一阶段的重点工作有明显差异。为了制订一份符合当地实际和单位具体能力的预案，应对一些优秀的预案进行复习，再结合单位具体情况及某一特定事件进行预案构思，拟定出初步架构。

③预案可行性论证。预案稿完成后，应组织相关的专家（医疗与管理）进行初步论证，经过修改后再组织范围更广的专家参与论证，经几次修订后才能做好真正备用的预案。

3. 应急预案的内容

应急预案是应对各类突发公共卫生事件防控工作的核心，是实际操作中的理论和行动依据，公共卫生突发事件应急预案主要包括监测预警体系、应急响应体系和防控技术方案等。

在预案基础上还应制订更为具体的、操作性更强的实施方案。不同等级的医院都应建立应对突发公共卫生事件的应急预案，预案在可行性、具体操作性方面必须涉及不同突发公共卫生事件的启动指挥、医疗梯队、人员要求和后勤支持等项目，包括所有人员的通信联系方式、启动预案基本程序、报告制度及新闻报道等具体内容。

①监测预警体系：在全院范围内，针对可能引发突发公共卫生事件的基本因素（包括传染病、食物中毒、抗生化武器突袭等相关因素危害、医源性感染），建立长期、连续的常规性监测、分析和预警系统。

②应急响应体系。应对突发公共卫生事件的控制体系应包括以下五个子系统：

应急指挥系统：建立由院主要领导为首，以医疗行政部门为骨干的应急反应领导小组。其主要职责是：构建合理有效的（管理）组织结构，规定各级各类组织的人员组成、职责或任务，确定综合性医院自身应对重大突发公共卫生事件的预警等级及管控水平，制订应急预案，对监测预警体系上报的信息进行决策等。

医疗救治系统：建立医疗收治诊疗工作流程及制度，如“三级”检诊、“三级”排查等制度；建立药品、器械保障系统，使应急状态下的药械保障畅通无阻；明确专科门诊、急救转运的流程及紧急情况下的外派支援方案等。

预防控制系统：建立疫情应急处理制度，对消毒、隔离、防护及其他处理流程进行严格规范，开展医院感染的流行病学调查，根据各信息网络收集的相关信息和疾病监测控制系统提供的数据，分析判定疫情可能的传播途径及方式，并迅速将有关信息反馈或发布给相关单位。

人力资源系统：建立专家库及专业学术机构，为应急处理储备人才，提供咨询和建议。应急反应时，应进行迅速的人力资源整合、动员和教育，建立应急状态下的奖惩制度、激励机制等。

后勤保障系统：信息网络建设和维护，交通通信，检测检验技术所需物品储备，应急处理所需药品器械；个人防护保障等的购置、储运、管理、应用研究。

③防控技术方案。

传染病。根据国家法定传染病的分类及防治要求，针对其传播方式、发病特征等，形成适用于综合性医院医护过程的防控方案，如门诊、急诊乃至手术中传染病患者的防控等。

食物中毒或职业中毒。综合性医院后勤供应及某些有可能造成职业损害的科室，如放射科、核医学科等应形成应对突发中毒或职业损伤事件的防控技术预案。

医源性感染。医院感染控制的技术规范、法规及防控技术方案正处于不断完善发展过程中，如内镜消毒技术规范、口腔科消毒技术规范以及输血感染控制指南等。综合性医院可在此基础上，建立形成适合本医院的防控技术方案。

医院环境卫生（含生物战剂、化学武器及核武器袭击等）。我国已建立起较为完善的防生物战剂、化学武器及核武器袭击的技术防控方案。尤其在环境监测方面，一系列先进的分子水平技术方法的应用，对及时快速检测医院环境中生物战剂、化学污染乃至核污染奠定了坚实基础。

（二）报告和应急处理原则

国家建立突发事件举报制度，规定了任何单位和个人有权向人民政府及其有关部门报告突发事件隐患。医院负责报告发现的突发公共卫生事件相关信息，是整个公共卫生监测网络中的一个重要组成部分。除了按照卫生行政管理部门和疾病预防控制部门的要求进行常规的疾病监测、报告之外，医院还应当注意开展两个方面的工作：一是建立一个识别异常情况、发现突发事件苗头的机制，其中包括确定异常情况的基线，培养有关人员的意识，制订处理异常情况或事件苗头的程序，提高实验室的检测能力等；二是开辟相关的信息渠道，收集、研究、整理、传递突发公共卫生事件的信息，使一线医务人员能够及时了解最新的动态和基本的应对方法。

1. 信息报告

①信息审核。在突发公共卫生事件的苗头出现以后，医院最主要的任务就是对疾病做出及时、正确的诊断，采取各种可能的措施，努力提高疾病诊断的及时性和准确性，并且协助疾病预防控制机构开展流行病学调查。

②信息报告。

初次报告。报告内容包括事件名称、初步判定的事件类别和性质、发生地点、发生时间、患者人数、死亡人数、主要的临床症状、可能原因、已采取的措施、报告单位、报告人员及通信方式等。

进程报告。包括报告事件的发展与变化、处置进程、事件的诊断和原因或可能因素，势态评估、控制措施等内容。同时，对初次报告的“突发公共卫生事件相关信息报告卡”进行补充和修正。

重大及特别重大突发公共卫生事件至少按日进行进程报告。

结案报告。事件结束后，应进行结案信息报告。达到《国家突发公共卫生事件应急预案》分级标准的突发公共卫生事件结束后，由相应级别卫生行政部门组织评估，在确认事件终止后 2 周内，对事件的发生和处理情况进行总结，分析其原因和影响因素，并提出今后对类似事件的防范和处置建议。

③报告方式、时限和程序。获得突发公共卫生事件相关信息的责任报告单位和责任报告人，应当在 2 小时内以电话或传真等方式向属地卫生行政部门指定的专业机构报告，若具备网络直报条件的同时进行网络直报，直报的信息由指定的专业机构审核后进入国家数据库。不具备网络直报条件的责任报告单位和责任报告人，应采用最快的通信方式将“突发公共卫生事件相关信息报告卡”报送属地卫生行政部门指定的专业机构，接到“突发公共卫生事件相关信息报告卡”的专业机构，应对信息进行审核，确定真实性，2 小时内进

行网络直报，同时以电话或传真等方式报告同级卫生行政部门。接到突发公共卫生事件相关信息报告的卫生行政部门应当尽快组织有关专家进行现场调查，如确认为实际发生突发公共卫生事件，应根据不同的级别，及时组织采取相应的措施，并在 2 小时内向本级人民政府报告，同时向上一级人民政府卫生行政部门报告。如尚未达到突发公共卫生事件标准的，由专业防治机构密切跟踪事态发展，随时报告事态变化情况。

2. 应急处理原则

①突发事件发生后，医院突发事件领导小组应迅速对突发事件进行综合评估，初步判断突发事件的类型，明确是否启动突发事件应急预案的意见。

②应急预案启动后，各职责部门应当根据预案规定的职责要求，服从突发事件应急领导小组的统一指挥，立即到达规定岗位，履行职责。

③急诊科及门诊各科室应当严格落实“首诊负责制”，对在突发事件中致病的人员提供医疗救护和现场救援。对就诊患者必须接诊治疗，并书写详细、完整的病历记录；对需要转送的患者，应当按照规定将患者及其病历记录转送至接诊的或者指定的医疗机构。并结合疫情，采取相应卫生防护措施，防止交叉感染和污染。

④根据突发事件应急处理的需要，突发事件应急临床指挥部有权紧急调集人员、物资、交通工具以及相关设施、设备；必要时，配合政府部门进行人员疏散或者撤离，并可以依法对传染病疫区实行封锁。

⑤医院感染管理科、预防保健科等部门应当对突发事件现场等采取控制措施，宣传突发事件防治知识，及时对易受感染的人群和其他易受损害的人群采取应急接种、预防性投药、群体防护等措施。

⑥参加突发事件应急处理的医务人员，应当按照突发事件的要求，采取防护措施，并在专业人员的指导下进行工作。

⑦医务人员应当配合卫生行政主管部门或其他部门指定的专业技术机构，开展突发事件的调查、采样、技术分析和检验。

⑧对新发现的突发传染病、不明原因的群体性疾病、重大食物和职业中毒事件，立即上报卫生主管部门，并采取控制措施。

⑨对收治的传染病患者、疑似传染病患者，依法报告属地主管部门、市疾病预防控制中心。对传染病做到早发现、早报告、早隔离、早治疗，切断传播途径，防止扩散。

（三）注意事项

1. 完善经费补偿机制

应对突发公共卫生事件对医院来说没有盈利，反而是一种“负担”，因此，很多医院卫生应急物资储备系统不完善，缺乏必要的储备场所，储备物资种类和数量不足，不能满足实际需求。建立完善的经费补偿机制是及时、准确地预报、预测和预警公共卫生突发事件的必备条件，是确保完成医疗卫生服务功能的基本保障。

2. 严格进行工作人员岗前培训

医务人员长期在自己的专业岗位上规律性工作，很少有危机处置特别是应对重大突发公卫事件的经历。在处置突发事件中，往往要多专业的医务人员一起制订救治方案，做到分清轻重缓急、条理清晰、合理救治。所以，在日常的医疗工作中要加强对各专业医务人员应急处置能力的训练，特别是对职业中毒、医源性感染暴发药品或免疫接种引起的群体性反应或死亡事件、放射性、有毒有害化学性物质丢失泄漏等事件、生物、化学、核辐射等恐怖袭击事件等突发公共卫生事件，要进行有针对性的培训和演练，防止在应对这类突发事件时束手无策，难以形成有效的救治机制或救治模式。

3. 开展应急心理干预

应急心理干预已成为突发事件发生时所采取的控制措施的重要组成部分之一。医院在处置突发事件发生时，面对突发事件可能产生的心理问题，没有得到相应的重视。医院在突发事件发生现场处理时应增加心理辅导专家，进行相关心理干预；在事件发生后、社会需求增加时，医疗机构还可以通过开通专线电话、提供相关教育素材等方式对患者或其家属提供咨询服务，实施心理干预。

六、医院药品不良反应监测管理

（一）概述

药品不良反应是指合格药品在正常用法用量下出现的与用药目的无关的或意外的有害反应，如阿托品用于解除胃肠痉挛而引起的口干等。构成药品不良反应的前提条件是药品必须为合格药品，必须在正常用法用量下出现，必须与用药目的无关的或意外的反应，必须是有害的反应。药品不良反应一般可分为副作用、毒性反应、过敏反应和继发感染（也称二重感染）四大类。药品不良反应有大小和强弱的差异，它可以使人感到不适、使病情恶化、引发新的疾病，甚至置人于死地。如何最大限度地发挥药物的疗效，最大限度地减少不良反应，这是临床需要解决的关键问题。在现实生活中，药品不良反应的发生率是相当高的，特别是在长期使用或用药量较大时，情况更为严重，甚至出现严重的毒副反应。严格地讲，几乎所有药物在一定条件下都可能引起不良反应。但是，只要合理使用药物，就能避免或使其危害降到最低限度。这就要求人们在用药前全面地了解该药的药理性质，严格掌握药品的适应证，选用适当的剂量和疗程，明确药品的禁忌。在用药过程中还应密切观察病情的变化，及时发现药品产生的不良反应，加以处理，尽量避免引起不良的后果。对于一些新药，由于临床经验不够，对其毒副作用观察及了解不够，在使用时就更应十分慎重。新的药品不良反应是指药品说明书中未说明的不良反应。在一种新药或药品的新用途的临床试验中，其治疗剂量尚未确定时，所有有害而非所期望的、与药品应用有因果关系的反应，也应视为药品不良反应。因服用药品引起死亡、致癌、致畸、致出生缺陷、器官功能产生永久损伤、导致住院或住院时间延长、对生命有危险并能够导致人体永久的或显著的伤残属药品严重不良反应。

药品不良反应报告和监测是指药品不良反应的发现、报告、评价和控制的过程。《药品不良反应报告和监测管理办法》明确提出国家实行药品不良反应报告制度。医院应按规定报告所发现的药品不良反应，医院必须指定专（兼）职人员负责本单位生产、经营、使用药品的不良反应报告和监测工作，发现可能与用药有关的不良反应应详细记录、调查、分析、评价、处理，并填写“药品不良反应 / 事件报告表”，每季度集中向所在地的省、自治区、直辖市药品不良反应监测中心报告，其中新的或严重的药品不良反应应于发现之日起 15 日内报告，死亡病例须及时报告。“药品不良反应 / 事件报告表”的填报内容应真实、完整、准确。新药监测期内的药品应报告该药品发生的所有不良反应；新药监测期已满的药品，报告该药品引起的新的和严重的不良反应。医院还应以“药品不良反应 / 事件定期汇总表”的形式进行年度汇总，向所在地的省、自治区、直辖市药品不良反应监测中心报告。对新药监测期内的药品，每年汇总报告一次；对新药监测期已满的药品，在首次药品批准证明文件有效期届满当年汇总报告一次，以后每 5 年汇总报告一次。医院发现群体药品不良反应，应立即向所在地的省、自治区、直辖市（食品）药品监督管理局、卫生厅（局）以及药品不良反应监测中心报告。省、自治区、直辖市（食品）药品监督管理局应立即会同同级卫生厅（局）组织调查核实，并向国家食品药品监督管理局、卫生部和国家药品不良反应监测中心报告。医院应经常对本单位生产、经营、使用的药品所发生的不良反应进行分析、评价，并应采取有效措施减少和防止药品不良反应的重复发生。药品不良反应实行逐级、定期报告制度，必要时可以越级报告。

医院的药品不良反应报告及监测相关资料是加强药品监督管理、指导合理用药的依据，不作为医疗事故、医疗诉讼和处理药品质量事故的依据。医院要根据《中华人民共和国药品管理法》《中华人民共和国药品管理法实施条例》《药品不良反应报告和监测管理办法》等法规开展药品不良反应监测，能及时发现临床用药中疑似药品不良反应情况，必要时组织专家讨论、排查，将药品不良反应与诊疗缺陷区分开，便于规范药品的使用和促进药品的安全监管。医院做好药品不良反应报告和监测的管理，是保障公众用药安全和维护公众健康的体现。

（二）药品不良反应的报告和监测

医院要根据《中华人民共和国药品管理法》《中华人民共和国药品管理法实施条例》《药品不良反应报告和监测管理办法》开展药品不良反应监测，指定药剂科、医务科、护理部等部门负责药品不良反应监测工作，药剂科设置专人负责药品不良反应监测具体工作及相关管理，各临床科室设置兼职的药品不良反应监测员。医院可成立药品不良反应监测工作小组，负责组织医院药品不良反应的培训和学术活动，组织药品不良反应相关的疑难病例讨论、评价及研究工作，配合各级食品药品监督管理部门对本单位新的、严重的、突发的、群发的或影响较大及造成严重后果的药品不良反应开展调查和核实工作，积极参与相关讨论、分析并提出处理意见，督导相关部门执行药品不良反应处理措施；密切关注药品不良反应和安全性的相关信息，审核相关部门制定的本单位预防与控制药品不良反应监测流程、管理制度等。医院药品不良反应专职人员及相关管理工作人员要熟悉《药品不良反应报告和监测管理办法》和辖区药品不良反应监测工作规定。

医院要积极向患者宣传药品不良反应监测的知识，拟给患者使用可能导致严重不良反应的药品前，主管医师应向患者做客观的说明，介绍此药品的药效及可能发生的不良反应，并根据患者的要求提供药品说明书或其复印件。对住院患者，在“入院须知”中附上含药品不良反应监测的内容；如患者住院期间发生过药品不良反应，主管医师应在其出院首页等相关材料上记录患者住院期间所使用药品发生不良反应及报告处理的情况。

医务工作人员发现疑似药品不良反应/事件时要做好记录，填写“药品不良反应/事件报告表”，告知本科室的药品不良反应监测员，在科室药品不良反应监测员的指导下立即用电话向药剂科的专职药品不良反应监测员或总值班（节假日及晚上报总值班）报告；科室药品不良反应监测员积极调查核实此次药品不良反应/事件，配合做好暂停使用、封存等处理事宜。医院专职药品不良反应监测员接到报告即进行调查核实，进行医院药品不良反应关联性评价，疑难病例可提交医院药品不良反应监测工作小组研讨、分析，未能排除药品不良反应按规定时限向辖区药品不良反应监测中心报告。医院药品不良反应一般病例每季度集中向辖区药品不良反应监测中心报告。

发现新的或严重的药品不良反应经核实后应立即报告医院药品不良反应监测工作小组，医院专职药品不良反应监测员于发现之日起 15 日内报告辖区药品不良反应监测中心；药品不良反应/事件中出现死亡病例或群体不良反应经核实后须立即电话报告医院药品不良反应监测工作小组、辖区药品不良反应监测中心，医院专职药品不良反应监测员在 3 天内补充经调查和核实的信息报辖区药品不良反应监测中心。在医院药品不良反应监测工作小组的指导下，药剂科停止相关药品的发售，对问题药品进行封存（包括在用药品）留样，必要时对同批号药品进行自检或送药检所检验，向辖区药品不良反应监测中心、相关经销公司、生产厂家及可能有相同药品的其他医院了解是否有类似的药品不良反应 / 事件发生。药剂科专职药品不良反应监测员收集相关药品说明书、药品批号、有效期、生产厂家、经销公司等信息，收集相关医嘱或处方及配伍使用其他药品的基本信息；调查相关药品在药库、药房、临床使用时的储存状况；护士配药情况，配药后存放时间等；进行分析后初拟药品不良反应分析报告，提交给医院药品不良反应监测工作小组。医院各部门配合各级药品监督管理部门以及卫生主管部门对新的、严重、突发、群发、影响较大并造成严重后果的药品不良反应调查、分析和评价。

医院专职药品不良反应监测员为医务人员提供药品不良反应监测技术指导和咨询，指导各科室药品不良反应监测员填写“药品不良反应 / 事件报告表”，收集、核实医院内药品不良反应的报告，建立并管理本单位药品不良反应数据库，维护药品不良反应监测信息网络系统，定期汇总、统计分析医院内各类药品不良反应 / 事件，负责医院“药品群体不良反应 / 事件报告表”的填报，按时向辖区药品不良反应监测中心报告。密切关注国内外药品不良反应和安全性的相关信息，将医院内药品不良反应监测情况定期向医院药品不良反应工作小组汇报，向相关部门通报。

第八章　职业安全卫生管理概述

第一节　职业安全卫生管理的概念及内容

一、职业安全卫生管理的概念

（一）职业安全卫生的定义

职业安全卫生是安全科学研究的主要领域之一，一般是指工作场所内影响劳动者安全与健康的条件和因素。美国、日本等国家均沿用这种提法，并且存在相对的管理机构和法律法规，如美国职业安全卫生调查局及职业安全卫生法。职业安全卫生的职责是对劳动者的保护，并非对环境的防护。职业安全卫生通过采用各种组织和技术手段，以达到保护劳动人员在进行工作活动时的安全、健康，不断改善劳动环境，防范工伤事故，并实现对女职工和未成年工的特殊保护。总的来说，职业安全卫生的目标是保证所有职工在工作活动中的安全健康，措施涵盖法律法规、设施、科学技术和管理制度等。

（二）职业安全卫生管理的内涵

职业安全卫生管理是一个十分复杂的工程，对政府、企业以及个人，只要有社会化生产，只要有企业与工作的留存，职业安全卫生管理就一刻也不能停息。长期以来，人们对职业安全卫生问题的认识，经历了从无意识地被动承受到积极寻找应对方案，从事后的补救型措施到事前预防型措施的实质安全，从单因素的就事论事到不断发展和完善的职业安全卫生管理的过程。

职业安全卫生管理是为了使职工免受工作过程中的损害，为了保障劳动者在劳动场地的生命安全而采取的各种管理行为和方法，以及执行多种制度的总称。

因为科学水平的局限性，实施的有限性，经济投入的限定性，职业安全卫生管理存在着各种短处和问题，特别是设备的不安全状态和职工的不安全行为更是五花八门。因此，作为一个空间、时间以及职员全方位的无法根除的事故，在较大程度上受到企业各方面要素的影响。

职业安全卫生管理主要关涉地区及国家的安全策略和政策，企业相关的计划、组织、实施和控制过程，以及对健康与安全管理绩效的评测等。实践中具体包括对人员、设备、环境、作业过程、事故及职业病等多方面的管理，制定管理方针和各类规章制度，同时也涉及在整个管理过程中所体现的安全文化。

系统化管理是当代职业安全卫生管理的明显特点。从企业的全局出发，将管制重点落在事故防范的实际绩效中，实行全职工、全过程、全方位的安全管理是职业安全卫生管理系统安全的思想根基。

职业安全卫生管理还关系到一个企业的可持续发展。职工作为企业最重要的资源之一，他们对企业的建立、发展和扩张有着举足轻重的影响，保障好职工的健康和安全也就是维护了企业可持续发展的力量和资源，同时也为企业长期目标的实现确立了一个坚实的根基。全方位的职业安全卫生管理将使企业从源头上降低成本，提高生产绩效，最终完成企业稳定、健康壮大的目标。职业安全卫生管理体现了企业文化中“人本”的思想，不仅保卫了企业的珍贵资源，还使企业免于人力资源流失和有关资产的减少。

同时，职业安全卫生管理是一个国家经济发展和社会文明程度的反映。所有劳动者获得健康与安全是社会正义、平安、文明、健康发展的基本标志之一，也是保证社会安定和谐和经济快速、健康发展的必要条件。

（三）职业安全卫生管理的特征

1. 适用性

职业安全卫生管理的审查标准适用于所有规模和种类的企业，并适用于各种地理、文化和社会条件。因此，审查标准具有普遍的适用性。可使企业的职业安全卫生管理系统在实际情况中满足不同企业的安全卫生管理目标，且可以让存在差异的不同企业以审查标准为基本原则，再依照其本身情形实现职业安全卫生管理体系的要求。

2. 灵活性

希望实行职业安全卫生管理的企业范围宽泛，他们的经济条件和技术能力相异，因此灵活性是职业安全卫生管理审查规范的特点。实施职业安全卫生管理的目标是协助企业改善其职业安全卫生管理任务。审查规范为企业提供了系统地进行因素管理和承诺实现的方法，要求企业在建立职业安全卫生管理时，务必严格执行国家的法律法规和相关的要求。

3. 系统性

职业安全卫生管理体系重视结构化、程序化、文本化的管理手段。第一，重视组织结构的系统性——主要目标是企业在职业安全卫生管理中，不但要拥有从基层职位到最高管理层之间的运转机构，同时还要有一个健全的监管机制。第二，它要求企业实行程序化管理，进而完成在管理过程中的全面系统管制。

4. 绩效要求

审查规范中要求企业必须在遵守相关法律条文的条件下对职业安全卫生方针持续改进，并履行事故预防与保护员工安全健康的承诺。因此，雇主的能力水平和职业安全卫生绩效水平可依据企业的情况确立，因此从事类似活动、却具有不同的职业安全卫生绩效的两个企业，都有可能满足审查规范的要求。除此之外，企业实行职业安全卫生管理时，还可以按照本身的经济技术能力和管理能力提出职业安全卫生管理绩效的要求，提升企业的职业安全卫生绩效。审核规范看重系统地采取和实行一连串的管理方法，并没有提出具体的改善方法与相关要求。雇主依照审查规范设立职业安全卫生管理系统，但这并不意味着不出现工伤事故和职业病，企业应将现实作为绩效不断改善的基础，依照职业安全卫生管理体系中的持续改进原则，完善对风险的控制，以达到最高的安全健康管理绩效。

5. 自愿原则

职业安全卫生管理是企业进行安全卫生系统化管理的手段，职业安全卫生管理审查规范的目标是规定并采用有效的管理机制，帮助企业实现其职业安全卫生目标，并非强制性标准。所有雇主是否执行职业安全卫生管理审查规范，是否设立职业安全卫生管理体系，是否开展职业安全卫生管理认证都决定于企业的意愿，不得以行政或其他方式强迫企业实施，实施过程中并不变更企业原来的法律责任。企业在实行审查规范时必须以中国国家法、地方法、行业法等法律法规及其他要求为基础，从对法律法规的获得、认知、传递和评价等方面保证信守承诺。

二、职业安全卫生管理的内容

职业安全卫生管理的核心内容是研究人—机系统中的安全问题，控制人、物、环境的不安全因素。按照职业安全卫生管理实施层面，可将其内容分为国家、企业和个人三个方面。

（一）国家层面

1. 安全生产方针与安全生产责任制的贯彻实施

安全生产方针是指国家对安全生产工作提出的总体要求，是安全生产工作的指向标。中国现行安全生产方针的目标是“安全第一，预防为主，综合治理”，主要的内容为遵守安全职责，进行事故提前预估，拟定并落实预防措施。从事生产管理和实际工作的人员，要依据自己的职务，在开展所有工作前，做到从思想上防范，即预估工作的危险性、事故发生的可能性。然后再依据风险的不同确定事故防范措施。各层级负责人安排工作都必须有安全要求，确定检修草案、开停工议案。出入现场工作人员必须预估到工作中可能存在的风险，并要有相关的应对措施。开始工作前必须办好相关安全工作交接手续，且紧要的安全措施必须以书面的方式发布于工作现场。这些具体的操作使“预防为主”的方针从空洞变得具体，从标语变为行动。

安全生产责任制是一项基本管理制度，是政府、企业的各级领导、职能部门和在工作岗位上的工作人员对生产工作应负责任的一种制度。安全生产责任制是企业中最基本的一项安全制度，是企业岗位责任制的组成部分，也是企业劳动保护、安全生产管理制度的核心。事实证明，只要建立了安全生产责任制的企业，贯彻执行党的政策、国家的法律法规，认真负责地组织生产，积极采取措施，改善劳动条件，职业安全卫生事故就会相应地减少。如果没有建立安全生产责任制，就会发生职责不清、相互推诿的事件，进而使劳动保护和安全生产的工作无人接管，职业安全卫生事故就会接连发生。国务院要求企业各层级领导、相关职能部门、有关工程技术人员和生产工人，各自在生产过程中应承担的安全责任，必须明确的规定。企业单位的各级领导、工作人员在经营生产的同时，必须负责管理安全工作，认真贯彻执行国家有关劳动保护的政令和制度，在计划、布置、检查、总结和评议生产工作的同时，还要计划、安排、抽查、小结和评定安全工作。企业单位中生产、技术、设计、销售、运输和后勤等各有关专门机构，都应在其所在的企业业务范围内，对实现安全生产的要求负责；各企业都应根据实际情况加强劳动保护机构或专职人员的工作。企业各生产车间都必须配备不脱产的安全工作小组成员。

2. 安全生产法律、管理制度的建立与实施

安全生产管理制度是依照中国安全生产方针及有关法律法规与政策所制定的，是企业和员工在生产活动中应该共同遵守的规范与准则。安全生产管理制度包括机构职责、责任的划分，安全生产管理人员职责、安全职责、工程设备的管理与检查整改、事故的处理方法以及玩忽职守的处理办法等。

政府的责任不仅要制定相关的法律与制度，还要严格执行所制定的相关法律法规，否则这些内容就是一纸空文，纸上谈兵而已。

（二）企业层面

1. 事故的预防与管理

事故是指发生在预料之外的导致人身伤害、经济损失的事件。事故不是一种静态事件，它开始于风险的加剧，并通过一连串相关事件按一定的规律依次发生而造成危害，即事故

是指造成人员伤害、死亡、职业病或设备设施等财产损失和其他损失的特殊情况。事故有生产事故和企业职工伤亡事故之分。生产事故是指生产经营活动过程中，突发的人身伤害或者设备损坏，导致原活动暂时中断或永远终止的意外事件。企业职工伤亡事故是指职工在劳动过程中发生的人身伤害、急性中毒事故。即职工在本岗位劳动，或虽不在本岗位劳动，但由于企业的设备和设施不安全、劳动条件和作业环境不良、管理不善，以及企业领导指派到企业外从事本企业活动，所发生的人身伤害（轻伤、重伤、死亡）和急性中毒事故。

对于职业安全事故的预防和管理，企业应该采取相应措施，从科学技术、科学教育、科学管理三方面着手。在科学技术方面可以通过提高系统管理可靠性来提升系统的安全性，同时运用合格的监控系统对指标进行监控，保证这些指标不达到导致事故的危险水平；在科学教育方面，要让员工掌握相关的安全基本知识；在科学管理方面应有相应的安全检查、安全审查与安全评测。

2. 职业病的预防和管理

职业病是指企业、事业单位的劳动者在职业活动中，因接触粉尘、放射性物质和其余有毒、有害物质等要素而造成身体损害的病症。如在生产活动中，接触生产中使用或产生的有毒物质、粉尘雾霾、放射性射线或长期强迫体位操作、局部组织器官不断受压等，一般都将这类情况归类为职业病。

对于职业病的预防与管理，企业应当做到：早期发现职业病和职业健康损害；不主观地评价职业安全危害与工作场地中职业病危害要素的关系和危害程度；识别各种职业病危害要素和危险人群；改进作业场地条件，提升生产工艺技能，使用防护设施和个人防护用品，对职业病职工及疑似职业病职工给予有效的处置；企业应按照国家相关法律法规，结合生产活动中存在的职业病危害要素，设立职业健康监管制度，保证劳动者能得到与所接触的职业病危害要素相对的健康监管；为职工建立职业健康监护档案并且定期进行职业健康检查。

3. 职业安全教育与安全检查

职业安全教育是指让员工掌握有关安全的基本知识。其中，按照培训内容可分为安全态度教育，如思想教育和态度教育；安全知识教育，如传授安全管理方法和传授安全生产常识；安全技能教育，如安全技能、安全培训。按照教育的对象，又可以把安全教育分为对管理人员的安全教育与对生产岗位职工的安全教育。安全教育的形式多样，其中有海报式、讲演式、会议辩论式、比赛式、音像式、文艺晚会式和学校正规教学式等。企业在进行安全教育时应做到形式多种多样，内容紧贴主题，要积极发挥员工的能动性，重视巩固学习成果，并与企业安全文化建设相结合。

安全检查是指企业通过对高风险要素的识别，对生产活动中可能产生事故的风险因素进行查验，以减少事故发生概率的行为。企业在进行安全检查时应当遵守各项安全法律法规、行业标准、企业安全手册与安全操作规范等。企业进行安全检查的内容包括：查思想，检查有关部门及相关人员是否牢固树立了"安全第一"的思想；查管理，检查安全教育、安全技术措施、伤亡事故管理等的实施情况及安全组织管理体系是否完善；查隐患，这是安全检查的主要内容，其主要工作是实地了解工作场所情况，检查劳动条件、生产装置、生产卫生设施是否符合要求，职工在生产中是否存在不安全行为等。

（三）个人层面

1. 危险源的辨识分析与控制

危险源就是可能招致死亡、危害、财产损失和工作环境破坏等情况发生的根源或状态。危险源由三个因素构成：危险条件、存在条件和发生条件。工业生产作业过程的危险源分为七大类：化学品类，如易燃易爆性、腐蚀性等危险物品；辐射类，放射源等；生物类，如微生物、传染病病原体等；特种设备类，如起重机械、电梯等；电气类，如高压电、高温作业等；土木工程类，如建筑工程、公路工程等；交通运输类，如汽车、火车等。

危险源的辨识就是辨别危险源并知晓其性质的过程。危险源辨识不仅包括危险源的辨别，而且必须对其特性给予判定。危险源的辨识对于个人在职业安全卫生中起到至关重要的作用。现在国内外已经发明出十余种危险源辨识的办法，如危险操作检查表、事故故障类型和操作影响性分析等。危险源掌控是利用科学技术和管理措施掌控、根除危险源，防备危险源造成事故、人员损伤和财产损失的工作。个人在对危险源进行管理时有三种方法：①隔离危险源，隔离危险源又可以分为距离隔离、偏向隔离以及封闭隔离；②个体防护，进行危险作业时，必须穿防护服，戴防毒面具等；③直接进行逃难、避难。

2. 事故的应急救援

当发生事故时，个人作为第一现场的当事人，进行适当的事故应急救援是十分重要的。通过采取高效的应急救援措施，尽量降低事故后果带来的危害，比如，职工的身体损伤、设备的财产损失和环境破坏等是事故应急救援的目标。以下三个方面是事故应急救援的根本任务：

①立即在现场组织救援遇害人员，并对危险区域以内的其他人员立即进行撤离或其他保护措施。其中对遇害人员的抢救是应急救援的重中之重，救援行动中必须做到秩序性、迅速性、有效性，这样才能减少伤亡，降低事故损失。因为重大事故的发生一般具有突然性、迅速性、扩散性和强危害性，所以指挥和指导现场人员采取相应措施进行自身防护是必要

的，必要时应立即远离危险区，并在远离过程中积极指挥现场人员进行自救和互救工作。

②立即掌控事态，对事故造成的损失进行确定并划定事故造成危害的区域，判定事故危险性质及危险程度。及时指挥工程抢险小组和相关技术小组一起控制事故危险物，掌控造成事故的危险物是应急救援工作的关键步骤。唯有高效地控制危险物，才能有效防止事故的进一步扩大，才能快速高效地开展救援工作。

③做好事故后的恢复工作，消灭潜在危险因素。针对事故可能对人类、动物、植物和环境等导致的实际危害和潜在的危害，立即采取封锁、隔离、清洗、消毒和监督等手段，以防对生物的二次危害和对环境的再度污染，对事故产生后的废墟进行处理，抢修基础设施，将事故现场恢复到基础状况。

第二节　职业安全卫生管理的目的与意义

一、中国职业安全卫生的发展概况

进入 21 世纪以来，全球安全形势不容乐观，环境危机，重大事故与天灾人祸等时刻威胁着人类的安全与健康。在政府、企业以及个人等多方力量共同努力下，中国职业安全卫生的发展状况总体稳定，略有起色，但是大体状况依旧严峻。

随着高新科技的不断出现，信息化、自动化生产模式得到推广，硬件的安全化水平得到大幅提高，职业安全卫生等也将得到进一步推进。同时随着科学技术的发展，人员周围能量的集中化，生产工艺、技术及环境的复杂性，人员素质低下、集中化和难以控制性以及各种社会不安全环境要素等，给安全管理带来了史无前例的挑战。

第一，随着科学技术高速发展，生产工艺、技术及环境的复杂性增大，职业安全卫生管理的目标也逐渐复杂，影响安全的要素越来越多。例如，对人员—设备—环境系统可靠性的要求逐步增加；在突发事件面前，又表现出某种脆弱性。

第二，社会正处在过渡期，相关安全生产的立法、执法有待健全。

第三，从业人员的整体能力有待进一步提高。安全意识不强是导致事故发生的潜在因素，对于职业安全卫生管理的负面效果是显而易见的。而产品及其工业设计人员、管理人员和政府有关部门人员的安全素质最为重要。但在教育上却在一定程度上忽视了这一点，并不是所有的专业技术人员和管理人员都具有符合要求的安全素质。

第四，职业病造成的严重影响，其中，尘肺病作为中国最严重的职业病，发病百分率成为各类职业病的第一位，并且其比例远超第二位。

第五，社会总体协调管理水平有待提高。安全生产根基薄弱，保障体系和体制不完善，部分地区和生产经营部门安全意识不强、责任不明确，安全投入不充足，安全生产监督管理机构、队伍建设以及督查任务亟须加强。

二、职业安全卫生管理的目的

职业安全卫生管理的目的不仅是为保证从业人员的人身安全，也是为经济发展保驾护航，确保国家、企业、个人“三赢”的局势。

（一）国家层面

安全生产与职业安全工作事关人民群众的根本利益，事关改革发展和稳定全局，一直以来受到党和国家的高度重视。“安全第一，预防为主，综合治理”是党和国家关于职业安全卫生管理的基本目标。因此，要达到这一目标，职业安全卫生管理的首要目的是做到标本兼治，扎实推进安全生产工作，健全和落实安全生产责任制，实行有利于安全生产的经济政策，加紧煤矿等行业改革重建步伐，增加安全生产投入，深入开展重点行业安全生产专项整顿，强化企业安全生产管理，加强安全技术人才培养和职工安全技能培训，加大安全生产监管力度，加强安全生产法，建设治进一步创造安全生产的优良环境。

（二）企业层面

企业建立和实行职业安全卫生管理的基本目的，是落实企业安全生产主体责任的方法，是加强企业安全生产根基工作的长效制度，是政府实行安全生产分类指导、分层监督的主要依据，是有效预防事故发生的重要方法。设立和实行职业健康安全管理体系，不断开展以职位达标、专业达标和企业达标为内容的安全生产标准化建设，加强和推进企业安全生产标准化建设的能动性和主动性，进一步规范企业安全生产行为，改进安全生产条件，增强安全基础监管，高效防备和坚持防止特重大事故发生。职业安全卫生管理的目的有四点：第一，为提升职业安全卫生绩效提供一个高效、节约的管理方法，有利于推进职业安全卫生法规和制度的贯彻与执行；第二，让企业的职业安全卫生管理转变为主动行为，提高职业安全卫生管理能力；第三，在社会上树立优良的企业形象，能产生直接或间接的经济收益；第四，控制危害要素，全面辨别危害要素、进行风险评估，对评估出的不可承担风险采取控制与监管措施。

（三）个人层面

职业安全卫生管理的目的对于个人要做到两点，分别是人员的安全和人员的健康。

1. 人员的安全

生产安全可分为设施的安全和人员的安全，两者紧密相关，设施的安全关联人员的健康与生命保障，生产人员的人身平安和生产设施安全中与人员有关的部分内容共同构成了人员安全。现代安全科学学说认为，不安全事故的发生是人的失误和物的不安全状况导致的。掌控人的失误，需要在人为心理学、行为心理学等成果的基础上，通过教育、宣传等增加人的安全意识和能力；物的不安全状况采取实用安全科学技术进行改造。随着经济的发展、科技的进步，出现了很多工业复杂系统，包括技术设施、员工以及组织三方要素紧密结合的技术系统，如化工石油、铁路、矿山和核电等组织。生产实际情况表明，对于工业复杂系统，只借助安全技术系统的可靠性和人的可靠性，不能完全杜绝事故的发生。

2. 人员的健康

健康是指一个人在身体、精神和社会等方面都处在稳定的状态，这种状态称之为健康。传统的健康观是“没有病”，当代人的健康观是整体康健。世界卫生组织提出“健康的具体表现应该是人的生理能力没有任何疾病与损失，同时具备心理健全、完备的社会适应性和社会道德”。因此，当代人的健康内容应该包含：身体健康、心理健全、社会性强、智力正常和道德健全等。而职业安全卫生管理则需要从身体、精神和社会三个方面进行管理与把握，不仅要保证员工身体在工作中不会受到各种职业病与职业伤害，同时还要保证他们有一个良好的心态以及对社会有较强的适应和调节能力。

三、职业安全卫生管理的意义

职业安全卫生管理与经济管理相互依托、相依而存，安全卫生管理为经济发展保驾护航，产生间接或直接的社会经济效益，其效用对于社会和经济的稳定发展是不可小视的。因此，搞好职业安全卫生管理工作具有十分重要的意义。

（一）国家层面

提高职业安全卫生社会责任的水平，社会各界务必通过保证将职业安全卫生纳入国家商讨的先行事项，以及通过建设和维护国家防范安全卫生文化的方式，为实现此目的做出贡献。各国政府应确保采用连续不断的行动来建立和加强国家防范职业安全卫生的文化，还应确保建立一个适度的职业安全卫生标准实施体制，包含强而有效的劳动监管机制，多项保护职工的职业安全卫生的法律法规。

改进职业安全与卫生将对工作环境、生产能力、经济和社会的进步产生正面影响，享有安全卫生的工作环境应该被视作一项基础人权，以确保全体劳动者的身心健康。

进行有效的职业安全卫生管理的意义还在于全面提升国际形象。建立一个积极良好的国际形象，对于中国的复兴之路具有重大的战略意义。经过多年努力，中国在经济、政治、科技和文化等各领域的发展突飞猛进，综合国力与日俱增，国际地位不断提升，国际舞台上的中国因素急速上升。但因为职业安全事故频发而被某些大国扣上了“无人权国家”的帽子，因此，进行有效的职业安全卫生管理，有效地降低职业安全事故，能表明中国的决心，能有效地提升中国的国际形象。

（二）企业层面

要将“安全第一，预防为主”作为搞好职业安全卫生管理工作的基本方针，要坚持贯彻和执行此方针。具体的安全相关工作、活动要由职业安全卫生管理部门来组织、协调。职业安全卫生管理工作水平的提高，有利于企业职业安全卫生管理制度的完善和执行。

搞好职业安全卫生管理，防范事故的发生和职业危害是根本目标。职业安全卫生管理是减轻、掌控事故，特别是人为事故发生的有效屏障。科学管理能够制约、减轻人的不当行为，控制或减少危险源，直接防范人为事故的发生。

要发挥职业安全卫生管理的作用，需要借助安全技术和职业安全卫生措施。建立在物质基础上的安全技术和职业安全卫生措施，需要管理者进行高效的职业安全管理行为——计划、组织、监察、协调和掌控，才能发挥效果。

职业安全卫生管理对企业经济发展起到了遮风挡雨的作用。从微观上看，做好职业安全卫生管理，有利于改善企业管理，全面促进企业各方面工作的开展，增进经济效益的提高；从宏观上看，职业安全卫生管理能产生间接或直接的社会经济效益，促进企业的发展。

将防范工作作为生产活动不可分割的部分，因为职业安全卫生的严要求与高绩效相得益彰。通过有效的方法建立专业的职业安全卫生管理方针，改进工作环境的安全卫生状况。对于相关工作场所的安全卫生应采用的措施，应当咨询员工代表的意见，并及时向他们公布情况，发挥员工的能动性，调动员工的积极性，保证整个企业良好的运转。

（三）个人层面

第一，职业安全卫生管理有助于提高职工的安全意识，员工要掌握相应的安全知识，提高安全意识，时刻保持安全第一的意识，做到防患于未然，常备不懈。

第二，职业安全卫生管理有助于让员工掌握安全知识。在企业现代化的生产工作中，特别是高风险的矿山开采、化工生产等企业，更要求每位员工学习掌握生产知识和安全知识，唯有牢记生产过程的各种安全知识，才能够在工作岗位上心手相应、游刃有余，减少和规避各种安全事故的发生。

第三，职业安全卫生管理有助于员工提高安全技能。安全技能是为了安全地完成生产任务，经过培训获得的科学化、自动化的工作方式。安全教育应该包括对风险因素的预防方法、应急设备的操作方法，其目的是提升员工的安全技能。唯有熟练掌握了安全技能，才能实现工作中的高效率，有效规避风险；掌握的安全技能多样、高超，安全事故的发生率就会降低。

第四，职业安全卫生管理能有效提高员工的基础安全素质。安全素质中的安全意识、安全知识和安全技能三个方面互相交融，密切联系，缺一不可。通过提高安全意识，就能对安全知识进行主动学习，并最终掌控各种安全技能；掌握各种的安全知识，才能有较强的安全意识；部分安全知识同时又是安全技能知识，部分安全知识既提高安全意识，又能掌握安全技能。三者相辅相成，不可分割。

第五，职业安全卫生管理使严峻的形势得到改善，保证每个员工的生活更加快乐、平安和健康。

第三节　职业安全卫生管理的原则与方法

一、职业安全卫生管理的理念

（一）与传统职业安全卫生管理理念的对比

传统职业安全卫生管理理念认为，事故的发生是难以避免的，忽视事前管制，注重事后处置。管理的重心落在安全指标的完成上。着重宣传，而轻视相关技能和意识的培训，所谓领导的重视也仅落实在各种书面文件上，一旦与生产任务发生冲突，势必忽视相关安全工作；没有全员参与安全管理的机制，也没有科学系统的管制方式，各种有效制度无法实行。

当代职业安全卫生管理理念内容包括十大基本法则：①所有关于职业的伤害事件全部都是可以防范的；②安全是每个职工的基本责任；③对于事故造成的伤害和职业疾病的防治，应该由管理层直接负责；④安全工作是聘用职工的首要条件；⑤职工必须接受严格的专业安全教育才能上岗就业；⑥管理层对于安全审查必须时常进行；⑦当发现不当行为和不良状况时务必立即给予纠正；⑧不管是工作还是生活，健康和安全都同等重要；⑨良好的安全状况才能产生优秀的工作业绩；⑩员工的安全是工作的关键。

现代安全理念与传统理念的区别体现在四个方面：

①认识到“以人为本”的人本主义，强调生命的尊严。

②认识到事故并非不可避免，根除了人们主观上的消极、悲观想法和发生事故时的借口，使职业卫生安全管理工作更加积极主动。

③从安全即业绩的观点出发，一改过去“安全只有投入没有回报”的错误观念。

④从注重隐藏的危险要素治理转化为从源头上设计，积极防范。

（二）职业安全卫生管理理念的内容

1. 主动参与岗前培训

职工应该主动参加岗前职业安全卫生知识培训，只有做到吃苦耐劳、勤学好问、勤学多记、反复操练，才能终身获益。反之，就可能危及自身和他人的健康安全。职业安全卫生知识培训，包括正确使用设备的方法、工作流程的正确顺序和相关防护方法等。劳动者在进行职业安全卫生知识学习时，要精确牢记，熟练掌握各项要求，同时，还应当动手实干，不清楚的地方应当主动请教有经验的同事，务必快速掌握正确的使用方法，成为一名合格的职工。

2. 恪守职业安全卫生规定

职业安全卫生规定作为工作规定的重要组成部分，是前辈用大量事故的经验教训换来的，是为避免以后再次发生相似伤亡事件而规定的。因此，只依靠企业制定的职业安全卫生操作规定是不够的，重点应落实在使劳动者在生产活动中一丝不苟地执行操作规定。劳动者在生产活动中应相互提醒、互相监督，不能以为职业安全卫生规定只是保护个人的，不必完全恪守。如果一个人不恪守职业安全卫生规定，势必会影响到更多人的安全问题。

3. 主动接受职业相关健康检查

大部分职业病是难以痊愈的，但却是可以预防的。为员工提供职业相关健康检查是企业必须履行的法定职责，员工也应该主动接受职业相关健康检查，做到早发现、早确诊、早医治，这不仅有利于保护员工自身健康，也有利于保护员工的权益。员工工作之前、工作之中、离开工作之后都应该进行职业健康体检，并且费用由企业承担。职业相关健康体检项目也应当依据与本职业接触有关危险要素而确定。体检时员工务必如实说清以前的体检状况、工作情况和自我感觉状况。体检后员工应当索要检查结果或诊断书，检查结果和诊断书是维权的有效证据，所以建议员工到有职业病诊断资格的相关医疗机构进行检查。

二、职业安全卫生管理的原则

（一）系统原理

1. 系统原理的含义

系统原理是指运用系统论的原理、方法和逻辑，认知和解决管理中出现的问题，分析在生产管理中的系统问题，最后完成优化管理的目标。职业安全卫生管理系统是生产管理的一个分支，其中包含了各类安全监管单位、安全防范设备、管理安全的规章制度、安全生产工作流程和原则，以及安检活动管理情报等。安全贯穿于整个生产活动过程中，职业安全卫生管理是全面、全过程和全员的管理。

2. 运用系统原理的原则

（1）动态相关性原则

动态相关性原则表明：组成管理系统的各要素不是静态固定的而是动态发展的，它们相互制约又相互联系。要提高安全管理的效果，必须掌握各要素之间的动态相关特征，充分利用各要素之间的相互作用。同时，需要有优良的信息反馈措施，做到能够每时每刻掌握企业安全生产的动态情况，且解决各类问题时考虑到各种事物之间的动态关联。

（2）整分合原则

高效的现代职业安全卫生管理务必在全体的规划下细致分工，在分工基础上又要能高效整合，这就是整分合原则。实行此原则，企业领导层必须在制定整体目标和开展全局策划时，将安全生产包含进去，在分配各类资源与组织系统时，务必将安全生产视为不可或缺的环节。

（3）反馈原则

反馈是掌控进程中对掌控组织的反映。正确、高效的管理，离不开灵活、精确、迅捷的反馈。企业生产的内在条件和外界环境都是日新月异的，所以必须准时获取、反馈各类生产信息，以便及时开展行动。

（4）封闭原则

封闭原则指，系统中应建立安全监督机构，以便正确地执行、输出和反馈，同时，建立安全管理规章制度可以贯彻封闭原则，建立尽可能完整的执行法、监督法和反馈法，构成一个封闭的制度网，是安全管理活动正常高效运行的有力保证。

（二）人本原理

1. 人本原理的含义

在职业安全卫生管理中把人的因素放在首位，体现以人为本，就是人本原理。以人为本有两层意义：一是所有管理行为都是从人展开的，人既是管理的主体，又是管理的客体，所有人都在一定的管理层级上，没有人就不存在管理；二是管理活动中，需要通过人的管理、运行、推行和实行，以到达管理对象的要素和管理系统的细枝末节。

2. 运用人本原理的原则

（1）动力原则

在管理系统中存在着信息动力、物质动力和精神动力。信息动力是通过信息的获得与交流，产生后来居上或一马当先的动力。物质动力是指物质待遇以及经济效益的刺激与鼓励；精神动力主要是来自梦想、社会公德、信念和名誉等方面的驱动和鞭策。

（2）能级原则

在管理系统中，为了保证组织的稳固性和管理的高效性，设立一套合适能级，即根据组织和个人能力的大小分配任务与工作，发挥不同能级的能量。

（3）激励原则

通过给予各种激励条件，激起个人的内在潜能，充分发挥人的主动性和能动性。

（三）预防原理

1. 预防原理的含义

职业安全卫生管理工作做到恰当的管理和正确的科技方法，达到防范为主，以防甚至根除人的不恰当行为和物的不安全状态，达到防止事故发生的目的。在有发生人身伤害、设备报废和环境破坏可能性的情况下，立即采取措施防止事故继续发生。

2. 运用预防原理的原则

（1）偶然损失原则

事故造成的结果和这个结果导致损失的严重程度都是不可预计的随机事件。重复出现的同类事故不一定产生完全相同的结果，这就是事故损失的偶然性。偶然损失原则表明，在实际生产活动中一定要重视各类事故，并且无论事故是否导致了损失，都必须提前做好防范准备。

（2）因果关系原则

事故的发生是众多要素存在内在逻辑因果关联而连锁发生的最终结果，只要事故的诱发要素还残留，发生事故几乎是必然的，这就是因果关系原则。所以从管理者到每个员工务必要将发生事故的因果关系链破坏，消除事故发生的必然性。

（3）本质安全化原则

本质安全化原则是指从一开始就在实质上完成安全化，从根基上根除事故发生的概率，进而达到防范事故发生的目的。本质安全化应满足两个条件：①操作不当——安全；②设备故障——保护，以上两种安全保护条件是设备配备设计阶段就存在，而不是事后补偿的。职业安全卫生管理的终极目标就是通过各种科技手段和行政措施达到本质安全化。

（四）强制原理

1. 强制原理的含义

采用强制管理的方法掌控人的愿望和作为。人的所作所为等受到职业安全卫生管理条件的约束。因为事故造成的损失具有偶然性，人的冒险性和事故损失的不可挽回性，决定了职业安全卫生管理有时是需要强制执行的。

2. 运用强制原理的原则

（1）安全第一原则

安全第一就是在开展生产和相关活动时，要求将安全管理放在全部工作的第一位。当生产和其他工作与安全产生冲突时，要以安全为首，生产活动和其余活动要遵从安全要求。

（2）督查原则

督查原则是指在安全工作中，为了使安全生产法律法规得到落实，必须建立安全生产督查管理部门，对企业生产过程的依法守法和依法执法行为进行督查。

三、职业安全卫生管理的方法

（一）安全生产标准化

1. 安全生产标准化的定义

安全生产标准化就是企业在生产经营和所有管理过程中，在安全生产管理过程中，从安全生产基础工作入手，制定本企业符合国家、地方和行业安全生产法律、法规的规范、规章等制度，并在本企业内部加以贯彻落实，使企业将安全生产责任逐步贯彻落实到每个操作岗位、每个职位和每个在岗人员中，并改善标准化操作的考核和评级标准，促进企业安全生产不断加强和持续改进。简单来说，安全生产标准化就是在企业中，各生产活动、生产过程的工作必须长期结合中国相关法律和规范标准等规定，以保障企业的安全生产活动、保护从业员工的生命安全，进而根除安全事故的发生。

2. 安全生产标准化的特点

安全生产标准化的特点包括六点：

①突出“安全第一，预防为主”的方针。

②强调企业安全生产工作样本化、典范化。

③落实企业全员的安全生产责任制。

④发挥企业安全生产主体的积极性和创造性。

⑤体现安全与生产的内在联系，把安全与生产看作整体。

⑥达到高水平，拥有严标准，开拓创新。

3. 安全生产标准化的原则

企业在建立和保持安全生产标准化体系时，应结合企业本身组织结构特性，并满足标准化的基本要求。安全生产标准化体系的建立，应着重“安全第一，预防为主，综合治理”的方针和以人为本的理念，注重科学性、严谨性和系统性，立足于危险辨别和风险评估，立足于隐患整治，风险管理思想，充分展现安全与利益、安全与健康的内在关联，并与企业组建各个机构的基础管理工作进行有效结合。

安全生产标准化的创立和实行，应该在企业生产经营的全过程、全方位和全成员中得以贯彻和执行，设立安全生产长效机制，进而反映出企业自身的产业特点与安全业绩的持续改善和提高。

（二）安全生产管理信息化

1. 安全生产管理信息化的定义

安全生产信息化是指伴随传感技术、通信技术、计算机技术的持续改进，把技术运用到安全生产事故预防、处理、救助和日常安全生产管理中，进而改变传统安全生产流程和组织，使安全生产管理变得更为高效，减少安全生产事故发生概率的过程。

安全生产管理信息化是指安全生产管理的信息化过程。它是通过计算机实现信息输入和存储，通过局域网和互联网实现信息传递，通过软件计算实现信息的处理和输出，从而改变传统企业安全生产管理的实际情况。

安全生产管理信息化的中枢是安全生产管理信息系统，它由人、网络、计算机和相关外围设施等组成，能进行安全生产管理信息的采集、传播、储存、处理、维修和应用，运用信息流把握安全生产运作方向，利用大量的数据预判未来，利用实时数据进行事实预警，利用信息整合实现数据统计，进而支持政府或企业高层做出正确的决定，协助中层进行过程控制、指导基层进行基础运作，帮助其实现安全生产的目的。

2. 安全生产管理信息化的特点

安全生产管理信息化有四个特点：

①通过安全生产管理信息的系统建设，引入安全生产管理理念、规范管理流程和提供统计分析工具等手段，提高系统管理能力。

②信息传递通过网络传输的快捷性、系统达到的准确性和处理周期的固定性，有效提高了安全生产管理的反应速度。

③流程自动化，安全生产管理信息系统代替人工进行流转和统计作业，有效地将管理人员从繁杂的档案工作和统计工作中解放出来。

④管理规范化能有效地降低违章作业的可能性，从而有效地降低安全生产事故发生的概率。

3. 安全生产管理信息化的原则

建立和推广安全生产信息系统，需要投入大量的资源，比如，人力资源和财力资源，以此来保证基础工作的牢固。尤其是系统考察和初建阶段，以及系统运行初期的信息录入阶段，会涉及大量的分析统计、信息专业工作。因此，管理者必须给予重视和支持，成立工作小组，制订管理方案、激励机制和考核办法。

安全生产管理信息系统的建立是一项专业面较广、技术要求高的系统工程，一方面需要安全生产技术、计算机技术、通信技术和统筹学等专业人才支撑；另一方面需要绝对的技术保障能力，提供长时间的系统更新。

安全生产信息系统涉及的软硬件设备较多，必须保证有足够的经费投入和充足的生产周期。软件和服务费用投入包含：信息化开发费用、系统设计开发费用、系统培训费用和系统维护费用；硬件费用包括服务器的购买、终端的开设、网络布局的调整等。

第九章　职业安全与卫生管理模式与体系

第一节　职业安全与卫生管理体制和模式

一、国家职业安全与卫生管理体制的发展

职业安全卫生管理是一个全人类共同面临的问题，对此世界各国所采取的措施都具有一些共同的规律和属性。体制是国家机关、企事业单位的机构设置，隶属关系和权力划分等方面的具体体系和组织制度的总称。监管体制则是指管制者基于公共利益或者其他目的依据既有的规则对被管制者的活动进行监督管理的制度、方式、方法的总称。在职业安全卫生管理体制方面，由于各个国家政治制度、经济体制和发展历史的不同，其职业安全卫生管理体制也存在一些差异。但随着国际经济一体化和全球化的发展趋势，各个国家的职业安全卫生管理体系之间出现了相互的影响和渗透的趋势。在职业安全卫生管理体制方面，世界很多国家推行的是“三方原则”的管理体制或模式。即国家、雇主、雇员三方利益协调的原则。这一原则必然建立起国家为了社会和整体的利益，通过立法、执法、监督的手段来实现；行业代表雇主或企业的利益，通过协调、综合管理来实现；工会代表员工的利益，通过监督手段来实现的相互督促、牵制和协调、配合的机制。

在我国，职业安全卫生监督管理是督促企业落实各项安全法规，治理事故隐患，降低伤亡事故发生的有效手段。因此设立了中华人民共和国应急管理部，将国家安全生产监督管理总局的职责，国务院办公厅的应急管理职责，公安部的消防管理职责，民政部的救灾职责，自然资源部的地质灾害防治、水利部的水旱灾害防治、农业农村部的草原防火、国家林业和草原局的森林防火相关职责，中国地震局的震灾应急救援职责以及国家防汛抗旱总指挥部、国家减灾委员会、国务院抗震救灾指挥部、国家森林防火指挥部的职责整合，组建应急管理部，作为国务院组成部门。

应急管理部主要职责是组织编制国家应急总体预案和规划，指导各地区各部门应对突发事件工作，推动应急预案体系建设和预案演练。建立灾情报告系统并统一发布灾情，统筹应急力量建设和物资储备并在救灾时统一调度，组织灾害救助体系建设，指导安全生产类、自然灾害类应急救援，承担国家应对特别重大灾害指挥部工作。指导火灾、水旱灾害、

地质灾害等防治。负责安全生产综合监督管理和工矿商贸行业安全生产监督管理等。

我国职业安全卫生监管体制从中华人民共和国成立至今经历了几次重大变革，有着特殊的复杂曲折的发展过程。职业安全卫生监管体制从职能划分不清的局面逐渐转变为现在的安监部门全面负责，并在监管体制、组织和制度机制方面逐步加强，使我国对职业安全卫生监管取得了一定效果。我国职业安全卫生监管体制变革的历程，基本体现了政府从“职业安全监管与职业卫生监管相互独立”到“职业安全卫生监管体制统一”的转变。

在计划经济体制向市场体制转变的过程中，我国职业安全卫生监管体制历经多次变化，但是政出多门、职能交叉等问题尚未完全解决，监管效率较低。国外的监察机构一般都设在一个部门，而我国的职业安全卫生监察工作在长时期内由多个部门承担：安全生产及救灾救援由应急管理部负责；职业卫生监察由国家卫生健康委员会负责；工伤保险由人力资源和社会保障部负责；锅炉压力容器监察职能由国家质量技术监督局分管。它们在各自的权限范围内对用人单位和劳动者执行落实国家劳动安全卫生法规的情况实施监督，但是监管主体不明确，各监管主体之间职能交叉，使得这些监管机构之间常常缺乏相互配合，安全事故得不到及时处理。

二、职业安全与卫生管理体制的内涵

（一）国家监察

我国学者将监管的一般含义界定为：“管制者基于公共利益或者其他目的依据既有的规则对被管制者的活动进行的限制。”一般意义上的监管涵盖面极广，就监管主体而言，监管者既可以是政府，也可以是企业及其他一切非政府组织，还可以是个人。狭义的监管的主体仅指政府，包括立法机关、司法机关、行政机关，不包括行业自律组织和私人。

1. 对概念的理解

①监察机构和监察人员的设置必须符合国家法律规范要求，监察机构的工作符合国家法律确定的职责权限，不失职，不越权。

②国家劳动安全监察是一种执法监察，监察执行国家法规、政策的情况，预防和纠正违反法规、政策的偏差。它不干预企业、事业单位内部执行法规、政策的方法、措施和步骤等具体事务，不代替企业日常的安全管理和安全检查。

③监察活动以国家有关法规为依据。

2. 监察的原则

①合法性原则——以国家相关法规的要求来进行执法监察。

②独立性原则——监察行为具有独立性，不受到企业及事业单位的干扰。

③公正性原则——监察活动对任何企业及事业单位都一视同仁，保证公平公正。

④强制性原则——对于违反国家安全生产法规的情况，有权强令整改，包括停产整顿。

3. 监察的对象

（1）企业重点岗位人员的行为

这样的人员有三类：一是企业的主要生产及安全负责人，他们的决策和行为对企业的安全生产有决定性作用；二是现场直接指挥生产的车间主任或生产班组长，他们是实现企业安全决策的关键人员，各项安全措施能否落实与他们有直接关系；三是特种作业人员，特种作业主要是指容易发生人员伤亡事故，可能对操作者本人、他人及周围设备设施的安全造成重大危害的作业。特种作业人员的作业可能危及自身安全，也可能危及他人安全。监督、考核这三类人员的安全知识、操作技能，提高他们的安全意识，对减少伤亡事故至关重要。

（2）特种作业场所和有害工序

通过制定各种法规、技术标准，建立各种审批制度，对某些特种作业场所、工艺设备的危害性予以控制。有些生产工艺则要建立必要的审批制度，没有妥善措施、不经批准不许采用。对有职业危害的作业进行危害程度分级，以便分别情况，采取不同措施，不断改善劳动条件，控制职业危害。

（3）特殊产品的安全认证

对劳动防护用品的生产实行质量监督检验制度；对容易造成事故伤害的某些特种设备，如起重设备、电梯、厂内机动车辆、冲压设备等，实行全面监测检验发证；对基本建设和技术改造工程项目进行设计审查和竣工验收，使之符合安全卫生的要求。

4. 监察的职能

（1）实行监察——强调依法行事

实行劳动安全监察是监察部门依据法规授予的权限对企事业单位进行下列监督和检查：检查贯彻落实安全生产方针和遵守安全法规的情况；揭露安全工作中存在的问题，分析产生的原因；督促、指导这些单位改正违章行为，消除事故隐患；对违反法规又拒不改正的行为实行干预，强制其改正；在处理事故或其他有关安全的事项中，对有关各方的争议进行仲裁。此外，劳动安全监察在客观上对于调整劳动关系，改善企业管理，提高经济效益，改进生产技术也能起到一定的作用。

（2）反馈信息——强调监察效果

监察部门和监察人员在实行劳动安全监察的过程中，通过调查研究、现场取证、统计分析、沟通联络等手段能广泛收集到各类安全信息。对这些信息应该有目的地进行分类、比较、综合，去伪存真，去粗取精，进而提出有价值的意见和对策，或者反馈给领导机关，供决策参考，或者提供给有关部门和单位，帮助他们改进工作。

实行监察和反馈信息的职能是相互依存、相互促进的。监察职能强调依法行事；信息职能则强调监察效果，总结经验教训，及时调整对策。两者的有机结合将不断把安全工作推向新的高度。

（二）行业管理

1. 内涵

由行业主管部门，根据国家的安全方针、政策和法规，在实施本行业宏观管理中，帮助、指导和监督本行业企业的安全工作。

2. 特点

①不被授予代表政府处理违法行为的权力。行业管理也存在与国家监察在形式上类似的监督活动。但是，这种监督活动仅限于行业内部，而且是一种自上而下的行业内部的自我控制活动，一旦需要超越行业自身利益来处理问题时，它就不能发挥作用了。因此，行业安全管理与国家监察的性质不同，它不被授予代表政府处理违法行为的权力。

②不设立具有政府监督性质的监察机构。

3. 职责

①贯彻执行国家安全生产方针、政策、法规和标准，制定本行业的具体安全规章和规范，并组织实施。

②实行安全目标管理，制订本行业安全生产的长期规划和年度计划，确定行业的安全方针、目标、措施和实施办法，并将其纳入企业绩效的考核系统中。

③在重大经济、技术决策中提出有关安全生产的要求和内容，组织和指导企业制订、落实安全措施计划，督促企业改善劳动条件。

④在新建、改建、扩建工程和技术引进、技术改造中，督导企业贯彻执行主体工程与安全卫生设施“三同时”的规定；在新产品、新技术、新工艺、新材料的开发和应用中，执行有关安全卫生的规定。

⑤参与组织对本行业的职工进行安全思想教育和安全知识培训工作；组织本行业企业管理人员和安全管理专职人员的安全教育。

⑥组织或参与本行业伤亡事故的调查处理，协助国家监察部门查处违章违法行为。

⑦组织行业内的安全检查和评价，表彰安全先进单位和个人，总结和交流安全生产经验。

（三）企业负责

指企业在生产过程中，承担着严格执行国家安全生产法律、法规和标准，在企业内部建立良好的安全生产运行机制，从而确保安全生产的责任和义务。企业安全生产的第一责任人是企业法人代表或最高管理者。在此基础上，企业必须层层落实安全生产责任制，建立内部安全调控与监督检查的机制。企业要接受国家安全监察机构的监督检查和行业主管部门的管理，只有企业的劳动安全卫生工作搞好了，企业职工的安全与健康才有保障，安全管理工作也才能落到实处。

安全生产的主体是企业，因此建立企业安全生产的自我约束机制是搞好安全生产的关键。企业安全生产的自我约束机制就是指企业在生产过程中，自觉服从国家的安全生产方针、政策和法规，在企业内部建立良好的安全生产运行机制，使安全与生产处于和谐统一的整体之中。

实现企业安全生产的自我约束机制，首先必须在企业内部建立完善的安全组织管理体系，通过落实安全生产责任制，建立健全安全规章制度，实行安全目标管理，坚持安全教育培训，开展安全检查及绩效考核等方法来实现。此外，必须通过企业的外部环境对企业加以约束，使企业从被动地适应外部约束逐渐转化为主动地自我约束。外部约束的形成主要依靠强大的法制力量和网络媒体力量。通过制定完善的安全生产法规和标准，加强国家安全监察的执法力度，同时通过各种渠道和采取各种手段进行宣传教育，使企业领导和全体员工牢固树立安全生产的法治观念，并自觉用安全法规和标准来约束自己的行为。通过网络媒体快速曝光企业违反安全生产法规的情况，不注重保护员工安全的情况，使企业负责人真正从思想意识上认识到安全生产的重要性，实现从“要我安全”到“我要安全”的转变。

（四）群众监督

1. 内涵

群众监督指企业职工通过各级工会或职工代表大会等组织，监督和协助各级行政领导，贯彻执安全生产方针、政策、法规，不断改善劳动条件，做好安全管理工作。

2. 群众监督不具有国家监察的强制效应，但它是国家监察的有效补充

群众监督不能采取国家监察的某些形式和方法，特别是不能采取那些以国家强制的形式表达国家命令的手段，因而它通常不具有法律的权威性。群众监督是国家监察的有效补

充，群众监督可以成为企业自我约束机制的重要促进力量。

三、职业安全与卫生管理模式

职业安全与卫生管理模式，是指为了实现“安全第一，预防为主，综合治理”的国家安全生产方针而建立的职业安全与卫生管理组织形式和安全生产行为方式。随着国家经济体制和政府管理职能的转变，以及为了与国际接轨，我国的职业安全卫生管理体制向着如下模式发展：遵循“国家、企业、员工”三方需要的原则，建立“五方结构”的国家职业安全卫生管理模式，即国家、政府（行业）、社会（中介）、企业（法人或雇主）、工会（员工或雇员）的“五方结构”，其管理模式为国家监督、政府（行业）监管、中介服务、企业负责、群众监督。“五方结构”的科学原则是：国家利益与社会责任相结合的原则；国际惯例与中国国情相结合的原则；系统化分层管理与全面分类管理相结合的原则。

（一）政府监管与指导

各级政府实施安全生产监督管理与协调指导的“监督运行机制”。《中华人民共和国安全生产法》第九条明确了政府的安全生产监督管理职能，即国务院负责安全生产监督管理的部门依照本法，对全国安全生产工作实施综合监督管理；县级以上地方各级人民政府负责安全生产监督管理的部门依照本法，对本行政区域内安全生产工作实施综合监督管理。

国务院有关部门依照本法和其他有关法律、行政法规的规定，在各自的职责范围内对有关行业、领域的安全生产工作实施监督管理；县级以上地方各级人民政府有关部门依照本法和其他有关法律、法规的规定，在各自的职责范围内对有关行业、领域的安全生产工作实施监督管理。

安全生产监督管理和对有关行业、领域的安全生产工作实施监督管理的部门，统称负有安全生产监督管理职责的部门。这表明了我国安全生产法的执法主体是国家安全生产监督管理部门和相应的专门监管部门。

（二）企业实施与保障

《中华人民共和国安全生产法》第四条规定：生产经营单位必须遵守本法和其他有关安全生产的法律和法规，加强安全生产管理，建立、健全安全生产责任制度，完善安全生产条件，确保安全生产。第五条规定：生产经营单位的主要负责人对本单位的安全生产工作全面负责。

（三）员工权益与自律

从业人员的权益保障和实现生产过程安全作业的“自我约束机制”。《中华人民共和国安全生产法》第六条规定：生产经营单位的从业人员有依法获得安全生产保障的权利，并应当依法履行安全生产方面的义务。

（四）社会监督与参与

工会、媒体、社会和公民广泛参与的“社会监督机制”。《中华人民共和国安全生产法》第七条规定：生产经营单位的工会依法组织职工参加本单位安全生产工作的民主管理和民主监督，维护职工在安全生产方面的合法权益。生产经营单位制定或者修改有关安全生产的规章制度，应当听取工会的意见。

第七十三条规定：负有安全生产监督管理职责的部门应当建立举报制度，公开举报电话、信箱或者电子邮件地址，受理有关安全生产的举报；受理的举报事项经调查核实后，应当形成书面材料；需要落实整改措施的，报经有关负责人签字并督促落实。

第七十四条规定：任何单位或者个人对事故隐患或者安全生产违法行为，均有权向负有安全生产监督管理职责的部门报告或者举报。

第七十五条规定：居民委员会、村民委员会发现其所在区域内的生产经营单位存在事故隐患或者安全生产违法行为时，应当向当地人民政府或者有关部门报告。

第七十七条规定：新闻、出版、广播、电影、电视等单位有进行安全生产公益宣传教育的义务，有对违反安全生产法律、法规的行为进行舆论监督的权利。

这就规范了我国的安全生产，发动了四方的社会监督力量，即工会、媒体、社会和公民四方。

（五）中介支持与服务

建立国家认证、社会咨询、第三方审核、技术服务、安全评价等功能的“中介支持与服务机制”。《中华人民共和国安全生产法》第十五条规定：依法设立的为安全生产提供技术、管理服务的机构，依照法律、行政法规和执业准则，接受生产经营单位的委托为其安全生产工作提供技术、管理服务。生产经营单位委托前款规定的机构提供安全生产技术、管理服务的，保证安全生产的责任仍由本单位负责。中介机构通过咨询与服务方式为生产经营单位提供安全生产的技术支持，提高企业的安全生产保障水平和能力。中介机构并非安全生产政府监察部门或者行业主管部门派出机构，没有任何政府监察部门或行业主管部门的任何行政权力，不能监察企业的不安全行为。

在安全生产管理模式中，企业责任是最基本的，企业安全生产的实现既是企业的归宿也是出发点。因此，企业自我管理和遵守国家法规是落实“五方结构”的关键，强化劳动者监督意识和维护自身职业安全卫生的权利与义务是“五方结构”的基础；政府科学建规、立法，并依法客观、公正地进行监督，则是“五方结构”的保障。

第二节　企业职业安全与卫生管理模式

模式是事物或过程系统化、规范化的体系，它能简洁、明确地反映事物或过程的规律、因素及其关系，是系统科学的重要方法。安全管理模式是反映系统化、规范化安全管理的一种方法，了解和学习国内外成功的安全管理模式，对于改进企业的安全管理，提高企业安全生产的保障能力具有良好的作用。

安全管理模式是包括安全目标、方针、原则、方法、措施等的综合安全管理体系。国内外发展和推行的很多安全管理模式是在长期的企业安全管理经验基础上，现代安全管理理论与事故预防工作实践经验相结合的产物，它具体地体现了现代安全管理的理论和原则。安全管理模式具有如下特征：抓住企业事故预防工作的关键性矛盾和问题；强调决策者与管理者在职业安全卫生工作中的关键作用；提倡系统化、标准化、规范的管理思想；强调全面、全员、全过程的安全管理；应用闭环、动态、反馈等系统论方法；推行目标管理、全面安全管理的对策；不但强调控制人行为的软环境，同时努力改善生产作业条件等硬环境。

任何企业，特别是高风险施工的企业，如矿山、建筑、化工等，结合企业自己的特点和需要，学习、研究或者仿效现代企业的安全管理模式，并在企业的安全生产管理中推行和实施，一定有助于改善本企业的安全管理状况，达到有效预防事故的目的。企业安全生产管理模式是在新的经济运行机制下提出来的，其思想是无论是人身伤亡事故，还是财产损失事故；无论是交通事故，还是生产事故，甚至火灾或治安案件，都会对人类造成危害和损害；这些人们不希望出现的现象，其出现的根源、过程和后果，都有共同的特点和规律，企业对其进行防范和控制，也都有共同的对策和手段。因此，对企业的生产安全、交通安全、消防、治安、环保等专业进行综合管理，对于提高企业的综合管理效率和降低管理成本有着重要作用。建立“大安全”的综合安全管理模式是21世纪企业安全管理的发展趋势。

一、对象化的安全管理模式

（一）以“人为中心”的企业安全管理模式

把管理的核心对象集中于生产作业人员，即安全管理应该建立在研究人的心理、生理素质基础上，以纠正人的不安全行为、控制人的误操作作为安全管理的目标。

1.“三不伤害”模式

即为不伤害自己，不伤害他人，不被他人伤害。“三不伤害”融会了东西方的智慧。有人把“三不伤害”看成简单的道理，但是，复杂的问题简单化就是不简单，简单的道理坚持做更是不简单。无人怀疑“三不伤害”的正确性，却有太多的人不去履行。

作为员工应该对“三不伤害”有正确的态度：第一，不伤害自己，是我们工作中必须做到的最低标准。对员工的安全教育要从“不伤害自己”入手，如果员工连“不伤害自己”都做不到，怎么能谈得上“不伤害他人”以及“不被他人伤害”？要杜绝不伤害自己，必须做到：一是意识上不伤害自己。员工安全意识差，麻痹大意，心存侥幸，图省事，怕麻烦，就是隐患，就是潜在地自己伤害自己。因此，对待安全，就必须高度重视，集中思想，抖擞精神，一丝不苟。二是技能上不能伤害自己。员工们应主动参加安全活动，接受安全培训，主动学习安全技能，掌握操作的设备或作业活动中的危险因素及控制方法，提高识别和处理危险的能力，才会有能力做到自己不受伤害。三是行为上不伤害自己。员工应养成遵章守纪的习惯，领导在与不在一个样，有人检查和没人检查一个样，不偷懒，不冒险，不违章，不放过任何隐患，让自己伤害自己成为不可能。第二，不伤害他人，是最起码的职业道德。伤害是把双刃剑，当你伤害了别人时，也是在刺向你自己。在安全工作上，害人就是害自己，害人必然害自己，肇事者难逃处罚，要么是法规制度的制裁，要么是事故扩大连带的伤害。在思想上要把别人的生命看得和自己的生命一样重要，绝对不可以因自己的错误，造成对他人生命健康的伤害。第三，不被他人伤害，是难以做到而又必须做到的职业规范。提高自我防护意识，是“不被他人伤害”最关键的一条，请谨记，违章指挥可不听，别人失误帮助改，安全经验同分享，保护自己免伤害。

“三不伤害”最初是作为人性化的安全管理理念，如今，已发展成为一种有效的管理工具。

2.“人基严”模式

该模式以人为中心，强调基本功、基层工作、基层建设，严字当头、从严治厂。

以“人为中心”的企业安全管理模式在预防事故时以偏概全，难免顾此失彼。

（二）以“管理为中心”的企业安全管理模式

这种模式基于“一切事故原因皆源于管理缺陷”。因此，现今的管理模式既要吸收经典安全管理的精华，又要总结本企业安全生产的经验，更要能够运用现代化安全管理理论。

1. 鞍山钢铁公司的“0123”管理模式

该模式由鞍山钢铁公司创立，经专家论证通过并获得国家劳动保护科学技术进步奖。其内涵是：0 代表死亡事故为零的管理目标；1 代表行政一把手为第一责任人的安全生产责任制；2 代表标准化作业、标准化班组的双标建设；3 代表全员教育、全面管理、全线预防的“三全”为对策的管理模式。

“事故为零”指所有职工都以伤害事故为零作为奋斗目标开展目标管理，保障自己和他人在生产经营活动中的安全健康，确保生产经营活动中的安全健康，确保生产经营活动的稳定进行。在开展安全目标管理中，要坚持严明职责、严密制度、严肃纪律和严格考核的从严治厂原则，运用强制手段保证安全目标的顺利实现。“行政一把手为第一责任人的安全生产责任制”是指各级党政工团的第一负责人共同对安全生产负主要责任；企业各个管理和技术部门实行专业管理，分兵把口，齐抓共管；各个岗位人员要人人负安全生产责任。“标准化作业”活动的全部内容包括制定作业标准、落实作业标准和对作业标准实施情况进行监督考核。“标准化班组”是企业班组建设的一个重要方面。“标准化班组”建设，就是以“事故为零”为目标，以加强班组安全全面管理、提高群体安全素质为主要内容，采取各种有效形式开展达标活动，实现个人无违章、岗位无隐患、班组无事故的目的。标准化作业是以作业标准去规范生产活动中的行为，主要是控制个体行为，而标准化班组建设是控制群体行为，以确保班组生产作业条件安全。“全员教育、全面管理、全线预防”是实现安全生产的具体对策，它体现了安全工作必须全员参加、全方位管理、全过程控制的现代安全管理原则。全员教育系指对企业的全体职工及其家属的安全教育。安全生产是全体职工的事，必须发动群众、依靠群众。从企业领导到每名职工及家属都要进行教育，以提高整体安全意识和安全技能，培养良好的安全习惯。全面管理是对生产过程中的人、工艺、设备、环境等因素进行安全管理。要通过推行标准化作业消除不安全行为；要制定先进合理的工艺流程，搞好工序衔接，优化工艺技术；要搞好设备维修，消除设备缺陷，开展查隐患、查缺陷、搞整改活动，完善安全防护装置，实现物的安全；要开展群众性的整理、整顿活动，使环境整洁，以改善生产作业环境。全线预防是针对企业生产经营各条战线各个层次存在的危险源进行识别、评价和控制，通过多重控制形成多道安全生产防线。

为全面贯彻落实新《中华人民共和国安全生产法》的要求，创建与企业发展战略相适应的先进企业文化体系，形成广大员工高度认同并自觉践行的安全价值观。鞍山钢铁公司构建并全面推行了新的“0123”安全管理模式，以先进的安全文化、安全理念引领企业安全稳定的发展。新的“0123”安全管理模式的主要内涵为：0代表零的管理目标，即以零事故为目标；1代表一条主线，即以安全生产标准化为安全管理主线；2代表双责保障，即以一把手负责制、一岗双责作为保障；3代表三全重点，即以全员素质提升、全过程风险防控、全要素绩效评价为关键。该模式提出了“有目标、有主线、有保障、有关键”的安全管理方法，同时，又形成了“有理念、有核心、可提升、促发展”的特有安全文化。

2.“0457”管理模式

该模式由扬子石化公司首创，其内容是：围绕一个安全目标——事故为零；以“四全”——全员、全过程、全方位、全天候为对策；以五项安全标准化建设——安全法规系列化、安全管理科学化、教育培训正规化、工艺设备安全化、安全卫生设施现代化为基础；以七大安全管理体系——安全生产责任制落实执行体系、规章制度体系、监督检查体系、教育培训体系、设备维护整改体系、事故抢救体系、科研防治体系为保护。

以“管理为中心”的安全管理模式针对作业过程中存在的管理缺陷，在一定程度上综合考虑了人、机、环境系统，较大地提高了安全管理效率，但这种模式还没有建立起自我约束、自我完善的安全管理长效机制。

二、程序化的安全管理模式

（一）事后型的安全管理模式

事后型的安全管理模式是一种被动的管理模式，即在事故或灾难发生后进行亡羊补牢，以避免同类事故再发生的一种管理方式。这种模式遵循如下技术步骤：

事故或灾难发生—调查原因—分析主要原因—提出整改对策—实施对策—进行评价—新的对策。

事后型的安全管理模式对危险源实行微观控制，事故隐患没有被及时发现和整改，因而风险控制水平低，事故隐患易演变为事故。

（二）预防型的安全管理模式

预防型的安全管理模式是一种主动、积极地预防事故或灾难发生的管理模式，是现代安全管理和减灾对策的重要方法和模式。其基本的技术步骤是：提出安全目标—分析存在的问题—找出主要问题—制订实施方案—落实方案—评价—新的目标。

1. 美国杜邦公司的安全管理模式

（1）安全目标

杜邦公司针对自身的安全理念和要求，明确了安全目标，即零伤害和职业病、零环境损坏。

（2）安全哲学

杜邦公司的高层管理者对其公司的安全承诺是：致力于使工人在工作和非工作期间获得最大限度的安全与健康；致力于使客户安全地销售和使用公司的产品。明确安全具有压倒一切的优先理念。无论是生产还是效益，在任何情况下，一个繁忙的日程绝不能成为忽视安全的理由。

（3）杜邦公司的安全信仰

①所有的伤害和职业病都是可以预防的。

②关心工人的安全健康至关重要，必须优先于对其他各项目标的关心。

③工人是公司最重要的财富，每个工人对公司做出的贡献都具有独特性和增值性。

④管理层必须认真履行所做出的安全承诺。

⑤安全生产将提高企业的竞争地位，在社会公众和顾客中产生积极影响。

⑥为了有效地消除和控制危害，应积极地采用先进技术和设计。

⑦工人并不想使自己受伤，因此能够进行自我管理，预防伤害。

⑧参与安全活动，有助于增加安全知识，提高安全意识，增强对危害的识别能力，这样对预防伤害和职业病有很大的帮助。

2. 国际壳牌石油公司的安全管理模式

（1）管理层对安全事项做出明确承诺

安全管理应被视为经理级人员一项日常的主要职责，同营业、生产、控制成本、牟取利润及激励士气等主要职责一起，共同发挥作用。

（2）明确、细致、完善的安全政策

制定政策时应以以下基本原理作为依据：

①确认各项伤亡事故均可及理应避免的原则。

②各级管理层均有责任防止意外发生。

③安全事项该与其他主要的营业目标受到同等重视。

④必须提供正确操作的设施，以及订立安全程序。

⑤各项可能引致伤亡事故的业务和活动，均应做好预防措施。

⑥必须训练员工的安全能力，并让其了解安全对他们及公司的重要性。

⑦避免意外是业务成功的表现，实现安全生产往往是工作有效率的证明。

（3）明确各级管理层的安全责任

在评定员工的表现时应该加入一项程序，就是对各级经理及管理人员的安全态度及成效做出建设性及深入的考虑。

（4）设置精明能干的安全顾问

安全部门人员需具备充分的专业知识，并与各级管理层时刻保持联络。该部门更需要密切留意公司的商业及技术目标，以便向管理层提供有关安全政策、公司内部检查及意外报告与调查的指引；向设计工程师及其他人士提供专业安全资料及经验；给予管理层有关评估承包商安全成效的指引。安全部门员工的信息举足轻重，且为改善安全管理计划的一大关键。

（5）制定严谨而广为认同的安全标准

安全标准的相关内容可以包括工作程序、安全守则与规例，以及厂房管理水平。

（6）严格衡量安全绩效

根据伤害事故统计分析指标进行评价。

（7）实际可行的安全目标

安全目标尽量以数量显示，如以按照完成进度而制定或检查的指令、守则、程序或文件；召开安全委员会会议及其他安全会议的定期次数；进行各项检查或审查的定期次数；编排与安全有关设施的进度，及实行新程序的日期。

（8）运行沟通

有效的安全训练、管理运行及沟通。

第三节　职业健康安全管理体系

职业健康安全管理体系（Occupational Safety And Health Management System，OSHMS）是一套系统化、程序化，同时具有高度自我约束、自我完善机制的科学管理体系。

一、职业健康安全管理体系产生的背景

职业健康安全管理体系标准化的提出根本上是出于两方面的因素：第一，随着生产的发展，职业安全健康问题不断突出，人们在寻求有效的职业健康安全管理方法，期待有一

个系统的、结构化的管理模式；第二，在世界经济贸易活动中，企业的活动、产品或服务中所涉及的职业安全健康问题受到普遍关注，需要统一的国际标准规范相关的职业安全健康行为。

世界各国早就认识到职业健康安全管理体系标准化是一种必然的发展趋势，并着手本国或本地区的职业健康安全管理体系标准化工作。世界上有许多国家制定了相应的职业健康安全管理体系标准。

二、建立职业健康安全管理体系的必要性

1.WTO 安全经济一体化的要求成为推动职业健康安全管理发展的动力

随着经济全球化的迅速发展，要求建立规范的市场体制，贯彻实施职业健康安全管理体系，可以鼓励和保证产品在原材料、生产、成品、销售等环节对环境、人群和动植物均不造成损害，确保经济在公平、有序、健康的条件下竞争发展，并借此推动企业安全健康管理向系统化、科学化、规范化和可持续化的方向发展。

2.OSHMS 的建立可以规范企业的行为，使其自觉遵守安全法规和标准

通过 OSHMS 的建立可以规范企业的行为，使其自觉遵守安全法规和标准，改善员工的作业环境，关注员工的健康。体系管理强调企业要“明确作用、分配职责和责任、授予权力，并制定工作程序、原则，将活动和相关的资源作为过程进行管理，以获得期望的结果”。这就促使企业制定、完善安全生产责任制和各项规章制度及标准，并在“公司、项目、班组”等各管理层级逐级落实，在各岗位工作中贯彻执行。

体系标准要求企业通过实施、加强职业健康安全教育和培训，确保管理体系中各过程所需人员能够明确各自岗位的职责，确保能力和资格满足需要，并在工作中严格按照法律法规、标准和企业制度的要求遵照执行。这就促使员工不断积累经验、在实践中强化技能，提高岗位能力，并增强安全意识和遵章守纪守法的自觉性。

3. 有利于全面提高企业的安全管理水平，树立企业形象

将组织的职业健康安全管理工作变被动为主动，变事后处理为事前预防。运用市场机制突破了职业健康安全管理仅靠政府强制要求的单一模式。可以说，职业健康安全管理体系工作的发展趋势将不再是政府要求做什么，而是市场要求做什么。此外，有利于企业领导安全责任制的落实，有助于建设“以人为本”的企业文化，有利于进一步提高职工自我保护的意识；通过认证机构的审核能为组织的职业健康安全管理体系带来增值服务，有利于组织持续改进职业安全健康绩效。职业安全卫生管理体系在运行控制工作中能够克服以往安全管理中的随意性、随机性和形式性，使企业管理活动达到“工作有目标，管理有流

程，执行有规范，过程有痕迹，落实有监督”的规范水平，从而确保安全管理工作的完整性和持续改进。

三、OSHMS 的管理理论基础

OSHMS 运行模型按照 PDCA 循环的模式进行。PDCA 循环的特点：

（一）科学性

PDCA 循环符合管理过程的运转规律，是在准确可靠的数据资料基础上，采用数量统计方法，通过分析和处理工作过程中的问题而运转的。

（二）系统性

PDCA 循环过程中，大环套小环，环环紧扣，把前后各项工作紧密结合起来，形成一个系统。在质量保证体系以及 OSHMS 中，整个企业的管理构成一个大环，而各部门都有自己的控制循环，直至落实到生产班组及个人。上一级循环是下一级循环的根据，下一级循环是上一级循环的组成和保证。于是在管理体系中就出现了大环套小环、小环保大环、一环扣一环，都朝着管理的目标方向转动的情形，形成相互促进，共同提高的良性循环。

（三）彻底性

PDCA 循环每转动一次，必须解决一定的问题，提高一步；遗留问题和新出现的问题下一次循环中解决，再转动一次，再提高一步，循环不断，提高不断。

四、OSHMS 模式的特征

OSHMS 模式具有如下特征：系统性特征、先进性特征、动态性特征、预防性特征、全过程控制特征、综合管理与一体化特征和功能特征。一个企业组织建立职业安全卫生管理体系的基本要求是：①管理层（领导层）对职业安全卫生要有明确和具体的承诺；②有正确的职业安全卫生政策，也要求下属和承包商必须执行这些政策；③明确职业安全卫生是各级管理层的责任；④有合格能干的职业安全卫生专业人员；⑤制定起点高且通俗易懂的职业安全卫生标准；⑥具备衡量职业安全卫生表现的技术；⑦制定现实可行的职业安全卫生指标和目标；⑧对职业安全卫生标准和实践进行审核；⑨进行有效的职业安全卫生培训和教育；⑩对人员伤亡和事件进行彻底调查和跟踪分析；⑪ 实行有效的奖励和交流工作。

OSHMS模式的思想是通过“要求要做好”“承诺要做好”“计划要做好”“执行已做好”“保证能做好” “证明已做好”等过程，实现“想做好” “真去做” “已做好”等功能，最终达到消除或减轻安全卫生风险（生命与健康风险）的目标。

五、OSHMS 的建立

（一）OSHMS 的建立步骤

1. 领导决策

只有在最高管理者认识到建立 OSHMS 必要性的基础上，用人单位才有可能在其决策下开展这方面的工作。

2. 成立工作组

工作组的任务是负责筹备建立 OSHMS 成员来自单位内部各个部门，工作组的成员将成为组织今后职业健康安全管理体系运行的骨干力量，工作组组长最好是将来的管理者代表，或者是管理者代表之一。根据组织的规模、管理水平及人员素质，工作组的规模可大可小，可专职可兼职，可以是一个独立的机构，也可挂靠在某个部门。

3. 教育培训

工作组在开展工作之前，应接受 OSHMS 审核规范及相关知识的培训。OSHMS 组织内部审核员也要进行相应的培训。

4. 初始状态评审

这是建立 OSHMS 的基础。评审组可由单位的员工或外请咨询人员构成，或是两者兼而有之。评审组应对单位过去和现在的职业安全卫生信息、状态进行收集、调查与分析，识别和获取现有的适用于组织的职业安全卫生法律、法规和其他要求，进行危险源辨识和风险评价。这些结果将作为建立和评审组织的职业安全健康方针，制定职业安全卫生目标和职业安全卫生管理方案，确定体系的优先项，以及编制体系文件和建立体系的基础。

5. 体系策划与设计

依据初始状态评审的结论，制定 OSH 方针、目标、方案，确定组织机构和职责，筹划各种运行程序。

6. 体系文件编制

编制体系文件是组织实施 OSHMS 审核规范，建立与保持 OSHMS 并保证其有效运行的重要基础工作，也是组织达到预定的职业安全卫生目标，评价与改进体系，实现持续改进和风险控制必不可少的依据和见证。体系文件还需要在体系运行过程中被定期、不定期地评审和修改，以保证它的完善和持续有效。

7. 体系试运行

体系试运行与正式运行无本质区别，都是按所建立的 OSHMS 手册、程序文件及作业规程等文件的要求，整体协调地运行。试运行的目的是要在实践中检验体系的充分性、适用性和有效性。组织应加强运作力度，并努力发挥体系本身具有的各项功能，及时发现问题，找出问题的根源，纠正不符合要求处并对体系给予修订，以尽快度过磨合期。

8. 内部审核

内部审核是 OSHMS 运行必不可少的环节。体系经过一段时间的试运行，用人单位具备了检验 OSHMS 审核规范要求的条件，即开展内部审核。职业健康安全管理者代表应亲自组织内审。内审员应经过专门知识的培训。如果需要，单位可聘请外部专家参与或主持审核。内审员在文件预审时，应重点关注和判断体系文件的完整性、符合性及一致性；在现场审核时，应重点关注体系功能的适用性和有效性，检查其是否按体系文件要求去运作。

9. 管理评审

最高管理者代表应收集各方面的信息供最高管理者评审。最高管理者应按计划的时间间隔，对组织的职业健康安全管理体系进行评审，以确保其持续适宜性、充分性和有效性。依据管理评审的结论，可以对是否需要调整、修改体系做出决定，也可以做出是否实施第三方认证的决定。

10. 模拟审核和认证准备

咨询委员会将组织模拟审核小组，按照认证机构的审核程序和要求对企业职业健康安全管理体系进行全面审核，尽可能找出体系中的问题，同时提出整改意见。根据模拟审核的结果，咨询委员会将协助企业做认证审核前期的有关工作，使认证审核能够顺利通过。

（二）OSHMS 的策划与准备

1. 制定职业健康安全方针

最高管理者应确定和批准本组织的职业健康安全方针，并确保职业健康安全方针在界定的职业健康安全管理体系范围内：①适合于组织职业健康安全风险的性质和规模；②包括防止人身伤害与健康损害和持续改进职业健康安全管理与职业健康安全绩效的承诺；③包括至少遵守与其职业健康安全危险源有关的适用法律法规要求及组织应遵守的其他要求的承诺；④为制定和评审职业健康安全目标提供框架；⑤形成文件，付诸实施，并予以保持；⑥传达到所有在组织控制下工作的人员，旨在使其认识到各自的职业健康安全义务；⑦可为相关方所获取；⑧定期评审，以确保其与组织保持相关和适宜。

方针的制定一定要遵循以下原则：要体现企业特点和目标；具有针对性和可操作性；

是动态的发展的；文字精练，易于理解。

2. 确定组织机构并明确职责

在 OSHMS 标准中，机构和职责条款明确规定，要明确组织内部全体人员的职业安全健康职责，形成文件并传达；要求管理者为职业健康安全管理体系的建立与保持提供必要资源；还特别强调在最高管理层任命一名管理者代表，并规定了其具有的职责与权限。在 OSHMS 的实际运行中，机构的合理可靠、职责的明确、资源的充分保障是体系运行的必要条件。

3. 制定职业健康安全目标

制定职业安全健康目标的依据：职业安全健康风险，技术与财务的可行性，运行与经营要求，相关方的观点。可行时，目标应可测量。目标应符合职业健康安全方针，包括对防止人身伤害与健康损害，符合适用法律法规要求与组织应遵守的其他要求，以及持续改进的承诺。组织应建立、实施和保持实现其目标的方案，方案应包括实现目标的技术措施，责任部门及责任人，实施目标的经费预算，实施目标的完成期限等。

4. 制订职业健康安全管理方案

在实施 OSHMS 之前，在做计划阶段，根据企业存在的问题，要制订好职业健康安全管理方案，以保证在实施阶段按照事先制订的方案内容来实施。

六、OSHMS 的实施和运行

在实施与运行过程中，明确机构和相应职责，实施管理方案，加强员工的培训和教育，加强沟通、参与和协商，将体系文件分发到位，严格执行程序文件的规定，建立、实施并保持程序，对职业健康安全绩效进行例行监视和测量，对体系运行过程中出现的问题进行控制，建立应急预案并及时响应。

七、OSHMS 的审核与认证

（一）审核的类型

1. 第一方审核

第一方审核是指由用人单位的成员或其他人员以用人单位的名义进行的审核。第一方审核准则主要是用人单位自身的职业健康安全管理体系文件，必要时包括第二方或第三方审核的要求。

2. 第二方审核

第二方审核是在某种合同要求的情况下，由与用人单位（受审核方）有某种利益关系的相关方或由其他人员以相关方的名义实施的审核。第二方审核可以采用一般的职业健康安全管理体系审核准则，也可以由合同方进行特殊规定。

3. 第三方审核

第三方审核是由与其无经济利益关系的第三方机构依据特定的审核准则，按规定的程序和方法对受审核方进行的审核。在第三方审核中，由第三方认证机构依据认可制度的要求实施的以认证为目的的审核被称为认证审核。认证审核旨在为受审核方提供符合性的客观证明和书面保证。

（二）OSHMS 认证

1. 认证的申请

符合体系认证基本条件的用人单位如果需要认证，则应以书面形式向认证机构提出申请，并向认证机构递交相关材料，包括：①认证的范围；②申请方同意遵守认证要求，提供审核所必要的信息；③申请方一般简况、安全情况简介；④申请方职业健康安全管理体系的运行情况；⑤申请方对拟认证体系所适用标准或其他引用文件的说明；⑥申请方职业健康安全管理体系文件。

2. 认证的受理

认证机构在接到申请认证单位的有效文件后，对其申请进行受理。在申请方具备条件后，认证机构就申请方提出的条件和要求进行评审，并签订合同。

申请受理的一般条件是：

①申请方具有法人资格，持有有关登记注册证明，具备二级或委托方法人资格也可。

②申请方应按职业健康安全管理体系标准建立文件化的职业健康安全管理体系。

③申请方的职业健康安全管理体系已按文件的要求有效运行，并至少已做过一次完整的内审及管理评审。

④申请方的职业健康安全管理体系有效运行，一般应将全部要素运行一遍，并至少有三个月的运行记录。

3. 审核的策划及审核准备

主要包括确定审核范围、指定审核组长并组成审核组、制订审核计划以及准备审核工作文件等工作内容。

4. 审核的实施

（1）第一阶段审核

①文件审核。文件审核的目的是了解受审核方的职业健康安全管理体系文件（主要是

管理手册和程序文件）是否符合职业健康安全管理体系审核标准的要求，从而确定是否进行现场审核，同时通过文件审查，了解受审核方的职业健康安全管理体系运行情况，以便为现场审核做准备。

②第一阶段现场审核。主要目的有三个：一是在文件审核的基础上，通过了解现场情况收集充分的信息，确认体系实施和运行的基本情况和存在的问题，并确定第二阶段现场审核的重点；二是确定进行第二阶段现场审核的可行性和条件，即通过第一阶段审核，审核组提出体系存在的问题，受审核方应按期进行整改，只有在整改完成后，方可进行第二阶段现场审核；三是现场对用人单位的管理权限、活动领域和限产区域等各个方面加以明确，以便确认前期双方商定的审核范围是否合理。

（2）第二阶段现场审核

主要目的，证实受审核方实施了其职业健康安全管理方针、目标，并遵守了体系的各项相应程序；证实受审核方的职业健康安全管理体系符合相应审核标准的要求，并能够实现其方针和目标，通过第二阶段现场审核，审核组要对受审核方的职业健康安全管理体系能否通过现场审核做出结论。

5. 纠正措施的跟踪与验证

现场审核的一个重要结果是发现受审核方的职业健康安全管理体系存在的不符合事项。对这些不符合项，受审核方应根据审核方的要求采取有效的纠正措施，制订纠正措施计划，并在规定时间加以实施和完成。审核方应对其纠正措施的落实和有效性进行跟踪验证。

6. 证后监督与复评

证后监督包括监督审核和管理，对监督审核和管理过程中发现的问题应及时处理，并在特殊情况下组织临时性监督审核。获证单位认证书有效期为三年，有效期届满时，可通过复评，获得再次认证。

第十章　突发公共卫生事件概述

进入 21 世纪，科学技术和社会经济快速地朝全球化的方向发展。人类充分享受了科学技术进步带来的成果，但同时也受到了生态环境遭受破坏的惩罚。各类突发事件伴随着现代化的脚步接踵而至。

第一节　突发公共卫生事件的概念与特征

一、突发公共卫生事件的概念

我国目前将突发公共事件分为四类，即自然灾害、事故灾难、公共卫生事件及社会安全事件。突发公共事件强调的是一种紧急状态，即一种特别的、迫在眉睫的危机或危险局势，对群体的健康和社会的稳定构成了现实的威胁。但并不是所有突然发生的公共事件都称为突发公共卫生事件。广义上，凡是威胁或潜在威胁群体的健康和安全的突发事件均可称为突发公共卫生事件。它不仅仅指重大的传染病疫情、群体性不明原因疾病、重大食物中毒和职业中毒，其他严重影响公众健康的突发事件也属于突发公共卫生事件的范畴。

（一）国际上对突发公共卫生事件的定义

《国际卫生条例》中关于“国际关注的突发公共卫生事件”的定义如下：

①通过疾病在国际传播构成对其他国家的公共卫生危害。

②可能需要采取协调一致的国际应对措施。其中“公共卫生危害”是指具有损及人群健康可能性的事件，特别是可在国际传播或构成严重和直接危害的事件。

（二）我国对突发公共卫生事件的定义

《突发公共卫生事件应急条例》中明确规定，突发公共卫生事件是指突然发生的、造成或者可能造成社会公众健康严重损害的重大传染病疫情、群体性不明原因疾病、重大食物中毒和职业中毒以及其他严重影响公众健康的事件。突发公共卫生事件概念的提出和明确界定，为我国加强突发公共卫生事件应对准备和应急处理工作，及时发现、及时报告、及时处理突发事件，保障广大人民群众的身体健康提供了科学、规范管理的依据。

1. 重大传染病疫情

重大传染病包括各类传染病，如《中华人民共和国传染病防治法》规定管理的甲类、乙类、丙类传染病，暴发或多例死亡、罕见的或已消灭的传染病，临床及病原学特点与原有疾病特征明显异常的疾病，新发传染病等。

甲类传染病是指鼠疫、霍乱。

乙类传染病是指SARS、艾滋病、病毒性肝炎、脊髓灰质炎、人感染高致病性禽流感、麻疹、流行性出血热、狂犬病、流行性乙型脑炎、登革热、炭疽、细菌性和阿米巴性痢疾、肺结核、伤寒和副伤寒、流行性脑脊髓膜炎、百日咳、白喉、新生儿破伤风、猩红热、布鲁菌病、淋病、梅毒、钩端螺旋体病、血吸虫病、疟疾。

丙类传染病是指流行性感冒、流行性腮腺炎、风疹、急性出血性结膜炎、麻风病、流行性和地方性斑疹伤寒、黑热病、丝虫病，除霍乱、细菌性和阿米巴性痢疾、伤寒和副伤寒以外的感染性腹泻病。

上述规定以外的其他传染病，根据其暴发、流行情况和危害程度，需要列入乙类、丙类传染病的，由国务院卫生行政部门决定并予以公布。

2. 群体性不明原因疾病

群体性不明原因疾病是指在短时间内，某个相对集中的区域内，同时或者相继出现具有共同临床表现的患者，而且不断增加，范围不断扩大，又暂时不能诊断的疾病。

3. 重大食物中毒

重大食物中毒是指由于食品污染造成人数众多的或者伤亡较重的中毒事件。

4. 职业中毒

职业中毒是指由于职业危害造成人数众多的或者伤亡较重的中毒事件。

二、突发公共卫生事件的特征

（一）突发性及意外性

突发性及意外性指突发公共卫生事件往往是突然发生的、紧迫的、非预期的和意外发生的。人们对事件是否发生以及发生的时间、地点、方式、程度等都始料未及，难以准确把握。这来源于三方面因素：突发公共卫生事件有些由难以控制的客观因素引发，有些暴发于人们的知觉盲区，有些暴发于人们熟视无睹的细微之处。突发公共卫生事件的发生往往比较突然，一般难以预测，有的甚至不可预测。对于一个突发公共卫生事件，人们很难以一个最适合的方法进行预防性准备。在事件发生之前，所需的技术手段、设备、物资和经费都不太可能有完全充分的准备。并且，目前已经有的检测手段还不能保证能够迅速查明所有类型的突发公共卫生事件的原因，从而使有些突发公共卫生事件难以及时、有效地得到处置。正因为如此，在突发公共卫生事件发生时，政府部门、专业人员和社会人群往往都没有足够的思想准备，仓促应对，容易出现混乱的状况，甚至引起不必要的社会动荡。

（二）群体性及公共性

突发公共卫生事件的发生往往是突如其来的，不易预测，有的甚至不可预测。在事件发生区域内或影响范围内的所有人，都有可能会受到突发公共卫生事件的威胁或损害。如果所发生的突发公共卫生事件是传染病暴发，或引起突发公共卫生事件的原因或媒介具有一定的普遍性（如空气、饮用水、食品、药品等），则还可能威胁到其他地区或国家。因此，突发公共卫生事件一旦发生，其影响的绝不仅仅是个体人员和突发公共卫生事件所在地，在很多情况下，还很容易引起群体和跨地区的影响，同时由于需要广泛采取公共卫生措施，又易引起社会的广泛关注。

（三）严重性及紧迫性

突发公共卫生事件由于事发突然、情况紧急、累计数众，往往会引起舆论哗然，导致社会惊恐不安，危害相当严重。轻者可在短时间内造成大量人群发病和死亡，使公共卫生和医疗体系面临巨大的压力，致使医疗力量相对短缺、抢救物资相对不足等，甚至冲击医疗卫生体系本身、威胁医务人员自身健康、破坏医疗基础设施；重者可对经济、贸易、金融等产生严重影响，甚至引起一定程度的经济衰退以及对社会稳定和国家安全造成威胁。因此，若不能采取迅速的处置措施，事件的危害将进一步加剧，造成更大范围的影响和损失。所以，在事件发生时我们要在尽可能短的时间内做出决策，采取具有针对性的措施，以将事件的危害控制在最低限度。许多原因不明或特别严重的突发公共卫生事件发生时，由于事发突然，人们对所发生的事件认识不清、准备不足，使应对和处理工作更为艰难和迫切。因此突发公共卫生事件发生后，全力以赴救治患者，迅速调查事件原因，及时采取有针对性的处置措施，防止事件进一步扩大，成为当务之急。

（四）复杂性及综合性

突发公共卫生事件种类繁多，原因复杂，并且在开始阶段大多不明确，这对现场抢救、控制和医学救治十分不利。同时，其现场抢救、控制和转运救治、原因调查、善后处理等涉及多系统、多部门，政策性强，必须在政府的统一领导下综合协调处理，才能稳妥。例如引起传染病暴发的微生物就有细菌、病毒等，全球已登记的引起中毒的化学物种类超4000万种，对其毒性认识较深刻的有数千种。不同接触途径、剂量和个体差异，都会带来有表现形式的差异。有的事件直接造成人体或财物损害，有的只是潜在的威胁但可能持续较长时间，有的事件本身还可能是范围更大的突发事件的一部分。同类事件的表现形式千差万别，处理也难以用同样的模式来框定，很难预测蔓延范围、发展速度、趋势和结局。另外，突发公共卫生事件的复杂性及综合性还表现在事件虽然在一地发生，但影响可超出其行政区域甚至波及更大的范围，具有较大的偶然性、突发性。其总是呈现出一果多因、一因多果、相互关联、牵一发而动全身的复杂态势。它一旦发生，总会持续一个过程，突出表现为蔓延性和传导性。

（五）影响的深远性

虽然突发公共卫生事件发生突然，一般持续时间不长，但是后果严重，影响深远。由于具有上述特点，其处理难度较大，处理不当可能造成人群心理应激，使人们出现恐惧、焦虑、认识改变，甚至行为改变，往往对公众的心理和社会生活产生长期的负面影响。如不能及时有效地进行干预和控制，严重时可能导致社会危机或政治动荡。

第二节　突发公共卫生事件的分级与分类

一、突发公共卫生事件的分级

根据突发公共卫生事件的性质、危害程度、涉及范围，突发公共卫生事件划分为特别重大（Ⅰ级）、重大（Ⅱ级）、较大（Ⅲ级）和一般（Ⅳ级）四级。相关的分级标准可参照《国家突发公共卫生事件应急预案》。

一般性（包括一般、较大）突发公共卫生事件，是指对人身安全、社会财产及社会秩序影响相对较小的突发公共卫生事件，由事发地所属市、县级人民政府处置；重大突发公共卫生事件，是指对人身安全、社会财产及社会秩序造成重大损害的突发公共卫生事件，由省人民政府处置；特别重大突发公共卫生事件，是指对人身安全、社会财产及社会秩序造成严重损害的突发公共卫生事件，由省人民政府处置或者省人民政府报请国务院有关职能部门协调处置。

为了具有可操作性，《国家突发公共卫生事件相关信息报告管理工作规范（试行）》中对应报告的、成为或可能成为突发公共卫生事件的各种疾病和情况的具体标准进行了明确的界定。这些疾病和情况包括各种传染病、食物中毒、职业中毒、其他中毒、环境因素事件、意外辐射照射事件、传染病病原体、毒种丢失、预防接种和预防服药群体性不良反应事件、医源性感染事件、群体性不明原因疾病暴发以及各级人民政府部门认定的其他突发公共卫生事件等。

二、突发公共卫生事件的分类

（一）按事件的表现形式分类

根据事件的表现形式可将突发公共卫生事件分为以下两类：

①在一定时间、一定范围内、一定人群中，当病例数累计达到规定预警值时所形成的事件，如传染病、不明原因疾病、中毒（食物中毒、职业中毒）、预防接种反应、毒株丢失等事件，以及县以上卫生行政部门认定的其他突发公共卫生事件。

②在一定时间、一定范围内，当环境危害类毒素达到规定预警值时形成的事件，病例可在事后发生，也可能无病例发生。其包括传染病病菌、毒株丢失事件，病媒、生物、宿主相关事件，化学物泄漏事件，放射源丢失、核和其他辐射受照事件，以及其他严重影响公众健康的事件。这类事件往往在事件发生时尚未出现病例或病例在事件发生后出现。

（二）根据事件的成因和性质分类

根据事件的成因和性质，突发公共卫生事件可分为以下几类：重大急性传染病疫情、群体性不明原因疾病、重大食物中毒和职业中毒、新发传染性疾病、群体性预防接种反应和群体性药物反应、重大环境污染事故、核和其他辐射事故、自然灾害事件，以及其他影响公众健康的事件。

1. 重大急性传染病疫情

重大急性传染病疫情是指在短时间内发生某种急性传染病，波及范围广，出现大量的患者或死亡病例，发病率远远超过既往 / 常年的水平。

2. 群体性不明原因疾病

群体性不明原因疾病是指在短时间、某个相对集中的区域内，同时或者相继出现具有共同临床表现的患者，且病例不断增加、范围不断扩大，但疾病尚未能明确诊断。

3. 重大食物中毒和职业中毒

重大食物中毒和职业中毒是指由于食品污染和职业危害因素造成的人数众多或伤亡

较重的中毒事件。

4. 新发传染性疾病

新发传染性疾病从全局来讲，是指全球首次发现的传染病。从局部来讲，是指一个国家或地区新发生的、新变异的或新传入的传染病。

5. 群体性预防接种反应和群体性药物反应

群体性预防接种反应和群体性药物反应是指在实施疾病预防措施时，受种人群或预防性服药人群出现的异常反应。其原因复杂，可以是心因性的，也可以是其他异常反应。

6. 重大环境污染事故

重大环境污染事故是指在化学品的生产、运输、储存、使用和废弃处置过程中，由于各种原因使化学品从包装容器、运送管道、生产、储存和使用环节中泄漏，污染空气、水源和土壤等周围环境，严重危害或影响公众健康的事件。

7. 核和其他辐射事故

核和其他辐射事故是指放射性物质或其他放射源对公众健康造成或可能造成严重影响或损害的突发事件。

8. 自然灾害事件

自然灾害事件是指由自然力引起的人员伤亡、社会设施破坏、经济严重损失、公众健康状况及社会卫生服务条件恶化，超过灾害发生地区所能承受的状况。自然灾害主要包括水灾、旱灾、地震、火灾等。

自然灾害发生后，缺乏符合卫生要求的食品和饮用水，由于环境条件恶劣，苍蝇、蚊子大量滋生，成为传染病流行的有利条件。

在发生重大环境污染事故、核和其他辐射事故、社会安全事件、自然灾害事件等影响公众健康的相关事件时，卫生部门主要负责事件中的医疗救援、对健康影响的评价、卫生处理等。

第三节　突发公共卫生事件的特点与趋势

一、全球突发公共卫生事件的特点与趋势

随着社会经济的进一步发展及全球一体化，近年来，全球突发公共卫生事件表现出许多与以往不同的特点，主要为突然发生、规模大，危害公众、损失严重，没有国界、影响

广泛，原因复杂、多元化，新发传染病不断出现，社会关注度高等。

（一）突然发生、规模大

由于科学技术的蓬勃发展和广泛使用，城市化、工业化、现代化加快，一旦发生突发公共卫生事件，影响范围更加广泛，发病人数更多，危害更加严重。如果是突发传染病，可能造成大规模流行甚至世界性大流行。曾经有一种说法认为，传染病暴发和食品卫生安全事件等突发公共卫生事件是发展中国家的问题，这些问题在发达国家已经基本得到解决了。但是，事实并非如此，发达国家甚至面临更加严峻的形势。

（二）危害公众、损失严重

一方面，突发公共卫生事件本身规模较大、危害严重；另一方面，为防止事件的扩大，事件发生地区往往会采取严格的公共卫生措施。而在缺乏相关科学依据时，未发生事件的其他地区不得不从保护公众健康利益的角度出发，做出较强的反应，采取预防性应对措施，如交通检疫、限制进口等。这不可避免地对某些地区的经济发展和社会稳定产生严重影响。

（三）没有国界、影响广泛

由于当今世界的交通运输、通信空前发达，经济市场化，国际商贸、旅游快速发展，人员、物品大流动等因素，一个地区出现突发公共卫生事件，在几小时内事件的消息就会传遍全球。传染病或动物源性疾病可能随现代化的交通工具在数周、几天甚至一天内被快速传播，造成大范围的感染。在重大突发公共卫生事件面前，如果缺乏有效的防范措施，任何一个国家都难以幸免，没有任何一个国家可以高枕无忧或是掉以轻心。正所谓“牵一发而动全身”，越来越多的组织和人士均认识到应对突发公共卫生事件是当今“地球村”的共同责任，正积极着力于建立有效的全球的合作性应对机制。

（四）原因复杂、多元化

从近年发生的突发性公共卫生事件来看，其原因更趋多元化。除自然因素、病原体本身变异等，社会因素如战争、动乱、管理不善、片面追求生产利润以及恐怖组织或恐怖分子的破坏活动，增加了突发公共卫生事件应对准备和应急处置的难度。

工业化、城市化和经济全球化的加速，在带来经济发展的同时，也带来了地球生态和环境的破坏。

（五）新发传染病不断出现

在漫漫的历史长河中，传染病曾一直是人类健康的主要杀手。

新出现或重新出现传染病的原因众多，与人类与环境的相互作用密切相关。自然和社会的巨大变化为传染病的自发流行创造了条件。如快捷而频繁的国际旅行，城市过度拥挤，环境卫生状况不良，食品加工和操作不卫生，人类与自然界的媒介生物和病原体宿主接触增加，环境和气候改变对自然界媒介生物和动物宿主结构、数量的影响，饥饿、灾害对公共卫生基础设施的破坏等，都可能为传染病的再度流行、病原的变异等创造条件。

（六）社会关注度高

由于突发公共卫生事件影响广泛，越来越多的人意识到突发公共卫生事件不仅仅是一个地区、一个部门的事，需要社会的共同关注、共同努力。这样才能最有效地减轻突发公共卫生事件的危害，最大限度地保护当地和其他地区群众的健康不受或少受损害。因此，突发公共卫生事件常常得到政府的高度重视，国际社会、国际舆论也普遍关注。在某些情况下，突发公共卫生事件处理的好坏已不仅是对当地卫生系统能力的检验，更是当地政府执政能力高低的重要标志，及其对社会、民众负责的具体体现。

二、我国突发公共卫生事件的特点与趋势

我国突发公共卫生事件除呈现全球突发公共卫生事件的主要特点与趋势外，也呈现自身的一些特点与趋势，主要表现在如下六个方面：

（一）突发公共卫生事件频发

各种突发公共卫生事件还在不断发生，如传染病暴发、食物中毒、职业中毒及其他中毒、群体性不明原因疾病事件、其他突发公共卫生事件。目前，我国突发公共卫生事件信息报告体系建设已取得初步成效，疫情及突发公共卫生事件报告得到加强，同时也反映了我国各种突发公共卫生事件的发生频率有所增加。

（二）与社会经济发展相关的突发公共卫生事件增多

目前，我国已成为化学品生产、使用和消费大国，常用化学品达 4 万多种，其中有相当一部分为危险化学品。我国农药产量已居世界第二位，产品种类达 16000 余种。化学污染、中毒和放射事故等时有发生。

（三）食品污染和食物中毒事件时有发生

我国各地食物中毒事件时有发生，食品安全已成为继人口、资源和环境之后的第四大社会问题。

食物中毒的原因多种多样，包括病原微生物性、植物性、化学性和动物性的。引起食物中毒的病原微生物主要为沙门氏菌、蜡样芽孢杆菌、副溶血弧菌及变形杆菌，植物性食物中毒以菜豆、毒蘑菇为主，化学性食物中毒以亚硝酸盐、农药和鼠药为主，动物性食物中毒主要由河豚和食品中的组胺引起。在上述几种食物中毒报告中，植物性食物中毒导致的死亡人数最多。

（四）学校突发公共卫生事件占相当比重

学校是人群集中的场所，容易发生各种传染病流行和食物中毒等突发公共卫生事件。学校是我国各种突发公共卫生事件的高发场所，做好学校突发公共卫生事件特别是农村地区学校突发公共卫生事件的预防和控制工作，是做好整个突发公共卫生事件应对工作的重要环节。

（五）新发传染病危害严重

我国的各种新发传染病如传染性非典型肺炎、人感染高致病性禽流感、人感染猪链球菌病等危害严重。

（六）自然灾害引发的突发公共卫生事件不容忽视

我国是世界上受自然灾害影响最严重的国家之一，灾害种类多，发生频度高，损失严重。我国最常发生的自然灾害包括洪涝、干旱、地震、台风、山体滑坡和泥石流等。“大灾之后必有大疫”，世界灾害史证明了这个规律。我国自然灾害频发，这是对各种突发公共卫生事件应对的严峻考验。

总而言之，现代社会不断面临着突发公共卫生事件的危险和挑战。突发公共卫生事件威胁着国家的经济发展、社会稳定和人民群众的生命财产安全。我们要不断总结经验，完善突发公共卫生事件的应急管理体系，提高应对突发公共卫生事件的能力，实现社会的稳定发展。

第十一章　突发公共卫生事件的应对管理

第一节　突发公共卫生事件应急管理体制

突发公共卫生事件不同于一般的个体或者小群体的疾病事件，其影响的范围与危害性更大。对于政府及相关部门是否能够快速、及时、高效地应对突发公共卫生事件，应急管理体制起着非常重要的作用。从广义上讲，应急管理体制是指国家为保障公共安全，有效预防和应对突发事件，避免、减少和减缓突发事件造成的危害，消除其对社会产生的负面影响而建立起来的以政府为核心，其他社会组织和公众共同参与的组织体系。从狭义上讲，突发公共卫生事件应急管理体制即是突发公共卫生事件应急管理组织系统的内部组织机构设置、隶属关系、责权划分及其运作制度化的总称。它是国家管理突发公共卫生事件应急工作的主体，一切应急工作都是通过这个主体去组织实施并完成的，其结构的合理性将直接关系突发公共卫生事件应对的结果，关系广大群众的生命健康安全和国家社会的稳定、发展。

应急管理体制作为政府社会管理和公共服务的职能组织，具有与其他组织管理职能相同的特征，但又有不一样的特征。其一，应急管理体制是开放性的，受到国家政治体制、经济体制、人事管理体制及卫生体制等诸多因素的影响，同时又具有职责双重性的特征。在各国现阶段的应急管理实践中，除了部分应急管理人员从事专业应急管理工作，大多数应急管理参与主体来自不同的社会领域和工作部门。在正常的情况下，他们从事社会的其他工作，只有在应急管理工作需要时，才参与应急管理活动，担负应急管理方面的职责。其二，突发公共卫生事件的不确定性、破坏性和扩散性，决定了应急管理的主体行使处置权力必须快速、高效，因而要求整个组织严格按照一体化的集权方式管理和运作，上下关系分明，职权明确，有令必行，有禁必止，奖罚分明。特别强调统一领导、统一指挥、统一行动的一体化组织集权管理。因此，只有了解我国现行突发公共卫生事件与应急管理体制的基本内容，并探讨完善的策略和措施，才能做到有的放矢，做好突发公共卫生事件应急管理工作。

一、我国突发公共卫生事件应急管理体制的历史

中华人民共和国成立初期，我国建立起了一个比较严密的公共卫生网络体制。在农村有合作医疗制度，在城市有劳保制度，从国家到地方都有完善的防疫体系。这些公共卫生网络体制对应对突发公共卫生事件起了很好的作用，为保障城乡人民的健康做出了积极的贡献。

国家虽处于经济转型和快速发展时期，其应对突发公共卫生事件的能力却逐渐显得相对滞后，主要表现在对卫生应急建设投入不足、指挥管理不力、信息渠道不畅、防疫体系不完善等方面。在这个时期，我国的突发公共卫生事件的应急工作主要采取的是“救火队”式的工作方式。一旦某一地区发生疫情，交由当地主管部门负责处理；事件扩大后，或是由当地政府领导挂帅联合相关部门组成疫情控制领导小组，或是直接交由上级主管部门来负责处理。由于缺乏一套完善的突发公共卫生事件应急管理组织机构，无法形成一种有效的信息传输渠道；事件发生后难以有效地协调不同管理区域内的行为，也难以有效地规范政府的危机管理行为。

我国政府也认真总结过往的经验教训，明确提出了坚持以人为本和全面、协调、可持续发展的科学发展观，更加重视经济与社会的协调发展，更加重视公共卫生建设，更加重视提高人民健康水平。现在改革卫生管理体制，发展卫生事业，增进人民健康，促进经济与社会协调发展，已成为中国各级政府和广大人民群众的共同心愿。

二、突发公共事件应急管理体制的系统

在现代社会中，任何复杂的管理都离不开管理体制。突发公共卫生事件应急管理体制与日常管理体制有共性的部分，即二者都是建立在一定组织机构设置的实体之上，以职能的区分和界定为基础进行工作的。突发事件应急管理体制从纵向看，包括组织自上而下的组织管理体制，实行垂直领导，下级服从上级；从横向看，同级组织有关部门互相配合，协调应对，共同服务于指挥中枢。但是，以突发公共卫生事件为对象的应急管理又不同于一般的管理，尤其在现代社会中，突发公共卫生事件越来越呈现出频繁性、强破坏性、高度不确定性等特点，需要特别关注、特殊处理。这些都使突发公共卫生事件的管理体制具有不同于一般管理体制的独特性，同时也对其在体制建构和管理方面提出了更高的要求。应急管理体制的组成及其设置的形式、层次，决定了突发公共卫生事件应急管理体制运行的效果和效率。一般来说，突发公共卫生事件应急管理体制主要由以下不同功能的系统构成：

（一）指挥调度系统

指挥调度系统是处置突发公共卫生事件的最高权威和指挥决策机构，负责应急管理的统一指挥，给各支持系统下达命令，提出要求。它具有领导决策、指挥协调、监控督查等职能。

（二）处置实施系统

处置实施系统是具体实施指挥调度系统形成的预案和指令的系统，负责执行指挥调度系统下达的命令，完成各种应急处置任务。它包括疾病预防控制机构、医疗救治机构、卫生监督机构等。其中，疾病预防控制机构是应急管理体系的基石，医疗救治机构是应对突发公共卫生事件的主力，各级卫生监督机构是应对突发公共卫生事件的保障之一。

（三）资源保障系统

资源保障系统负责应急处置过程中的资源保障。主要工作包括应急资源的存储、日常养护和调度等。各级各类医疗卫生机构都要求有相关应急物资的储备，同时，国家和地方根据需要建立了国家或者区域性的特殊应急物资的储备中心，并且建立了相关的信息系统和调用机制。

（四）信息管理系统

检信息管理系统（应急管理体系的信息中心）负责突发公共卫生事件和应急信息的实时共享，为其他系统提供信息支持。这个系统是应对突发公共卫生事件的关键。主要任务包括信息采集、处理、存储、传输、更新和维护等。

（五）专家咨询系统

专家咨询系统在信息管理系统传递信息的基础上，就应对突发公共卫生事件中的决策问题提出建议或方案，为指挥调度系统提供决策支持，如预警分析、预案选择、预案效果评价和资源调度方案设计等。

以上各个系统可能由不同的组织机构组成，执行的任务也不相同，这就需要统一指挥、协同作战。各个系统相辅相成、有机整合而形成一个完善的突发公共卫生事件应对体系，这样才能实现应对突发公共卫生事件的最优效益。

三、构建突发公共卫生事件应急管理体制要遵循的原则

鉴于突发公共卫生事件的突发性、高度不确定性、强破坏性等特点，其应对的核心思路是：一旦危机出现，必须及时有效地救助或控制，以实现减少人民生命、健康损失，防止疫情扩散，预防并发性危机事件发生的目的。为此，突发公共卫生事件管理的组织机构设置，必须具备快速、高效、广泛地整合资源的特殊功能。另外，应急管理体制的确立涉及一个国家或地区的政治、经济、自然、社会等多方面因素，而且随着人类社会的进步和应对突发事件能力的提高而不断变化和调整。为实现这一目标，突发公共卫生事件应急管理体制的设立和调整要把握好以下五项基本原则：

（一）统一领导原则

突发公共卫生事件通常是跨地区的，会影响许多正常的工作和业务流程，需要及时进行信息的通报与资源的调拨分配，其应对工作往往涉及多部门的共同合作。这往往不是一个人员或部门所能胜任的，因此每一级政府都必须成立专门的应急管理机构，上下各级形成高度集中统一领导与指挥的应急指挥体系，以便能够调配各方面资源，依照法律、行政法规和有关规范性文件的规定组织各个部门协调工作。

（二）常设原则

鉴于现时突发公共卫生事件高发和频发的特点，各级政府卫生行政部门都需要设置突发公共卫生事件管理的常设机构。常设的突发公共卫生事件管理机构，平时的职能包括预案管理、预警管理、预备管理和预演管理等。预案管理包括组织预案的研究和完善、教育和培训，做到未雨绸缪；预警管理包括随时获取和分析相关信息，捕捉事件发生征兆，分析其可能发展的趋势，当危险达到一定程度时，警示有关部门和人员，早做准备，防患于未然；预备管理包括增强防范意识，做好应急处理的各项储备和保障工作，如应急装备、物资、经费、人员、技术等；预演管理包括根据需要，开展多种形式、多种频率、多种级别、多种内容、多种参与主体的培训和演练活动，保证事件发生时，应急处理能达到最好状态、最高效率和最优结果。

强调设置突发公共卫生事件管理的常设机构，并不意味着其他职能部门的突发公共卫生事件应对职能的弱化。相反，由于应急管理工作的加强，在常设突发公共卫生事件管理机构的指导和协调下，这些职能部门的应急职能，特别是事件处置中的应急保障职能将得到进一步加强。

（三）分级管理原则

分级管理原则有两层含义：一是对危机本身的分级管理，即按照突发公共卫生事件的危害程度分为不同等级；二是按照行政管理等级进行划分，有中央和地方政府不同层次的管理。

按照突发公共卫生事件的危害程度，突发公共卫生事件可分为特别重大、重大、较大和一般四个等级。根据不同的等级进行危机管理，对不同的等级制定相应的应对机制。按照政府行政管理等级，可将突发公共卫生事件划分为中央政府管理和各级地方政府管理。一般而言，突发公共卫生事件总是在地方发生，从局部开始蔓延，所以按照时间的先后顺序，先由地方政府管理，后由中央政府管理。前者无法处理时，由后者提供支援。

（四）属地管理原则

强调属地管理为主，是由于突发公共卫生事件发生地政府的迅速反应和正确有效的应对，是有效遏制事件发生、发展的关键。因此，必须明确地方政府应该发现事件苗头预防发生、首先应对、防止扩散（引发、衍生新的危机）的第一责任人，赋予其统一实施应急处置的权力。预案管理必须注重在基层得到切实落实。当然，事件一旦发生，或是出现重大事件的苗头，地方政府必须及时、如实向上级报告，同时根据预案马上动员或调集资源进行处置。如果自己不能单独有效地应对，可以请求上级政府、相邻地方政府帮助；如果出现本级政府无法应对的事件，可以申请上级政府直接管理。

（五）协同原则

在突发公共卫生事件应对过程中，参与主体是多样的；既有政府及相关部门，也有社会组织、企事业单位、基层自治组织、公民个人，甚至还有国际援助力量。要实现反应灵敏、协调有序、运转高效的应急机制，必须加强在统一领导下的综合协调能力建设。综合协调人力、物力、财力、技术和信息等保障力量，形成统一的突发事件信息系统、统一的应急指挥系统、统一的救援队伍系统、统一的物资储备系统等，以整合各类行政应急资源，最后形成各部门协同配合、社会参与的联动工作局面。

突发公共卫生事件的应对通常会涉及多个领域，政府在应对时需要多个部门和多方面人员的合作，除卫生领域机构之外，还包括交通、通信、公安、消防、信息、食品、公共设施、物资支持和军队等，以及政府其他部门的人员。因此，危机应对中协同运作尤为重要。突发公共卫生事件的不可回避性及突发事件危机管理的紧迫性，要求政府在事件发生后，不同职能管理部门之间实现协同运作，明晰政府职能部门与机构的相关职能，优化整合各种社会资源，发挥整体功效，最大限度地减少损失。由于交通和通信发达，国内和国际各个地方的联系越来越紧密，许多突发公共卫生事件可能迅速波及，甚至蔓延到其他地方。在这种情况下，单靠政府难以做到有效应对公共危机事件，这就需要广泛的社会参与，甚至国际交流与国际合作。因此，应当充分发挥我国政府社会动员能力强的优势，通过教育、培训、支持和指导，发挥公众、社区、企事业单位和社团在突发公共卫生事件处理中的积极作用，实现政府功能与社会功能的优势互补与良性互动。为此，需要明确各级政府突发公共卫生事件管理中的社会动员与国际合作职能，并通过一些具体业务的设计使之落到实处。

一个成熟的应急管理组织结构体系应具备四个系统：法律与行政规范系统、决策指挥中枢系统、执行与支援保障系统、信息管理系统。应急管理这种内在组织结构体系的四大系统并非单纯的线性逻辑或平面关联，而是一个四位一体的架构体系。四大系统具有密切的关联性和互补性。当代突发公共卫生事件的特点要求在组织、制度等方面做好突发公共卫生事件应急管理体制的建设，既要有统一高效的领导指挥系统，又要有科学合理的职能设置，以及协调、高效、统一、反应迅速的组织机构。因此，我们要立足于自身的实践，大胆借鉴国外在这方面的经验，在突发公共卫生事件应急管理实践中，构筑起健全、高效、有力应对突发公共卫生事件的应急管理体制和公共卫生体系，为人民群众提供牢固的健康屏障，确保人民群众生命安全和经济社会协调、稳定、发展。

第二节　突发公共卫生事件应急管理机制

随着全球化进程的加快，突发公共卫生事件的不断发生不仅对社会公众的生命健康、财产安全构成严重的威胁，而且对和谐社会的构建提出了严峻挑战。我国政府对突发公共卫生事件的应对机制建设给予了前所未有的高度重视，建立健全突发公共卫生事件应急管理机制已成为当前卫生应急工作的核心任务之一。为了及时高效地应对各类突发公共卫生事件，必须遵循统一指挥、反应灵敏、协调有序、运转高效的原则，不断完善突发公共卫生事件应急管理机制，有效预防、及时控制和消除突发公共卫生事件的危害，保障人民群众的身体健康和生命安全，维护正常的社会秩序和经济秩序。

机制，即是制度化、程序化的方法与措施。突发公共卫生事件应急管理机制是指为及时有效地预防和处置突发公共卫生事件而建立起来的应急管理工作制度、规则与具体运行程序，以及各要素之间的相互作用和关系。作为紧急情况下的非常态管理，突发公共卫生事件应急管理必须具有一套行之有效的机制，能够迅速有效地调动一切人力、物力、财力，应对并化解突发公共卫生事件的风险和危机，确保社会公众的生命和健康安全。

一、指挥决策机制

突发公共卫生事件的主要特征是突发性和不确定性，突发公共卫生事件应急管理的成败也取决于快速反应能力和随机处理能力，这就需要建立一套应急管理的指挥决策机制，要通过努力实现快速决策、科学决策、依法决策、协调决策和责任决策，最终构建“迅速有效、规范灵活、协调有序、责任明确”的应急指挥决策机制。

（一）应急指挥机构的设立和组成

1. 应急指挥机构的设立

在国务院的统一领导下，国家卫生健康委员会负责组织、协调全国突发公共卫生事件应急处理工作，并根据突发公共卫生事件应急处理工作的实际需要，向国务院提出成立全国突发公共卫生事件应急指挥部的建议。地方各级人民政府卫生行政部门在本级人民政府的统一领导下，负责组织、协调本行政区域内突发公共卫生事件应急处理工作，并根据突发公共卫生事件应急处理工作的实际需要，向本级人民政府提出成立地方突发公共卫生事件应急指挥部的建议。国务院和地方各级人民政府根据本级人民政府卫生行政部门的建议和实际工作需要，决定是否成立应急指挥部。地方各级人民政府及有关部门和单位要按照属地管理原则，切实做好本行政区域内突发公共卫生事件应急处理工作。

2. 应急指挥机构的组成

国务院负责对特别重大突发公共卫生事件的统一领导、统一指挥，做出处理突发公共卫生事件的重大决策。特别重大突发公共卫生事件应急指挥部成员单位根据突发公共卫生事件的性质和应急处理的需要确定，主要包括国家卫生健康委员会、中宣部、新闻办、外交部、发展改革委、教育部、科技部、公安部、民政部、财政部、人力资源和社会保障部、交通运输部、工业和信息产业部、农业农村部、商务部、市场监督管理总局、生态环境部、林业和草原局、药品监管局、文化和旅游部、红十字会总会、全国总工会、中央军委后勤保障部和武警总部等。

省级突发公共卫生事件应急指挥部由省级人民政府有关部门组成，实行属地管理原则。省级人民政府统一负责对本行政区域内突发公共卫生事件应急处理的协调和指挥，做出处理本行政区域内突发公共卫生事件的决策，决定要采取的措施。

（二）应急指挥决策的构成及运行

1. 应急指挥决策的构成

指挥决策系统是突发公共卫生事件危机应急响应系统的神经中枢。目前我国的指挥决策机构主要由政府领导机构应急指挥机构、办事机构、工作机构及专家咨询委员会等几个部分组成。在国家卫生健康委员会的领导下，应急办公室（突发公共卫生事件应急指挥中心）具体负责全国突发公共卫生事件应急处理的日常管理工作。专家咨询委员会为突发公共卫生事件应急管理提供决策建议，必要时参加突发公共卫生事件的应急处置。要求形成循证决策、科学指挥、政令畅通、分级负责、责任明确、反应及时和保障有力的工作机制。

2. 应急指挥决策的运行

指挥决策的运作程序包括监测、预警、信息收集、拟订方案、指挥调度和调整评估等。在实际决策的过程中，由于事件紧迫、信息有限，以及决策者有限理性等条件的约束，许多决策工作需要同时开展，应急方案选择要在最短时间完成，决策目标要在应急工作开展过程中通过绩效评估和反馈控制不断修正。同时要采取科学民主的决策方式来降低危机事件发生的可能性。

①监测、预警。通过科学灵敏的动态监测体系，预测事件发展趋势，及时发布预警信息，提供决策依据。

②信息收集。快速全面地了解情况，确定事态发展及其可能影响到的区域和范围，充分掌握事件情况。

③拟订方案。信息及时传递到指挥决策者手中，结合突发公共卫生事件应急预案和专家咨询委员会的评估建议，制订决策方案，尽可能快地做出正确决策。

④指挥调度。领导决策能迅速下达到应接受指令的特定人群，迅速组织力量，采取正确的应对措施。

⑤调整评估。结合实际情况和预防控制效果，及时调整预防控制行动，保证决策效果。同时建立规范的评估机制，制定客观、科学的评价指标，对突发公共卫生事件的处理情况进行综合评估，并及时总结，促进卫生应急管理能力的提高。

二、组织协调机制

发现、确认和控制突发公共卫生事件是一个需要多部门参与的复杂工程，需要各部门间相互协调，共同完成。建立良好的突发公共卫生事件组织协调机制，有利于全面、高效地控制突发公共卫生事件的发生和发展。良好的组织协调有利于优化资源配置，使政府及时、全面掌握事件信息，最大限度地减少事件控制成本，有利于预警和快速反应，实现不同部门、机构的有序整合，提高应急工作效率和能力。

（一）组织协调机制的构成

1. 纵向组织协调

纵向组织协调即中央和地方的组织协调。突发公共卫生事件应急管理是中央统一指挥、地方分级负责的。按照属地管理原则，上级政府获得的突发公共卫生事件信息主要来自基层突发公共卫生事件管理部门的报告。《突发公共卫生事件应急条例》明确规定，任何单位和个人对突发公共卫生事件，不得隐瞒、缓报、谎报或授意他人隐瞒、缓报、谎报。因此，中央和地方在突发公共卫生事件管理中的组织协调是非常必要的。地方政府必须树立正确的政绩观，把预防、规范、有效处置突发公共卫生事件作为衡量政府工作绩效的重要指标，建立有效的约束、激励机制，倡导地方政府如实传递事件信息，避免突发公共卫生事件纵向信息传递的不对称性。

2. 横向组织协调

横向组织协调即政府部门间的组织协调。突发公共卫生事件应急管理涉及卫生、农业、交通、公安、财政、宣传等不同部门、组织和机构。应对突发公共卫生事件需要政府各部门密切配合，若职能划分不清楚，部门封锁，会严重阻碍突发公共卫生事件信息的横向交流。因此，畅通政府部门间的信息沟通渠道，有利于政府将各种力量、资源整合起来对突发公共卫生事件做出高效快速的反应。卫生应急部门要主动争取农业、公安、财政等其他有关部门的理解和支持，加强部门间突发公共卫生事件应急管理的组织协调工作。

3. 内部组织协调

内部组织协调即国家卫生健康委员会内的组织协调。突发公共卫生事件应急管理以国家卫生健康委员会为主导，负责组织医疗机构、疾病预防控制机构、卫生监督机构开展突发公共卫生事件的调查和处理。

医疗机构开展接诊、收治和转运工作，做好医院内现场控制、消毒、隔离、个人防护、医疗垃圾及污水处理，以及传染病和中毒患者的报告工作；同时协助疾病预防控制机构人员开展标本采集、流行病学调查工作。

疾病预防控制机构负责突发公共卫生事件的信息收集、报告和分析，开展流行病学调查和实验室检测；同时协助卫生行政部门制定技术标准和规范等。

卫生监督部门在卫生行政部门的领导下，开展对医疗机构和疾病预防控制机构等单位对突发公共卫生事件各项应急处理措施落实情况的督导、检查；围绕突发公共卫生事件应急处置，开展食品卫生、环境卫生、职业卫生等的卫生监督和执法检查；协助卫生行政部门依据《突发公共卫生事件应急条例》及有关法律、法规，调查处理突发公共卫生事件应急工作中的违法行为。

国家卫生健康委员会内部各应急机构在卫生行政部门的统一领导和组织协调下，需要明确分工、各司其职、通力协作，共同提高应对突发公共卫生事件的能力。

（二）组织协调机制的运行

1. 部门间联防联控

国家卫生健康委员会与农业农村部建立了防控人感染高致病性禽流感、人畜共患疾病联防联控协调工作机制；与海关总署建立了口岸突发公共卫生事件联防联控协调机制；与气象局建立了应对气象条件引发公共卫生安全问题的合作机制；与铁路局、海关总署和民航局等建立了联防联控机制，预防、控制传染病境外传入和通过交通工具传播；完善了防范学校突发公共卫生事件联合协调机制，与教育部联合发文，在学校建立专职或兼职教师责任报告制度，及时发现、报告学校传染病等。全国性部门配合、协调应对突发公共卫生事件的机制已初步形成。

2. 区域联防联控

针对重大疾病，通过组织协调机制，加强了重点地区的联防工作。

3. 重大疾病联防联控

国家卫生健康委员会与其他部委、地方政府协调，联合举行应急演练。

4. 国际合作

为提高应对突发公共卫生事件的处置能力，我国积极参与突发公共卫生事件应对的双边、多边及国际合作，加强国际信息沟通和技术合作。

三、监测预警报告机制

加强危机准备和监测预警能力是防患于未然的关键。突发公共卫生事件一旦发生，如果发现和控制不及时，往往会迅速蔓延。建立信息网络与监测预警体系，及早报告疫情信息，科学、准确、快速地做出预警和反应，才能有效地预防和控制事件的发生和发展。

（一）监测机制

1. 突发公共卫生事件监测的概念

监测是流行病学的重要手段和方法，是指长期、连续、系统地收集人群中有关疾病、健康、伤残或者死亡的变化趋势及其影响因素的资料，分析后及时将信息反馈，以便采取干预措施并评价其效果。突发公共卫生事件监测主要针对突然发生、造成或可能造成公众健康严重损害的重大传染病疫情，群体性不明原因疾病，重大食物中毒和职业中毒，以及其他严重影响公众健康的事件。它包含四个方面的内容：

第一，通过长期、连续、系统地收集有关突发事件的资料，发现突发事件的发生和发展规律，从而评估突发事件发生、疾病暴发或流行的可能性。

第二，调查和跟踪可疑病例并进行辨认分析，评估疾病对公众健康的影响及其发展趋势，监测治疗效果、传染病病毒的变化等。

第三，对原始资料进行整理分析，将收集来的资料转化为有价值的信息，包括提出并评估预防和控制措施。

第四，及时向有关部门和人员反馈信息，使其在疾病预防控制中发挥作用。

2. 突发公共卫生事件监测的种类、内容、方法，以及机构和个人

国家建立统一的突发公共卫生事件监测、预警与报告网络体系，包括法定传染病、突发公共卫生事件监测报告网络，症状监测网络，实验室监测网络，出入境口岸卫生检疫监测网络，以及全国统一的举报电话等。各级医疗机构、疾病预防控制机构、卫生监督机构、出入境检验检疫机构应负责突发公共卫生事件的日常监测工作。

（二）预警机制

突发公共卫生事件预警是指对可能出现的重大公共突发事件进行分类，针对事件的不同性质、发生范围、损害风险以及严重情况，设立不同的警戒级别，从而使突发事件的应急工作提升到不同的应急状态，有效降低突发事件的危害。预警工作是建立在长期、系统监测的基础上的，需要对监测数据进行综合分析和评估。

1. 预警信息来源

一方面是国家各相关机构、部门的监测信息，包括各级医疗机构、疾病预防控制机构、卫生监督机构等的监测信息，以及农、林、牧、气象等部门的监测信息；另一方面是媒体报道、公众举报等。

2. 预警信息共享

为建立准确及时的监测预警机制，要求各部门之间加强协作和交流，尽快实现信息的共享。如可以通过建立公共卫生数据库、历史疫情数据库、重要传染病个案数据库、监测信息数据库、自然灾害数据库等多个子数据库进行整合，结合先进的遥感技术和地理信息系统技术，实现疾病预防控制机构、卫生监督机构等的信息共享；也可以通过建立症状监测系统的办法，直接与各级各类医院信息系统（HIS）建立标准化接口，这样不但加强了与医疗机构的信息交流，更重要的是大大提高了监测、预警的及时性和准确性。

3. 预警级别

根据突发事件可能造成的危害程度、紧急程度及发展态势，突发公共卫生事件划分为一般（Ⅳ级）、较大（Ⅲ级）、重大（Ⅱ级）和特别重大（Ⅰ级）四级，依次用蓝色、黄色、橙色、红色进行预警。预警信息包括事件的类别、可能波及的范围、可能的危害程度、可能的延续时间、提醒事宜、应采取的相应措施等。

4. 预警信息的发布

医疗卫生机构根据对重大传染病、食物中毒和职业中毒等突发公共卫生事件的信息报告及多种监测资料的分析，对可能发生的事件做出预测判断，提出预警建议。预警信息发布前，由专家咨询委员会对预警建议进行评估和审核。

（三）报告机制

1. 突发公共卫生事件的责任报告单位和责任报告人

县级以上各级人民政府卫生行政部门指定的突发公共卫生事件监测机构、各级各类医疗卫生机构、卫生行政部门，以及县级以上地方人民政府和检验检疫机构、食品药品监督管理机构、环境保护监测机构、教育机构等有关单位为突发公共卫生事件的责任报告单位。执行职务的各级各类医疗卫生机构的医疗卫生人员、个体开业医生为突发公共卫生事件的责任报告人。

2. 突发公共卫生事件的报告时限和程序

突发公共卫生事件监测机构、医疗卫生机构和有关单位如发现突发公共卫生事件，应当在 2 小时内向所在地县级人民政府卫生行政部门报告；接到报告的卫生行政部门应当在 2 小时内向本级人民政府报告，并同时向上级人民政府卫生行政部门和国家卫生健康委员会报告；县级人民政府应当在接到报告后 2 小时内向辖区的市级人民政府或上一级人民政府报告；市级人民政府应当在接到报告后 2 小时内向省、自治区、直辖市人民政府报告；省、自治区、直辖市人民政府在接到报告的 1 小时内，向国务院卫生行政部门报告；国家卫生健康委员会对可能造成重大社会影响的突发公共卫生事件，应当立即向国务院报告。

国家建立突发公共卫生事件的举报制度，任何单位和个人有权通过国家公布的统一的突发公共卫生事件报告、举报电话向各级人民政府及其有关部门报告突发公共卫生事件隐患，有权向上级政府及其有关部门举报地方人民政府及其有关部门不履行突发公共卫生事件应急处理职责或者不按照规定履行职责的情况。

《突发公共卫生事件应急条例》明确规定，任何单位和个人对突发公共卫生事件，不得隐瞒、缓报、谎报，或者授意他人隐瞒、缓报、谎报。

3. 报告内容

突发公共卫生事件报告分为首次报告、进程报告和结案报告。应根据事件的严重程度、事态发展、控制情况，及时报告事件的进程，内容包括事件基本信息和事件分类信息两部分。不同类别的突发公共卫生事件应分别填写基本信息报表和相应类别的事件分类信息报表。首次报告尚未调查确认的突发公共卫生事件或可能存在隐患的事件相关信息，应说明信息来源、波及范围、事件性质的初步判定及拟采取的措施。经调查确认的突发公共卫生事件报告应包括事件性质、波及与范围（分布）、危害程度、势态评估、控制措施等内容。

四、应急响应机制

（一）突发公共卫生事件的分级

根据突发事件的性质、危害程度、涉及范围，突发公共卫生事件划分为一般（Ⅳ级）、较大（Ⅲ级）、重大（Ⅱ级）和特别重大（Ⅰ级）四级。

1. 特别重大突发公共卫生事件（Ⅰ级）

有下列情形之一的视为特别重大突发公共卫生事件：

①肺鼠疫、肺炭疽在大、中城市发生并有扩散趋势，或肺鼠疫、肺炭疽疫情波及 2 个以上的省份，并有进一步扩散的趋势。

②发生传染性非典型肺炎、人感染高致病性禽流感病例，并有扩散趋势。

③涉及多个省份的群体性不明原因疾病，并有扩散趋势。

④发生新传染病或我国尚未发现的传染病发生或传入，并有扩散趋势，或发现我国已消灭的传染病重新流行。

⑤发生烈性病菌株、毒株、致病因子等丢失事件。

⑥周边以及与我国通航的国家和地区发生特大传染病疫情，并出现输入性病例，严重危及我国公共卫生安全的事件。

⑦国务院卫生行政部门认定的其他特别重大突发公共卫生事件。

2. 重大突发公共卫生事件（Ⅱ级）

有下列情形之一的视为重大突发公共卫生事件：

①在一个县（市）行政区域内，一个平均潜伏期内（6 天）发生 5 例以上肺鼠疫、肺炭疽病例，或者相关联的疫情波及 2 个以上的县（市）。

②发生传染性非典型肺炎、人感染高致病性禽流感疑似病例。

③腺鼠疫发生流行，在一个市（地）行政区域内，一个平均潜伏期内多点连续发病

20例以上，或流行范围波及2个以上市（地）。

④霍乱在一个市(地)行政区域内流行，1周内发病30例以上，或波及2个以上市(地)，有扩散趋势。

⑤乙类、丙类传染病波及2个以上县（市），1周内发病水平超过前5年同期平均发病水平2倍以上。

⑥我国尚未发现的传染病发生或传入，尚未造成扩散。

⑦发生群体性不明原因疾病，扩散到县（市）以外的地区。

⑧发生重大医源性感染事件。

⑨预防接种或群体预防性服药出现人员死亡。

⑩一次食物中毒人数超过100人并出现死亡病例，或出现10例以上死亡病例。

⑪ 一次发生急性职业中毒50人以上，或死亡5人以上。

⑫ 境内外隐匿运输、邮寄烈性生物病原体、生物毒素造成我国境内人员感染或死亡的。

⑬ 省级以上人民政府卫生行政部门认定的其他重大突发公共卫生事件。

3. 较大突发公共卫生事件（Ⅲ级）

有下列情形之一的视为较大突发公共卫生事件：

①发生肺鼠疫、肺炭疽病例，一个平均潜伏期内病例数未超过5例，流行范围在一个县（市）行政区域以内。

②肺鼠疫发生流行，在一个县(市)行政区域内，一个平均潜伏期内连续发病10例以上，或波及2个以上县（市）。

③霍乱在一个县（市）行政区域内发生，1周内发病10 ~ 29例，或波及2个以上县（市），或市（地）级以上城市的市区首次发生。

④一周内在一个县（市）行政区域内，乙、丙类传染病发病水平超过前5年同期平均发病水平1倍以上。

⑤在一个县（市）行政区域内发现群体性不明原因疾病。

⑥一次食物中毒人数超过100人，或出现死亡病例。

⑦预防接种或群体预防性服药出现群体心因性反应或不良反应。

⑧一次发生急性职业中毒49人，或死亡4人以下。

⑨市（地）级以上人民政府卫生行政部门认定的其他较大突发公共卫生事件。

4. 一般突发公共卫生事件（Ⅳ级）

有下列情形之一的视为一般突发公共卫生事件：

①肺鼠疫在一个县（市）行政区域内发生，一个平均潜伏期内病例数未超过10例。

②霍乱在一个县（市）行政区域内发生，1 周内发病 9 例以下。

③一次食物中毒人数 30 ~ 99 人，未出现死亡病例。

④一次发生急性职业中毒 9 人以下，未出现死亡病例。

⑤县级以上人民政府卫生行政部门认定的其他一般突发公共卫生事件。

（二）突发公共卫生事件的分级响应机制

1. 建立分级管理、逐级响应的突发公共卫生事件应急响应机制

由于突发公共卫生事件存在区域性的特点，根据突发公共卫生事件的四级响应机制，由国务院、省级、市级、县级政府及其有关部门按照分级响应的原则，分别做出应急响应。除了跨区域的特别重大突发公共卫生事件以外，一般区域性的突发公共卫生事件由所在地政府负责处置。

发生特别重大突发公共卫生事件，应启动国家响应（Ⅰ级响应）；发生重大突发公共卫生事件，应启动省级响应（Ⅱ级响应）；发生较大突发公共卫生事件，应启动市级响应（Ⅲ级响应）；发生一般突发公共卫生事件，应启动县级响应（Ⅳ级响应）。

①特别重大突发公共卫生事件的应急响应。国务院卫生行政部门接到特别重大突发公共卫生事件报告后，应立即组织专家调查确认，并对疫情进行综合评估，必要时，向国务院提出成立全国突发公共卫生事件应急指挥部的建议。同时，负责组织和协调专业技术机构开展现场调查和处理，指导和协调落实医疗救治和预防控制等措施，做好突发公共卫生事件信息的发布和通报等工作。地方各级人民政府卫生行政部门在本级人民政府的统一领导下，按照上级卫生行政部门的统一部署，做好本行政区域内的应急处理工作。

②重大突发公共卫生事件的应急响应。省级人民政府卫生行政部门接到重大突发公共卫生事件报告后，应立即组织专家调查确认，并对疫情进行综合评估，必要时，向省级人民政府提出成立应急指挥部的建议。同时，迅速组织应急卫生救治队伍和有关人员到达突发公共卫生事件现场，进行采样与检测、流行病学调查与分析，组织开展医疗救治、患者隔离、人员疏散等疫情控制措施，分析突发公共卫生事件的发展趋势，提出应急处理工作建议，按照规定报告有关情况；及时向其他有关部门，毗邻和可能波及的省、自治区、直辖市人民政府卫生行政部门通报有关情况；向社会发布本行政区域内突发公共卫生事件的信息。国务院卫生行政部门应加强对省级人民政府卫生行政部门突发公共卫生事件应急处理工作的督导，并根据需要组织国家应急卫生救治队伍和有关专家迅速赶赴现场，协助疫情控制并开展救治工作，及时向有关省份通报情况。

③较大突发公共卫生事件的应急响应。市（地）级人民政府卫生行政部门接到较大突

发公共卫生事件报告后，应立即组织专家调查确认，并对疫情进行综合评估。同时，迅速与事件发生地县级卫生行政部门共同组织开展现场流行病学调查、致病致残人员的隔离救治、密切接触者的隔离、环境生物样品采集和消毒处理等紧急控制措施，并按照规定向当地人民政府、省级人民政府卫生行政部门和国务院卫生行政部门报告调查处理情况。省级人民政府卫生行政部门接到较大突发公共卫生事件报告后，要加强对事件发生地区突发公共卫生事件应急处理的督导，及时组织专家对地方卫生行政部门突发公共卫生事件应急处理工作提供技术指导和支持，并适时向本省有关地区发出通报，及时采取预防控制措施，防止事件进一步发展。国务院卫生行政部门根据工作需要及时提供技术支持和指导。

④一般突发公共卫生事件的应急响应。一般突发公共卫生事件发生后，县级人民政府卫生行政部门应立即组织专家进行调查确认，并对疫情进行综合评估。同时，迅速组织医疗机构、疾病预防控制机构和卫生监督机构开展突发公共卫生事件的现场处理工作，并按照规定向当地人民政府和上一级人民政府卫生行政部门报告。市（地）级人民政府卫生行政部门应当快速组织专家对突发公共卫生事件应急处理进行技术指导。省级人民政府卫生行政部门应根据工作需要提供技术支持。

2. 突发公共卫生事件应急响应的过程

突发事件的应急响应过程可分为响应级别确定、应急启动、应急救援、应急处置和应急终止五个步骤。

①响应级别确定。卫生行政部门接到突发公共卫生事件报告后，应根据事件的详细信息，组织专家组调查确认，并对事件进行综合评估，确定应急响应的级别。

②应急启动。国务院以及省、市、县（区）政府根据突发公共卫生事件的级别，按照预案启动相应级别的应急响应后，应急指挥部应迅速通知有关人员到病位，调配救援所需的应急物资，派出现场指挥协调人员和专家组。

③应急救援。在现场指挥部的统一指挥下，参与现场工作的卫生医疗救治队伍及有关人员，迅速采取应急救治、人员疏散、现场采样、检测等控制措施，防止事态进一步发展，调查、分析事件发展趋势，提出应急处置工作建议，并按规定向有关部门报告相关情况。

④应急处置。发生或即将发生特别重大突发公共卫生事件，采取一般处置措施无法控制事态和消除其严重危害时，须提高应急响应级别。各级政府和有关部门应及时增加应急处置力量，加大技术、物资、装备和资金等保障力量，加强指挥、协调，努力控制事态发展。

⑤应急终止。突发公共卫生事件应急处置工作结束或相关危险因素消除后，由事发地人民政府卫生行政部门组织有关专家进行分析论证，提出终止应急响应的建议，经本级人民政府批准后实施。

（三）各级各类机构在应急响应中的职责

1. 各级人民政府的职责

组织协调有关部门参与突发公共卫生事件的处理；根据突发公共卫生事件处理的需要，调集本行政区域内各类人员、物资、交通工具和相关设施、设备参加应急处理工作；划定控制区域范围；采取限制或者停止集市贸易等紧急控制措施；管理流动人口；实施交通卫生检疫；开展群防、群治；严厉打击违法犯罪和扰乱社会治安的行为，维护社会稳定。

2. 卫生行政部门的职责

组织医疗机构、疾病预防控制机构和卫生监督机构开展突发公共卫生事件的调查与处理；组织突发公共卫生事件专家咨询委员会对突发公共卫生事件进行评估，提出启动应急响应的级别；督导、检查应急控制措施；发布信息与通报；制定技术标准和规范；普及卫生知识、健康教育；评估事件及事件处置。

3. 医疗机构的职责

开展接诊、救治和转运工作，协助疾控机构人员开展标本的采集、流行病学调查；做好医院内现场控制、消毒、隔离、个人防护、医疗垃圾和污水处理工作；做好传染病和中毒患者的报告工作；做好群体性不明原因疾病、新发传染病的病例分析与总结；开展科研与国际交流活动。

4. 疾病预防控制机构的职责

突发公共卫生事件信息报告、流行病学调查、实验室检测、制定技术标准和规范、开展技术培训、开展科研与国际交流。

5. 卫生监督机构的职责

在卫生行政部门的领导下，开展对医疗机构、疾病预防控制机构各项应急处理措施落实情况的督导、检查；开展食品卫生、环境卫生、职业卫生等的卫生监督和执法稽查；调查处理突发公共卫生事件应急工作中的违法行为。

6. 出入境检验检疫机构的职责

在突发公共卫生事件发生时，调动出入境检验检疫机构的技术力量，配合当地卫生行政部门做好口岸的应急处理工作，及时上报口岸突发公共卫生事件信息。

7. 非事件发生地区的应急响应措施

密切保持与事件发生地区的联系，及时获取相关信息；做好本行政区域应急处理所需的人员与物资准备；加强相关疾病监测（信息收集、分析、报告）工作；开展重点人群、重点场所、重点环节的监测和预防控制工作；开展防治知识宣传和健康教育；根据上级人民政府及有关部门的决定，开展交通卫生检疫等。

五、信息发布与通报机制

及时定期向社会发布和通报突发公共卫生事件信息，适时发布重大传染病疫情、食品安全等公共卫生预警信息，准确、权威地宣传有关预防和控制传染病和其他突发公共卫生事件的科普知识。这样有利于正确引导舆论，满足公民的知情需求，增强人民群众的防病意识；有利于传染病疫情的控制和突发公共卫生事件的妥善处置。按照《传染病防治法》和《突发公共卫生事件应急条例》的要求，建立规范、统运行有效的突发公共卫生事件信息发布与通报机制，在突发公共卫生事件发生的第一时间迅速做出反应，积极、正确地引导舆论，维护良好的社会公共安全环境。

（一）信息发布机制

国家建立传染病疫情信息公布制度。国务院卫生行政部门定期公布全国传染病疫情信息，省、自治区、直辖市人民政府卫生行政部门定期公布本行政区域的传染病疫情信息。传染病暴发、流行时，国务院卫生行政部门负责向社会公布传染病疫情信息，并可以授权省、自治区、直辖市人民政府卫生行政部门向社会公布本行政区域的传染病疫情信息。

国家建立突发事件的信息发布制度。国务院卫生行政主管部门负责向社会发布突发事件的信息，必要时，可以授权省、自治区、直辖市人民政府卫生行政主管部门向社会发布本行政区域内突发公共卫生事件的信息。各省、自治区、直辖市卫生行政部门在本行政区域内发生传染病暴发、流行发生其他突发公共卫生事件时，及时准确地发布辖区内的法定传染病疫情和突发公共卫生事件信息。其他部门和机构未经授权，不得发布突发公共卫生事件的信息。

1. 发布部门

发布部门包括国务院卫生行政部门或授权的省、自治区、直辖市人民政府卫生行政部门。

2. 发布内容

发布内容包括突发公共卫生事件的性质、原因，突发公共卫生事件的发生地及范围，突发公共卫生事件的发病、伤亡及涉及的人员范围，突发公共卫生事件的处理措施和控制情况，突发公共卫生事件发生地强制措施的解除情况。除应及时发布每次突发公共卫生事件的信息外，国家卫生健康委员会应以月报、年报方式在《卫生部公报》和国家卫生健康委员会网站上公布全国突发公共卫生事件的总体信息，包括急性重大传染病、急性食物中毒、急性职业中毒、群体性不明原因疾病以及其他严重影响公众健康的突发公共卫生事件的总体情况、分布情况，以及发生各级各类突发公共卫生事件的起数、涉及的发病和伤亡人数、应急处置情况等。各省、自治区、直辖市卫生行政部门也应定期发布本辖区内的突发公共卫生事件总体信息。

3. 发布原则

突发公共卫生事件发生后，国家卫生行政部门和各省、自治区、直辖市卫生行政部门应按照不同级别突发公共卫生事件信息发布的具体要求，遵循“及时主动、准确把握、实事求是、注重效果”的原则，开展信息发布工作。

①及时主动。争取在第一时间发布突发卫生事件信息，正确、有效地引导舆论，避免或减少不必要的猜测和歪曲性报道。

②准确把握。用通俗、易懂、简洁的语言发布事件有关的核心信息，包括事件真相、公众应采取的态度及措施等。

③实事求是。及时收集、分析舆论情况，本着实事求是的原则，避免多头发布、信息相左的情况。一旦出现，应迅速采取措施纠正。

④注重效果。根据突发公共卫生事件发生、发展的不同阶段及针对不同的人群，采取不同的信息传播策略。在公布突发公共卫生事件信息的同时，发布所采取的预防控制措施及相关的科普知识。

4. 发布方式

发生特别重大（Ⅰ级）突发公共卫生事件后，国务院应急指挥机构通过召开新闻发布会、散发新闻稿、接受记者采访等多种形式进行突发公共卫生事件信息和新闻的发布，并对中央新闻单位发布的重要新闻稿件进行审核。

辖区内发生重大（Ⅱ级）突发公共卫生事件后，各省、自治区、直辖市卫生行政部门在地方政府应急指挥部的统一指挥下，向社会发布本辖区内突发公共卫生事件信息，并配合宣传主管部门做好舆论宣传和引导工作。

辖区内发生较大（Ⅲ级）和一般（Ⅳ级）突发公共卫生事件后，各省、自治区、直辖市卫生行政部门及时发布有关信息，为群众释疑解惑，做好疾病预防和控制的科普教育工作。

发生突发公共卫生事件并启动应急响应后，卫生行政部门在应急指挥机构内成立信息传播工作小组，具体负责与突发公共卫生事件相关的信息传播工作；跟踪事件的进程，评估事态发展，及时发布相关信息，受理媒体采访，促进事件快速、有效处理；向公众提供针对事件的科学行为建议，防止或平息社会恐慌；做好事件信息在本机构内部的沟通，与事件相关的部委、事发地国家卫生健康委员会、内部相关单位协调，共同做好信息传播工作；必要时，向港、澳、台地区或国际组织提供相应信息。

（二）信息通报机制

1. 通报要求

国务院卫生行政部门及时向国务院有关部门和各省、自治区、直辖市人民政府卫生行政部门以及军队有关部门通报突发公共卫生事件的情况；突发公共卫生事件发生地的省、自治区、直辖市人民政府卫生行政部门，及时向毗邻省、自治区、直辖市人民政府卫生行政部门通报；接到通报的省、自治区、直辖市人民政府卫生行政部门，必要时应当及时通知本行政区域内的医疗卫生机构；县级以上地方人民政府有关部门，及时向同级人民政府卫生行政部门通报；对涉及跨境的疫情线索向有关国家、地区通报。

2. 通报类别

对于甲类传染病以及采取甲类传染病预防控制措施的乙类传染病及不明原因群体性疾病等突发公共卫生事件个案信息，国家卫生健康委员会应至少在发布前 2 小时向国务院其他有关部门和各省、自治区、直辖市卫生行政部门通报。各地卫生行政部门在发布本辖区上述信息前，应事先（至少 8 小时）报告卫生部门并告知具体发布时间，由国家卫生健康委员会提前向各省、自治区、直辖市卫生行政部门通报。卫生部门应通过有效途径告知港、澳、台地区及有关国际组织。对于其他法定传染病暴发、流行的突发公共卫生事件个案，国家卫生健康委员会相关司、局、办和事件发生地卫生行政部门在对外发布信息前，应通过便捷有效的方式及时互通情况，并将有关情况通报给事件发生地相邻的省份，以利共同做好疾病预防控制工作。

六、应急保障机制

突发公共卫生事件应急保障机制是建立和完善突发公共卫生事件应急管理机制的基础，也是顺利开展突发公共卫生事件应急处置的重要保证。应急保障机制建设应坚持硬件建设与软件建设并重的原则，卫生应急机构的房屋、工作条件和仪器等硬件设备的建设是必要的，卫生应急技术、队伍及人员等软件建设也很重要，两者必须同步，尤其应该持续加强卫生应急队伍、专业人员的组建、能力培训和动态管理等。

（一）法律保障

法律、法规和规章、预案等是突发公共卫生事件应急管理的重要法律依据。通过立法的形式建立突发公共卫生事件应急管理机制，为突发公共卫生事件应急处置提供了强有力的法律保障。

（二）技术保障

我国不断建设完善公共卫生体系，通过应急演练、培训，不断提高广大医疗卫生专业人员和突发公共卫生事件应急处置专家的应急能力，各种应急技术方案和适宜应急工作的新技术、新方法，为突发公共卫生事件应急管理提供了技术保障。近年来，通过逐步健全应急预案体系、建立专家咨询委员会和专家库、加强卫生应急队伍建设、全面开展培训和演练、研发信息系统功能、提升检测技术等措施，为突发公共卫生事件应急管理工作提供了技术保障，提高了我国应对突发公共卫生事件的整体水平。

（三）物资保障

各级人民政府应根据有关法律、法规和应急预案的规定，建立处理突发公共卫生事件的物资和生产能力储备，建立健全卫生应急物资监测网络、预警体系和应急物资生产储备、调拨及紧急配送体系，保障应急处置和恢复重建工作的需要。物资储备的原则是“统一规划、分级储备、确保急需、突出重点、品种齐全、动态储备”。应确保应急所需物资和生活用品的及时供应，加强对物资储备的监督管理，及时予以补充和更新。

（四）经费保障

政府应加大对突发公共卫生事件应急工作和基础设施建设的投入，按规定落实对突发公共卫生事件应急处理专业技术机构的财政补助政策和突发公共卫生事件应急处理经费，提高突发公共卫生事件应急处置能力。根据《国家总体应急预案》的规定，各级财政部门要按照现行事权、财权划分的原则，分级负担公共卫生工作及预防与处置突发公共卫生事件的经费，健全卫生应急资金拨付制度；支持地方卫生应急管理工作，建立完善的财政专项转移支付制度；建立健全国家、地方、企业、社会相结合的卫生应急保障资金投入机制，达到卫生应急队伍、装备、交通、通信、物资储备等方面建设与更新维护资金的要求。研究建立应对突发公共卫生事件社会资源依法征用与补偿办法。为了迅速控制突发公共卫生事件，国家必须进行紧急财政拨款，特殊情况下，应向患者提供免费医疗救助，研究对传染病患者的免费医疗救助问题。

（五）通信与交通保障

各级各类卫生应急队伍要根据实际工作需要配备通信设备和交通工具。建立健全应急通信、应急广播电视保障工作体系，完善公用通信网，建立有线和无线相结合、基础电信网络与机动通信系统相配套的应急通信系统；建立和完善重大传染病疫情、群体不明原因疾病、中毒等现场卫生应急专用通信系统，实现信息无障碍传输、要保证紧急情况下卫生应急交通工具的优先安排、优先调度、优先放行，确保运输安全畅通；要依法建立紧急情况下社会交通运输工具的征用程序，确保救灾防病物资和人员能够及时、安全地送达；根据应急处置需要，对现场及相关通道实行交通管制，开设卫生应急救援“绿色通道”，保证卫生应急救援工作的顺利开展。

七、交流与合作机制

在风险日益全球化的时代，防御突发公共卫生事件需要更为广泛、更多层次的国际交流合作。国际合作对各国特别是发展中国家提高处理突发公共卫生事件的能力极为重要，因此，要通过借鉴有关国家和地区在有效应对突发公共卫生事件方面的有益经验，充分利用国际资金和技术，全面提升我国的突发公共卫生事件处置能力。

八、社会动员机制

（一）社会动员机制的概念

突发公共卫生事件的社会动员机制是指在各级政府的统一领导和组织下，开展突发公共卫生事件相关健康和法制知识的宣传教育，动员社会各界广泛参与突发公共卫生事件的预防、控制和健康促进工作，依靠全社会的力量，促进人群改变行为，从而提高突发公共卫生事件应急管理能力，并最大限度地降低人群的生命财产损失。

突发公共卫生事件社会动员机制的建设能从根本上提高全社会应对突发公共卫生事件的整体科学素质和心理素质，增强对突发公共卫生事件的应急意识，提高公众对突发公共卫生事件的预防和应急能力。

（二）社会动员机制的构成

社会动员机制主要包括突发公共卫生事件信息传播、社会学手段、人员培训和管理技术。

1. 突发公共卫生事件信息传播

将现代传播媒介与传统交流方式（如人际传播）相结合，倡导政府针对突发公共卫生事件做出决策，促进社区人群积极参与相关知识的健康宣教工作，增强全社会应对突发公共卫生事件的正确意识，同时提高突发公共卫生事件的应对能力。

2. 社会学手段

通过对突发公共卫生事件受众进行分析，向特定受众提供特别设计的针对突发公共卫生事件的宣传产品或服务，检查和验证各种突发公共卫生事件应急社会动员效果，建立激励机制，调动和激发社会公众参与的积极性。

3. 人员培训

培训强化各类人员在突发公共卫生事件应急社会活动中的知识能力，确保应急工作的顺利进行。

4. 管理技术

建立健全突发公共卫生事件应急社会动员组织管理系统，收集、分析与突发公共卫生事件相关的背景资料，确定社会动员的目标，制订计划和实施策略，评价突发公共卫生事件应急社会动员计划、方案的实施效果等。

（三）社会动员机制的运行

突发公共卫生事件应急社会动员过程是一个在政府的统一领导下，社会各阶层、各部门之间建立突发公共卫生事件信息交流对话机制和伙伴式合作共事关系制的过程。正确引导、准确有序地开展突发公共卫生事件的社会动员工作，应从多方面着手。

1. 各级政府和领导

各级政府和领导的动员是创造支持性环境的原动力。基于我国的国情和突发公共卫生事件应急实践，开展突发公共卫生事件应急工作的各种努力若没有强有力的领导是难以实现的。积极主动地争取各级政府和领导从政策上支持和重视突发公共卫生事件应急工作，同时制定政策、健全法制、加强领导、增加投入，以保证突发公共卫生事件应急工作与社会经济协调发展。

2. 社区和居民

发挥社区和居民在突发公共卫生事件中的重要作用，应大力宣传，提供有关知识和技术，促使社区的每个社会成员了解他们对自身和社区健康的责任，树立健康的生活方式和行为，积极地参加社区的各种突发公共卫生事件应急或演练活动，把政府的决策和群众力量密切结合起来，达到增强社区居民突发公共卫生事件应急意识和能力的目的。

3. 非政府组织

非政府组织在社会发展中的地位日益重要，其他社会团体、基层组织的作用也愈显突出。在突发公共卫生事件应急社会动员中，要充分发挥共青团、妇联、红十字会、工会组织等的作用。在少数民族地区，尤其要提高关键人物对突发公共卫生事件应急工作的认识，通过他们用适当的方式向广大群众进行宣传动员。

4. 专业人员

专业人员的动员是突发公共卫生事件应急社会动员服务的提供者，是获得技术支持的保障。尤其是与突发公共卫生事件应急工作相关的市县级基层业务人员，他们具备相应的专业知识和技能，具有良好的群众基础，其工作态度和行为直接影响居民的保健意识和行为，做好他们的社会动员工作是十分必要的。因此，要加强对专业人员的培训，提高其业务水平，明确落实其在突发公共卫生事件应急社会动员中的职责和权力。

九、恢复重建机制

突发公共卫生事件在得到有效控制后，应急管理工作就进入以恢复重建为主的阶段。因此，建立健全突发公共卫生事件的恢复重建机制，不仅要尽快恢复灾害损毁设施，实现社会生产与生活的复原，还要贯彻可持续发展的理念，将恢复重建作为增强社会防止灾害、减少灾害能力的契机，整体提升全社会抵御风险的水平。

（一）恢复重建的内涵

恢复重建是消除突发事件短期、中期、长期影响的过程。其主要包括两类活动：一是恢复，使社会生产、生产活动恢复正常状态；二是重建，对因为灾害或灾难影响而不能恢复的设施等进行重新建设。恢复重建是一项十分艰巨的工作。面对自然条件复杂、基础设施损毁严重的困难局面，灾后恢复重建任务异常繁重，工作充满挑战。灾后恢复重建关系到灾区社会公众的切身利益和长远发展，必须充分依靠灾区社会公众，举一方之力，有效利用各种资源。通过精心规划、精心组织、精心实施，重建物质家园和精神家园，使灾区社会公众在恢复重建中赢得新的发展机遇。从总体上来看，突发事件的影响主要可分为以下四类：社会影响、经济影响、环境影响和心理影响。

1. 社会影响

突发公共卫生事件的发生会导致成百上千乃至数万人在灾害中遇难，许多家庭失去世代生活的家园，多年辛勤劳动积累的财富毁于一旦。为了消除突发事件的社会影响，恢复重建需要恢复社会生活秩序，为社会公众提供基本保障，使整个社会呈现常态运转状态。在此过程中，恢复重建需要注意三个方面：一是严防次生、衍生灾害的发生，确保灾区公众的安全；二是保障灾后重要物资的供应；三是特别关注老年人、儿童、残疾人等特殊群体，满足其特殊的需要。

2. 经济影响

突发公共卫生事件对经济的直接影响非常大，间接影响难以估计。

3. 环境影响

突发公共卫生事件的环境影响可以分为两类：人工环境影响和自然环境影响。

4. 心理影响

突发公共卫生事件往往会给一定数量的社会公众造成负面的心理影响，甚至造成严重的心理创伤。因此，有关部门在恢复重建的过程中，要为这部分社会公众提供心理咨询服务，开展心理危机干预，进行心理辅导；要加强心理疏导，体现人文关怀，重塑社会公众积极、乐观、向上的精神面貌。

（二）恢复重建的过程

做好突发公共卫生事件的恢复重建工作，不但可以消除突发公共卫生事件产生的根源，还可以增强公众对政府的信心，树立良好的形象。它主要包括以下过程：

1. 成立恢复重建机构

突发公共卫生事件得到控制，就应该着手恢复重建工作，要建立恢复重建工作机构来指导恢复工作。恢复重建机构与突发公共卫生事件应急管理机构是不可替代的。首先，两者的目的不同。恢复重建机构的目的是要使组织从突发公共卫生事件的不良影响中恢复过来，使组织得以生存，并且保持可持续发展。其次，它们的组成成员不同。突发公共卫生事件应急管理机构通常是由专业应对人员组成，很少使用非专业人员；而恢复重建机构的成员可以包括部分应急机构成员，但更多的是组织内部的负责人和技术人员。最后，突发公共卫生事件应急管理机构不但要进行应急决策，还要执行决策任务，而恢复重建机构主要策划恢复工作流程。

2. 确定恢复目标

恢复重建机构成立后，首先要调查危害程度和收集相关信息，以确定恢复目标。在收集信息的过程中，恢复重建机构不但要听取突发公共卫生事件应急管理机构提供的详细信息，还要通过对受害者的调查，掌握第一手资料，组织专人进行灾害现场调查，评估破坏程度，综合几方面的结果，对损失进行整理和归纳，对危害、损失做到全面了解。在了解损失状况之后，恢复重建机构要确立恢复目标。总的来说，恢复工作一般有两个目标：一是消除突发公共卫生事件造成的损失，以维持组织的生存和持续发展；二是抓住危机中的机会进行重组，使组织获得新的发展。所以，组织需要对其机构进行重组，以维持组织的完整性；恢复受损功能，使组织能够正常运作；重新塑造组织形象，恢复公信力。

3. 制订恢复计划

确定恢复目标后，要讨论确定需要恢复的对象。参加讨论的人员除了恢复重建机构的成员外，还应该包括组织各个部门的代表、部分突发公共卫生事件应对人员、一些评估专家、利益相关者的代表等。这样的人员应代表绝大多数受影响者。只有参加人员具有广泛的代表性，才能全面总结出需要恢复的对象。恢复对象越重要，对其投入的人力、物力、财力、时间就应当越多。只有这样，才能对恢复目标做出权威性决策。

4. 寻求援助，组织重建

制订恢复计划后，恢复重建工作机构应该迅速调集各种社会资源，根据有关专家的指导，准备恢复和重建工作，引导被破坏的各种秩序走向正轨，稳定社会生活。其中可能需要请求政府、社会甚至国际组织给予人力、物力、财力上的帮助，如建立国家援助机制、呼吁社会援助、寻求国际援助。

（三）恢复重建的原则

恢复重建应遵循以下八项原则：

1. 以人为本，民生优先

要把保障民生作为恢复重建的基本出发点，切实保护灾区群众的合法权益。

2. 尊重自然，科学布局

要根据资源环境承载能力，考虑灾害和潜在灾害的威胁，科学地确定不同区域的主体功能，优化城乡布局、人口分布，促进人与自然和谐。

3. 统筹兼顾，协调发展

要着眼长远，适应未来发展需要适度超前考虑，注重科技创新，推动结构调整和发展方式转变，努力提高灾区自我发展能力。

4. 创新机制，协作共建

充分发挥灾区社会公众的积极性、主动性和创造性，自力更生、艰苦奋斗。建立政府、企业、社会组织和个人共同参与，责任明确，公开透明，监督有力，多渠道的重建机制。

5. 安全第一，保证质量

重建项目要避开重大灾害隐患点。严格执行国家建设标准及技术规范。

6. 厉行节约，保护耕地

要坚持按标准进行恢复重建，不铺张浪费。要体现资源节约、环境友好的要求。

7. 传承文化，保护生态

要保护和传承优秀的民族传统文化，避开自然保护区、历史文化古迹、水源保护地等。

8. 因地制宜，分步实施

要从当地实际情况出发进行恢复重建，充分考虑经济、社会、文化、自然和民族等各方面因素，合理确定重建方式、优先领域和建设时序。要统筹安排，保证重点，兼顾一般，有计划、分步骤地推进恢复重建。

恢复重建事关社会公众的利益，要提高公众的决策参与度，在恢复重建的过程中吸纳所有利益相关者参与决策，集思广益，正确地识别亟待解决的问题，以便更好地解决问题。

十、督导评估机制

督导是促使各项工作落到实处的重要手段，在对工作计划和实施情况进行评估的基础上进行。突发公共卫生事件督导评估能及时了解突发公共卫生事件的发展情况和控制措施的落实情况，进一步完善计划、预案，制定有效的预防控制措施，控制突发公共卫生事件造成的危害。

（一）督导评估组织架构

卫生行政部门组织专家对突发公共卫生事件处理情况进行综合评估，包括事件概况、现场调查处理、患者救治、所采取措施的效果评价等。

要成立专门的专家组对突发公共卫生事件进行评估。评估由多部门参与、卫生行政部门组织协调，众多专家参加分析、讨论，必要时可请求上级部门甚至国家专家指导。

突发公共卫生事件结束后，各级卫生行政部门应在本级人民政府的领导下，组织有关人员对突发公共卫生事件的处理情况进行评估。评估报告应上报本级人民政府和上一级人民政府卫生行政部门。

（二）督导和评估内容

1. 突发公共卫生事件的事前评估

突发公共卫生事件的事前评估主要是为了发现突发公共卫生事件应急管理体系存在的问题，以便进一步提出完善的建议和意见，供政府或有关部门决策参考，并能根据实际情况，采取明智的行政措施，更好地使应急管理体系应对突发公共卫生事件的发生，做到常备不懈。

2. 突发公共卫生事件的事中评估

《突发公共卫生事件应急条例》第二十六条明确规定：突发公共卫生事件发生后，卫生行政主管部门应当组织专家对突发公共卫生事件进行综合评估，初步判断突发公共卫生事件的类型，提出是否启动突发事件应急预案的建议。这是突发公共卫生事件进行事中评估的法律依据，反映了突发公共卫生事件的事中评估，是在对突发公共卫生事件进行深入分析和综合判断的基础上，提出指导突发公共卫生事件应急处理的有关对策、措施和建议，是各级政府和卫生行政主管部门科学决策的重要依据，对突发公共卫生事件的分级、预警、适时启动应急预案、防止反应过度等具有重要作用。突发公共卫生事件的事中评估的主要内容包括以下五个方面：

①突发公共卫生事件的类型和性质。首先，明确是发生了一起事件还是同时发生了几起事件。其次，确定事件是同一类型还是有几种类型。最后，就是弄清事件的性质，是重大传染病暴发、流行还是原因不明的其他疾病，或是中毒事件；传染病是细菌、病毒、衣原体、支原体、寄生虫还是其他原因引起的；中毒事件是食物中毒、化学品中毒、水污染中毒还是职业中毒等。

②突发公共卫生事件的影响面及严重程度。突发公共卫生事件的影响面及严重程度包括当前影响、后续影响和潜在危害。分析事件的影响和危害一定要综合考虑生理的、心理的和社会的因素，即事件对人体生理健康的危害、对公众心理和精神造成的危害，以及对社会层面的影响。例如，对正常工作、生活、学习秩序的影响，可能造成直接经济损失和间接经济损失,使社会不稳定等; 同时,要分析是仅对事发地产生危害还是会波及其他地区。

③目前已采取的应急措施和控制效果。评估措施是否全面，是否按照规范要求采取，是否已落实到位；所采取措施的效果评价如何，如降低了罹患率、病死率，阻断了传播，防止了扩大蔓延，或者没有什么效果；存在什么困难，如经费、药品、试剂、器械等方面的困难；是否需要上级部门给予技术支持等。

④突发公共卫生事件的发展趋势。对突发公共卫生事件的预测和趋势分析主要考虑下列五个方面的内容：一是要考虑当地突发公共卫生事件包括重大传染病的监测资料，用本地数据推测事件的发展; 二是要考虑当地的突发公共卫生事件包括重大传染病的报告质量，报告差的地方隐患大；三是要考虑当地的卫生资源配置，条件差的地方控制事件可能存在困难；四是要考虑当地有关机构的工作能力和经验，技术水平不高、缺乏经验可能给事件的发展带来影响；五是要考虑事件的性质，一种新发传染病发生后控制难度极大。

⑤是否需要启动应急预案的建议。是否需要启动应急预案的建议非常重要。因为一旦启动政府应急预案，政府应急处理指挥部随即成立，政府主要领导人担任总指挥。而且，政府应急预案启动后，各部门机构的应急预案也自然启动，各项应急措施将按部门机构职责分别实施，这就要求必须考虑反应适度的问题。如果建议不启动预案，也要建议有关部门处理，如建议当地继续调查核实、建议派出专家协助调查处理、建议采取或完善某些对策措施等。

3. 突发公共卫生事件的事后评估

突发公共卫生事件的事后评估就是通过科学而客观地评价与衡量应急工作计划的实

现程度、应急工作取得的成绩存在的问题、应急处理工作的经验教训，以及对社会的影响等，进一步完善突发公共卫生事件的应急管理工作，提供指导今后应急管理工作的依据，防止和控制突发公共卫生事件的发生。

①取得的成绩和存在的问题。对突发公共卫生事件应急管理工作过程和工作结果的评估，应围绕应急处理工作的各个环节，将建立突发公共卫生事件应急、流行病学调查、传染源隔离、医疗救护、现场处置、监督检查、监测检验、卫生防护等有关物资、设备、设施、技术与人才资源储备，所需经费，以及组织开展防治突发公共卫生事件相关科学研究等内容，作为评估总结的主要方面。根据应急管理工作中取得的成绩和存在的问题，从中归纳经验，吸取教训。

②对突发公共卫生事件社会影响的评估。突发公共卫生事件对社会的影响可分为近期影响和远期影响。近期影响是突发公共卫生事件对社会公众生命健康的直接危害和对社会生活、社会心理、社会经济的直接冲击和损伤；远期影响则是透过近期影响，对社会和公众所产生的间接影响。近期影响是事发当时就能够显现的影响，远期影响则是事发过后长久的、隐性的甚至是不易察觉的影响。因此，评估突发公共卫生事件的近期影响主要依靠显性标志，比较容易操作和进行；而评估远期影响则需要一些长期的、隐性的指标。

（三）督导和评估的指标体系

1. 组织管理指标

①组织机构。是否建立了突发公共卫生事件预防控制工作组织、技术咨询指导小组、医疗救护小组，人员构成是否合理，活动开展是否正常，有无管理制度。

②后勤保障。各类治疗抢救、预防控制措施及采样检验的药品、试剂、设备、器材等是否落实到位。

③原始资料的完整性。宣传、抢救、流行病学调查、措施实施、采样检验等的资料是否齐全、规范，登记是否完整等。

2. 措施实施的效果指标

措施实施的效果指标包括传染病续发率、家庭二代发病率、罹患率、携带率、感染率、病死率、暴发疫情数、食物中毒数、疫情报告率、传染病患者及接触者隔离率、饮用水消毒覆盖率、饮用水余氯合格率、饮用水检测合格率、饮食及食品单位卫生达标率、食品检测合格率、食具消毒率及消毒合格率、环境消毒率及消毒合格率、粪便处理率及处理合格率、四害（苍蝇、蚊子、老鼠、蟑螂）的种类及密度、预防服药率、应急免疫接种率及免疫效果等。

3. 社会指标

社会指标包括健康教育普及率、疾病预防控制知识知晓率、健康行为形成率、潜在寿命损失年（YPLL）、失能调整寿命年（DALY）、成本—效益（效果、效用）分析等。

上述各类指标都只是从某一个方面描述突发公共卫生事件的预防、控制的效果。若要综合考虑事件的影响，全面评估某起事件控制的效果，可考虑利用相关统计学技术（如综合评价法、主成分分析法等），制定综合评估指标体系。

十一、构建突发公共卫生事件应急管理机制需要遵循的原则

完善的应急机制是妥善处理各种突发公共卫生事件的根本保证，并且牢固树立危机意识、责任意识，充分认识突发公共卫生事件应急管理机制建设在整个卫生应急工作中的重要性和艰巨性，构建“统一指挥，反应灵敏，协调有序，运转高效”的突发公共卫生事件应急管理机制。

（一）政府主导，预防为主

在突发公共卫生事件应急工作中，政府因其地位、能力和责任所在必然起着主导作用，对整个社会资源实施统一调度、指挥、协调和管理，能够迅速调动所需物资和人员，采取果断行动，有效控制事态发展。突发公共卫生事件具有常态性，其应急管理的关键在于预防，通过预防与应急相结合，居安思危，常抓不懈，做好应对突发公共卫生事件的思想、组织及物资准备，将可能发生的突发公共卫生事件扼杀于萌芽状态，将无法控制的突发公共卫生事件的损失减到最低限度。

（二）统一指挥，分级负责

突发公共卫生事件应急工作实行统一指挥、分级负责、属地管理的原则。在中央的统一领导下，政令通畅。按照突发公共卫生事件的等级，分别由中央和地方政府不同层次地实施应急管理。跨省区或者特别重大的突发公共卫生事件由国务院及有关部门直接管理，地方各级政府予以配合；其他局部性或一般突发公共卫生事件由地方各级政府负责处理，充分发挥地方政府、卫生行政主管部门和专业应急指挥机构的作用。

（三）功能齐全，责任明确

突发公共卫生事件应急管理的指挥决策、组织协调、监测预警、应急响应和恢复重建等功能齐全，保证了应急工作的顺利进行。同时应急管理实行政府行政领导责任制和责任追究制，明确分工，各司其职。

（四）反应灵敏，协调有序

突发公共卫生事件监测预警预测系统反应灵敏，应急响应准确、及时，政府部门之间、政府部门内部、中央和地方之间协调有序，通力合作。

（五）运转高效，保障有力

突发公共卫生事件应急工作讲究效率，需要通过资源的合理配置和有效利用，尽可能地提高资源的使用效率。应急专家和专业人员素质高、能力强、准备充分、处置迅速。应急保障统一规划、突出重点、品种齐全、安全可靠。

第三节　突发公共卫生事件应急预案

应急预案即是应急计划或方案，是指面对突发公共事件如自然灾害、重特大事故、环境公害及人为破坏的应急管理、指挥、救援的计划或者方案等，它一般应建立在综合防灾规划上。其目的是突发公共事件发生时能根据预案进行人力、物力的调配，为突发事件的快速、有效处置打下基础，解决“突发事件事前、事中、事后，谁来做、怎样做、做什么、何时做、用什么资源做”的问题。突发公共卫生事件应急预案是指针对可能的突发公共卫生事件，为保证迅速、有序、有效地开展应急与救援行动，降低事件损失而预先制订的有关计划或方案。

一、突发公共卫生事件应急预案的重要性、功能和特点

（一）突发公共卫生事件应急预案的重要性

城市化的高速发展，使得人口和经济迅速向城市集中。由于城市是地区的政治、经济、文化和科技中心，具有人口集中、产业集中、财富集中、建筑物与构筑物集中和各种灾害集中的特点，一旦发生事故灾害，将造成巨大的经济损失和人员伤亡。在这种情况下，突发公共安全事件对人民群众的生命安全和社会经济的威胁就表现得日益突出。当前在中国，应急管理已经上升为国家关注层面。

危机管理过程论认为，危机管理可以分解为如下两个层面和两个阶段：危机前对策——预防减灾和事前准备，危机后对策——快速应对和恢复平常。应急预案是针对具体设备、设施、场所和环境，在安全评价的基础上，为降低事故造成的人身、财产与环境损失，

就事故发生后的应急救援机构和人员，应急救援的设备、设施、条件和环境，行动的步骤和纲领，控制事故发展的方法和程序等，预先做出的科学而有效的计划和安排。基于此，应急预案应形成体系，针对各级各类可能发生的事故和所有危险源制订专项应急预案和现场处置方案，并明确事前、事发、事中、事后的各个过程中相关部门和有关人员的职责。

我国突发公共卫生事件的应急预案既包括应急处理技术层面的内容，又解决了应急处理运行机制的问题，具有行政法规的效力，为卫生应急工作开创了新局面，使我国突发公共卫生事件的应急工作进入了一个崭新的阶段。

（二）突发公共卫生事件应急预案的功能

应急预案最基本的功能在于防患于未然。通过在突发事件发生前进行事先预警防范、准备预案等工作，对有可能发生的突发事件做到超前思考、超前谋划、超前化解，把政府应急管理工作正式纳入经常化、制度化、法治化的轨道，从而化应急管理为常规管理，化危机为转机，最大限度地减少突发事件给政府和社会造成的损失。

应急预案是在辨识和评估潜在重大危险、事故类型、发生的可能性以及发生过程、事故后果、影响严重程度的基础上，对应急机构、人员、技术、装备、设施、物资、救援行动及其指挥与协调等方面预先做出的具体安排。它明确了在突发事件发生之前技术和物资储备、各部门的职责和任务、发生过程中事件的处理程序和方法、刚刚结束后进一步的防控措施和效果评估，以及相应的策略和资源准备等。突发公共卫生事件应急预案规定了各类突发公共卫生事件的应急响应分级，并规定了不同级别政府负责相应级别突发公共卫生事件的应急处理的领导、指挥、协调工作。这种“分级负责，属地管理”的模式大大提高了突发事件的应对效率。

（三）突发公共卫生事件应急预案的特点

1. 一个规范的应急预案应具备以下特点：

①科学性。预案的制订必须建立在科学研究的基础之上。

②全面性。应包括所有潜在的突发事件，即使是发生概率很低的突发事件，涉及突发事件处理的所有利益关系者，跨越突发事件管理的整个过程，包括事前、事中和事后。

③简洁性。语言简洁、容易理解。

④详尽性。预案内容应尽量具体，各项职责应具体到谁来做、如何做的程度。

⑤权威性。预案必须获得必要的法律或行政授权，以保证执行时畅通无阻。

⑥灵活性。预案的制订必须为那些不可预见的特殊情况留有余地，以便在事情发生后

能快速做出反应。

⑦可扩展性。预案必须定期维护和更新，必要时还可对其进行较大改动。

⑧适用性和可操作性。这是编制预案的关键。

⑨预案与其他计划类文种不同的特点。具体任务明确，内容详细、系统，措施行之有效。

2. 我国突发公共卫生事件应急预案体系的特点

（1）强调各级政府的主导地位，明确相关部门及人员职责

我国突发公共卫生事件应急预案体系特别强调各级人民政府在突发公共卫生事件中的主导地位。由于各种突发公共卫生事件不仅对人民群众健康带来影响，还经常会带来严重的社会影响，应急处理也需要多部门协调配合，如果没有政府的统一领导指挥，应急工作根本无法顺利开展。

《国家突发公共卫生事件应急预案》的工作原则明确指出："根据突发公共卫生事件的范围、性质和危害程度，对突发公共卫生事件实行分级管理。各级人民政府负责突发公共卫生事件应急处理的统一领导和指挥，各有关部门按照预案规定，在各自的职责范围内做好突发公共卫生事件应急处理的有关工作。"应急预案体系中其他预案也在工作原则和应急响应内容中反复强调"统一领导、分级负责"的原则。

在各应急预案中详细阐述了部门和人员的任务，明确界定部门和人员的职责。《国家突发公共卫生事件应急预案》和《国家突发公共事件医疗卫生救援应急预案》在应急组织体系及应急响应部分详细阐述了卫生行政部门和各类医疗卫生机构在卫生应急工作中的职责。《国家突发公共卫生事件应急预案》还在应急组织体系和职责中明确指出，突发公共卫生事件应急指挥部成员单位应根据其事件性质和应急处理的需要确定，并对包括卫生、宣传、新闻部门等在内的近 30 个卫生应急指挥部成员单位的职责进行概述，明确界定参与卫生应急处置工作的相关部门和人员的职责，大大提高了突发公共卫生事件的应对能力。

（2）确立应急预案的法律地位

《突发公共卫生事件应急条例》的颁布，标志着我国突发公共卫生事件应急处理工作纳入法治化轨道，为及时有效地处置突发公共卫生事件提供了法律依据。

《突发公共卫生事件应急条例》第二章第十条明确规定："国务院卫生行政主管部门按照分类指导、快速反应的要求，制订全国突发事件应急预案，报请国务院批准。省、自治区、直辖市人民政府根据全国突发事件应急预案，结合本地实际情况，制订本行政区域的突发事件应急预案。"《突发公共卫生事件应急条例》中有关应急预案的条文，一方面为制订应急预案体系提供了法律依据，另一方面又规范了应急预案的编制和管理。专项预

案和部门预案由国务院统一发布，具有行政法规效力，成为我国法律法规体系中的一部分，弥补了法律法规在应急预案方面的空白之处，也为今后完善法律奠定了基础。

（3）应急处置原则之预防为主、平战结合、常备不懈

我国卫生方针一贯主张“预防为主”，将其放在第一位。突发公共卫生事件应急预案体系也将预防为主及先期应急处置作为应急处理工作的重中之重。《国家突发公共卫生事件应急预案》中明确指出：“预防为主、常备不懈，提高全社会对突发公共卫生事件的防范意识，落实各项防范措施，做好人员、技术、物资和设备的应急储备工作。对各类可能引发突发公共卫生事件的情况要及时进行分析、预警，做到早发现、早报告、早处理。”《国家突发公共事件医疗卫生救援应急预案》将“平战结合、常备不懈”作为应急处理工作原则。应急预案体系不仅在工作原则中强调预防为主，更在具体内容中详细规定了监测、预警、应急准备、保障等预防措施。各类应急预案中也都明确规定了日常工作和应急状态下的工作内容，体现了“平战结合、常备不懈”。

（4）应急处置原则之分级负责、属地管理

突发公共卫生事件应急预案体系根据我国国情，在工作原则中明确提出“统一领导、分级负责，属地管理、明确职责”，要根据突发公共卫生事件的范围、性质、危害程度快速做出应急响应，并根据情况变化及时调整，以有效控制事态发展，减少危害和影响。

突发公共卫生事件应急预案体系将事件分为四级，分别由国家、省、市、县级人民政府负责应急响应。突发公共卫生事件发生后，当地的县级、地市级、省级人民政府及有关部门按照分级响应的原则，做出相应级别的应急反应；同时根据实际情况和预防控制工作的需要，及时调整预警和反应级别，以有效控制事件。

事发地之外的各级人民政府卫生行政部门接到情况通报后，要及时通知相应的医疗卫生机构，做好应急处理准备，采取必要的预防控制措施，防止事件在本行政区域内发生，并服从上一级人民政府卫生行政部门的统一指挥和调度，支援事件发生地区的应急处理工作。

（5）以人为本，科学发展的理念

政府在处理各类突发事件时，体现了“以人为本”的执政理念。应急预案体系建设将大大提高我国政府的公共安全水平和处置突发事件的能力，有利于和谐社会的建设。突发公共卫生事件应急预案体系体现了党中央、国务院“以人为本，科学发展”的理念和要求，其编制目的明确提出要最大限度地减少人员伤亡和健康危害，保障人民群众身体健康和生命安全，维护社会稳定应急预案体系中，“以人为本”的理念不仅体现在考虑每一个公众

的利益，而且体现在对公众的宣传教育、引导和调动公众积极参与突发事件应急处理。

（6）应急预案的科学性及可操作性

突发公共卫生事件应急预案体系明确提出了要有计划地开展突发公共卫生事件的相关防治科学研究，组织科研力量进行技术攻关，统一协调，解决各种问题，开展应急处理技术的国际交流与合作，引进先进技术、装备、方法，提高我国应对突发公共卫生事件的整体水平。有计划、有系统地制订应急预案，分别制订不同类别事件的单项预案，是科学性的重要体现。

应急预案是针对可能的突发事件制订的，目的主要是在事件发生时，能根据预案进行人力、物资的调配，为事件的快速有效处置打下基础。因此，可操作性是应急预案体系在编制过程中要考虑的最重要指标之一。我国突发公共卫生事件应急预案体系的专项预案和单项预案中都详细阐述了组织体系和部门职责，解决了事件处理过程中各部门职责不清、协调配合困难的问题。各单项预案中附录了大量技术方案，规范了事件的应急处理，为应急处理人员处理事件提供了技术指导和支持。预案中列出的各类应急保障措施，为各级政府应急准备提供了依据。

应急预案的科学性及可操作性还体现在明确要求各级政府要采取定期和不定期相结合的形式，按照应急预案对应急队伍进行培训和演练，并根据形势变化和预案实施中发现的问题，及时更新、修订和补充。

二、我国突发公共卫生事件应急预案的分类、结构与管理

（一）我国突发公共事件应急预案体系的分类

应急预案体系包括总体应急预案、专项应急预案、部门应急预案、地方应急预案、企事业单位应急预案等。应急预案体系建设是我国突发公共卫生事件应急机制建设的重要组成部分，是加强突发事件预警、预测能力的基石，也是提高突发公共卫生事件应急处理能力的重要保障。

（二）我国突发公共事件应急预案体系的结构

1. 国家专项应急预案

国家专项应急预案是国务院及有关部门为应对某一种或几种类型突发公共事件而制订的应急预案。专项应急预案是针对具体的突发事件类别、危险源和应急保障而制订的计划或方案，是总体综合应急预案的组成部分，应按照应急预案的程序和要求组织制订，并作为综合应急预案的附件。专项应急预案应制订明确的救援程序和具体的应急救援措施。

它分为自然灾害类突发公共事件专项应急预案、事故灾难类突发公共事件专项应急预案、公共卫生类突发公共事件专项应急预案、社会安全类突发公共事件专项应急预案四种类型。

（1）自然灾害类突发公共事件专项应急预案

为了保证自然灾害类突发公共事件应急管理工作协调、有序、高效地进行，最大限度地减少人民群众的生命财产损失，维护灾区社会稳定，国家制订了自然灾害类突发公共事件专项应急预案。这类预案共分五项，包括国家自然灾害救助应急预案、国家防汛抗旱应急预案、国家地震应急预案、国家突发地质灾害应急预案、国家处置重特大森林火灾应急预案。

（2）事故灾难类突发公共事件专项应急预案

事故灾难类突发公共事件专项应急预案的制订是为了规范事故灾难类突发公共事件的应急管理和应急响应程序，及时有效地实施应急救援工作，最大限度地减少人员伤亡、财产损失，维护人民群众生命财产安全和社会稳定。事故灾难类突发公共事件专项应急预案有九项：国家安全生产事故灾难应急预案、国家处置铁路行车事故应急预案、国家处置民用航空器飞行事故应急预案、国家海上搜救应急预案、国家处置城市地铁事故灾难应急预案、国家处置电网大面积停电事件应急预案、国家核应急预案、国家突发环境事件应急预案、国家通信保障应急预案。

（3）公共卫生类突发公共事件专项应急预案

制订公共卫生类突发公共事件专项应急预案是为了有效预防、及时控制和消除公共卫生类突发公共事件及其危害，指导和规范相关应急处理工作，最大限度地减少公共卫生类突发公共事件对公众健康造成的危害，保障公众身心健康与生命安全。公共卫生类突发公共事件专项应急预案共有四项，分别为国家突发公共卫生事件应急预案、国家突发公共事件医疗卫生救援应急预案、国家突发重大动物疫情应急预案、国家重大食品安全事故应急预案。

（4）社会安全类突发公共事件专项应急预案

为有效预防、及时控制和消除重大刑事案件、涉外突发事件、经济安全事件及规模较大的群体事件等社会安全类突发公共事件及其危害，指导和规范相关应急处理工作，最大限度地维护人民群众生命财产安全和社会稳定，制订了社会安全类突发公共事件专项应急预案。社会安全类突发公共事件专项应急预案共有七项，分别为国家粮食应急预案、国家金融突发事件应急预案、国家涉外突发事件应急预案、国家大规模群体性事件应急预案、国家处置大规模恐怖袭击事件应急预案、国家处置劫机事件应急预案、国家突发公共事件新闻发布应急预案。

2. 国务院各部门应急预案

国家突发公共事件部门应急预案是国务院有关部门根据总体应急预案、专项应急预案和部门职责为应对突发公共事件而制订的预案。

3. 地方应急预案

突发公共事件地方应急预案具体包括省级人民政府的突发公共事件总体应急预案、专项应急预案和部门应急预案，各市（地）、县（市）人民政府及其基层政权组织的突发公共事件应急预案。

4. 企事业单位的应急预案

企事业单位的应急预案是企事业单位根据相关法律法规及单位实际情况制订的应急预案。企事业单位的应急预案明确了企事业单位是内部发生突发事件的责任主体，重大活动应急预案则明确了大型会议、展览、文化体育活动等的主办单位也应制订应急预案并报同级人民政府有关部门备案。

（三）我国突发公共卫生事件应急预案的管理

1. 管理机构和任务

我国突发公共卫生事件应急预案体系的管理机构中，最高管理机构是国务院卫生行政主管部门，卫健委卫生应急办公室作为全国突发公共卫生事件应急处理的日常管理机构，具体负责国家突发公共卫生事件应急预案体系的建立，各项预案的制订、更新和修订。各地突发公共卫生事件的地方管理机构是地方各级人民政府卫生行政主管部门，地方的卫生应急办公室作为地方日常管理机构，负责本地突发公共卫生事件应急预案的制订、更新和修订。

国家突发公共卫生事件应急预案体系中的专项预案和部门预案须由国务院批准后颁布和实施，各单项预案须交相关部委审定后发布和实施。各级人民政府批准实施本地突发公共卫生事件应急预案。

国务院和地方各级人民政府卫生行政主管部门负责应急预案实施的培训工作，并根据突发公共卫生事件的形势变化和预案实施中发现的问题，及时向本级人民政府提出更新、修订和补充的建议。

2. 基本程序和内容

（1）预案编制

应急预案的编制一般分为五个步骤：组建应急预案编制队伍、开展危险与应急能力分析、内容编制、预案评审与发布、预案的实施。

（2）预案培训

预案培训的范围应包括政府主管部门、社区居民、企业员工、应急管理者及专业应急救援队伍。

（3）预案演练

预案编制部门要结合实际，有计划、有重点地组织有关部门，采取定期和不定期相结合的形式对相关预案进行演练。

（4）预案评估

预案评估包括前评估和后评估。前评估是在应急预案制订后，还没有实施的时候对其制订情况进行评估分析；后评估是在应急预案实施后，借鉴项目管理中后评估的理论对其进行评估。两者结合起来对应急预案进行综合评估分析。

（5）预案修订

应急预案需要在实践中落实，在实践中检验，并在实践中根据实际情况的变化，及时修订、完善。

（6）预案宣教

有关各部门要通过各类媒介广泛宣传应急法律法规和各类预案中的预防、避险、自救、互救、减灾等常识，增强公众的忧患意识、社会责任意识和自救、互救能力。

3. 编制程序和主要内容

（1）编制程序

①成立突发公共卫生事件应急预案编制小组。突发公共卫生事件应急预案编制小组应尽可能囊括突发公共卫生事件应对的利益关系人，同时必须包括应急工作人员、管理人员和技术人员三类人员。小组成员应具备较强的工作能力和一定的突发公共卫生事件专业知识。此外，为保证编制小组高效工作，小组成员规模不宜过大。涉及相关人员较多时，可在保证公正性和代表性的前提下选择部分人员参加编制小组。明确规定编制小组的任务、工作程序和期限。在编制小组内部，还要根据相关人员的特点，指定小组负责人，明确小组成员分工。

②明确应急预案的目的、适用对象、适用范围和编制的前提条件。

③复习与突发公共卫生事件相关的法律、条例、管理办法和上一级预案。

④对突发公共卫生事件的现有预案和既往应对工作进行分析，获取有用信息。

⑤编制应急预案。预案的编制可采用四种编写结构：树形结构、条文式结构、分部式结构、顺序式结构。

（2）主要内容

应急预案的主要内容如下：

①总则。说明编制预案的目的、工作原则、编制依据、适用范围等。

②组织指挥体系及职责。明确各组织机构的职责、权利和义务，以突发事故应急响应全过程为主线，明确事故发生、报警、响应、结束、善后处理处置等环节的主管部门与协作部门，以应急准备及保障机构为支线，明确各参与部门的职责。

③预警和预防机制。信息监测与报告、预警预防行动、预警支持系统、预警级别及发布（建议分为四级预警）。

④应急响应。分级响应程序（原则上按一般、较大、重大、特别重大四级启动相应预案）、信息共享和处理、通信、指挥和协调、紧急处置、应急人员的安全防护、群众的安全防护、社会力量动员与参与、事故调查分析、检测与后果评估、新闻报道、应急结束等。

⑤后期处置。善后处置、社会救助、保险、事故调查报告和经验教训总结以及改进建议。

⑥保障措施。通信与信息保障、应急支援与装备保障、技术储备与保障、宣传、培训、演习、监督检查等。

⑦附则。有关术语、定义，预案管理与更新，国际沟通与协作，奖励与责任，制订与解释部门，预案实施或生效时间等。

⑧附录。相关的应急预案、预案总体目录、分预案目录、各种规范化格式文本、相关机构和人员通信录等。

4. 审核和发布

应急预案编制工作完成后，编制小组应组织内部审核，确保语句通畅以及应急计划的完整性、准确性。内部审核完成后，应修订预案并组织外部审核。外部审核可分为上级主管部门审核、专家审核和实际工作人员审核。外部审核侧重预案的科学性、可行性、权威性等方面。此阶段还可采用实地演习的手段对应急预案进行评估。编制小组应制定获取外部评审意见及对其回复的管理程序。将通过内、外部审核的应急预案上报当地政府部门，由当地政府最高行政官员签署发布，并报送上级政府部门备案。

5. 实施和维护

突发事件发生后，应紧急启动应急预案，各级政府、相关部门和企事业单位按照预案规定的内容，各司其职，执行应急处理工作。应急预案还需要维护、演练、更新和变更。一方面，只有通过演练才能有条不紊地做出应急响应；另一方面，可以通过演练验证预案的有效性。应急预案是为了控制突发事件的发生和扩大而制订的，应根据实施和演练的成果、经济社会发展状况以及各单位具体情况的变化，及时调整、修订预案内容，以使其更加具有指导性、针对性、实效性。

三、突发公共卫生事件应急预案的培训和演练

应急预案的培训是指通过培训，使受训者按照预案规定的内容，各司其职，完整地按照预案执行救援的过程。应急预案培训和演练将预案变得可以执行，并形成了一个考核手段。应急预案培训和演练的指导思想应以“加强基础、突出重点、边练边战、逐步提高”为原则。

应急培训的范围应包括政府主管部门的培训、社区居民的培训、企业全员的培训、专业应急救援队伍的培训。应急培训的基本内容主要包括报警、疏散、火灾应急培训、不同水平应急者培训。

在具体培训中，通常将应急者分为五个水平：初级意识水平应急者、初级操作水平应急者、危险物质专业水平应急者、危险物质专家水平应急者、事故指挥者水平应急者。

第十二章　突发事件公共卫生风险评估与风险沟通

第一节　突发事件公共卫生风险评估

突发事件应对工作实行预防为主、预防与应急相结合的原则。国家建立重大突发事件风险评估体系，对可能发生的突发事件进行评估，减少重大突发事件的发生，最大限度地减轻重大突发事件的影响。

一、概述

相对于其他领域，突发事件的公共卫生风险评估工作开展较晚，理论和方法也较少，多运用其他领域的方法开展卫生领域的风险评估，整个研究尚处于起步阶段。

（一）风险理论

人们平时的生活与工作可以认为是处于一种均衡状态，是经济、文化、自然、安全等多个均衡系统的一个集成体系，风险是这种均衡状态的潜在破坏者。

1. 风险内涵

“风险”一词来源于古意大利语“riscare”。目前，还没有一个被各个学科都接受的风险定义。保险业中视风险为“损失的可能性”；自然灾害领域中常将“人们在危险事件中的暴露”视为风险；消防领域干脆将“着火概率”定义为火灾风险。

风险包括两个要素：①可能性，即风险发生的概率；②不利后果，指风险变为现实后，对保护目标和对象可能造成的影响、影响的数量和方式。不利后果包括有形的客观损失（如人员伤亡、经济损失、环境影响等）和无形的不利影响（如对人群的心理影响、国际影响和声誉、国家形象和利益、社会影响和政治影响等）两个方面。

在决策论中，风险被看作一个三维概念，具有三个特点：①不利性。风险对个人或组织产生或可能产生不利后果；②不确定性。不利后果在发生时间、空间、强度上具有不确定性；③复杂性。风险产生的原因、发展变化的过程及其可能导致的后果都极其复杂，难以用状态方程或概率分布来精确表达。

基于风险要素和决策理论，可以把风险定义为事件发生可能性及后果的组合，通常具有不利性、不确定性和复杂性。

2. 风险特征

①客观性。风险事件是否发生、何时何地发生、发生之后的后果等，都不完全以人的主观意志为转移。

②不确定性。风险事件带来的各种可能后果和各种后果出现的概率大小，无法完全准确地预知。

③可测定性。风险虽具有不确定性，但总体上风险会表现出一定的统计规律，可以从统计规律上把风险发生的频率和损益的幅度描述出来，可以运用概率论、数理统计等工具加以量化。

④损益性。风险在特定自然环境和社会环境下，导致的后果或为损失或为收益，是一对矛盾。

⑤相对性。同一风险发生的频率和导致的后果对于不同的活动主体和不同时期的同一活动主体都是不同的。

⑥可变性。随着环境的改变和社会的发展，风险的种类、性质和风险的损失程度都会发生改变。

3. 风险的“涟漪效应”

各类风险之间是相互联系、相互影响的，有时很难将它们明确区分。风险的出现往往是多方面因素耦合与叠加的结果，一种风险扩散后往往具有“涟漪效应”，可能波及其他风险，并且不同的风险之间可能相互转化。例如，由于人们的长期行为引起的风险，以某种自然现象表现出来，则风险本身属于自然风险，但由于它是人们长期反常行为所致，因此又属于社会风险。又如，社会问题积累可能演变成政治问题，因此社会风险也酝酿着政治风险。

（二）灾害/事件与风险、危机之间的关系

1. 逻辑关系

“灾害”或“突发事件”并非纯粹的“突发”，而是风险不断积累与叠加，导致突发事件发生。风险与突发事件无法截然分开，因为风险能够放大突发事件本身的后果，一起小规模的突发事件，经过风险的放大，也会变成大规模的突发事件。

危机则是指某种损失所引发的政治、社会后果，其本质是一种已发生的事实。危机和

事件具有一体性，但突发事件≠危机。

造成危机后果的根本原因是风险。风险在前，危机居后，二者之间存在着因果关系，这种前因后果的关系却是隐性的。

从时间尺度上区分风险和事件：风险是与某种不利事件有关的一种未来情景，今后有可能发生但还没有发生的损失事件才能称作风险，是一个变量。任何过去和现在的情景都不是风险，风险只是对未来而言，其情景涉及“时间”“场地”和“对象”等要素。过去发生的或现在正在发生、未来确定将要发生的事件才能称事件或灾害（难），结果是一个定量。

2. 风险到危机的不同路径

风险发展演变为突发公共事件，需要经历一个过程，只有在特定的外部环境条件作用下，风险未被有效避免或控制时，风险才会发展演化为突发事件。突发事件是风险—危机之间的“导火索”，突发事件一旦爆发，风险与危机之间这种隐性因果关系立即转变为显性。

路径一：急性危机。某一起特定的大规模的突发事件就可以使风险与危机之间潜在的因果关系显性化，这是风险与危机之间隐性因果关系的集中暴露，因而容易引起社会关注。

路径二：慢性危机。多起不明显的小规模的突发事件逐渐使风险与危机之间潜在的因果关系显性化，这是风险与危机之间隐性因果关系的缓慢释放，因而不易为人们所觉察。

（三）风险管理

应急管理的最高境界是“无急可应”。当前最根本的问题是风险，而非突发事件。从“事件”发生之前的“风险”入手，科学分析突发事件的形成与演变机理，对突发事件实施动态监测、风险评估和预警管理，推动应急管理从以事后处置为主向全过程系统管理转变。

1. 风险管理流程

风险管理是一项系统性、专业性、科学性和综合性很强的工作，是应急管理实现“预防为主、关口前移”的一项重要基础性工作。风险管理过程是组织管理的有机组成部分，嵌入在组织文化的实践中。风险管理作为一种创新的科学管理手段和工作抓手，有利于增强应急管理工作的预见性、针对性、科学性和主动性，提升应急保障能力。

根据风险的生命周期，可把风险管理划分为计划准备、风险识别、风险分析、风险评价和风险处置等基本环节，这些环节构成一个循环往复的过程。整个风险管理是一个连续的、动态的过程，风险沟通、情报交流与咨询、风险监控、审查和更新等工作伴随始终，由此形成一个完整的风险管理流程。

2. 风险管理与应急管理的区别

①管理对象：应急管理的对象是“突发事件”，包括突发事件的监测报告、分级响应、调查处置及防控策略等。

风险管理的对象是“风险”，包括对风险的定义、识别、评估和发展应对风险的策略等内容。

②管理目标：应急管理工作主要是为了努力控制事态发展，使突发事件发生后的状态恢复到损失前的状态，尽快恢复正常的生产、生活和社会秩序。同时要加强监控，防止突发事件扩大化或出现反复。

风险管理的主要目标是避免或减少风险发展演变为突发事件的机会，最大限度地预防和减少突发事件及其造成的损害。与应急管理相比，风险管理能够更加系统地分析和评估各种风险因素，并通过优化规划、建设和管理手段，达到消除或控制存量风险，预防或减少增量风险的管理目标。

③管理阶段：应急管理涉及事前、事发、事中、事后全过程，包括预防准备、监测预警、应急处置、善后恢复四个阶段。

风险管理涉及风险前、风险中和风险后各个环节，是一个系统的管理过程，主要包括计划准备、风险识别、风险评估和风险处置四个基本环节，关注的是人类活动在风险演变为突发事件过程中的抑制机制。

④管理层次：应急管理是针对特重大事故灾害的危险问题提出的。应急管理是指政府及其他公共机构在突发事件的事前预防、事发应对、事中处置和善后恢复过程中，通过建立必要的应对机制，采取一系列必要措施，应用科学、技术、规划与管理等手段，保障公众生命、健康和财产安全，促进社会和谐健康发展的有关活动。

风险管理是一种管理策略。风险管理通过对风险源的系统分析与评估，主动采取有针对性的措施避免风险以及损失的产生，在更基础的层面推动和改善应急管理工作，进而降低应急管理的成本。

风险管理以最小的成本最大限度地分散、转移、消除风险，达到最大应急管理的安全效果。不要求不切实际地将所有的风险“防患于未然”。

二、风险评估

风险评估是指为了决策的需要，以科学为基础对具有不确定性的事件或结果进行逻辑判断的一个完整过程，包括风险识别、风险分析、风险评价。风险评估是风险管理的核心组成部分。风险评估活动内嵌于风险管理过程中，与其他风险管理活动紧密融合并互相推动。

风险评估是现代卫生应急管理的重要环节，可应用于突发公共卫生事件生命周期的所有阶段，对于有效防范和应对突发公共卫生事件具有重要意义。

（一）风险评估的目的、作用和种类

1. 目的和作用

风险评估旨在为有效的风险应对提供基于证据的信息和分析，有助于决策者对风险及其原因、后果和发生可能性有更充分的理解。风险评估的目的不仅在于控制和减少风险因素，还在于建立一种更加积极主动的公共安全管理理念以及改善公众对于风险的认知和危机意识。

主要作用：认识风险及其对目标的潜在影响；对疾病或事件的健康和社会影响及疾病或事件发展趋势进行预判，提出预警建议；帮助确定风险是否可接受，是否需要应对风险；识别那些造成风险的主要因素，揭示系统和组织的薄弱环节；有助于风险应对策略及应对方式的选择；为决策者是否开展某些活动（如启动应急响应及级别，风险沟通等）、如何充分利用时机提供决策信息；有助于明确需要优先处理的风险事件，建立优先顺序；有助于通过事后调查来进行事故预防；满足监管要求。

2. 风险评估的种类

我国开展的风险评估从卫生应急管理工作的实际需要出发，采取常规与应急结合、形式与方法结合、形式与实施结合。

①日常风险评估。对常规收集的各类突发公共卫生事件相关信息进行初步、快速的风险分析和评价，并提出风险管理建议。

②专题风险评估。对国内外重要突发公共卫生事件、大型活动、自然灾害和事故灾难等开展的专项公共卫生风险评估。

风险评估活动适用于组织的各个层次，评估范围可涵盖项目、单个活动或具体事项，但在不同的情景中，所使用的评估工具和技术可能会有差异。

（二）风险评估相关理论

1. 风险理论

风险理论从本质上反映了风险的基本内涵和特征，为风险评估的基本概念框架。

2. 数理推断理论

风险评估是一个系统工程，具有科学的理论基础，其推理和估计过程需要遵循一定的

科学理论和依据。常用的基本原理和理论包括大数定律、统计推断原理和惯性原理。

大数定律是用来阐述大量随机现象平均结果稳定性的一系列定理的统称。风险评估利用大数定律中必然性与偶然性之间的辩证关系规律来估计风险事件发生概率和损失大小。

根据有限的样本信息，利用统计推断原理来推断总的安全状况与特征，获得进行风险评估所需要的足够的信息与数据，并根据惯性原理通过对过去发生的安全事件分析来预测未来可能发生的风险与损失。

3. 风险评估分级理论

风险评估分级就是确定风险级别的高低。

在风险识别的基础上，运用概率论和数理统计的方法对某一特定风险事故发生的概率和风险事故发生后可能造成损失的严重程度进行定量分析，估算损失发生概率和损失幅度，并依据风险承受能力，对风险的相对重要性以及缓急程度进行分析。即对形成风险的各种因素按照某种方法对这些因素分别打分，再按照某种方法将所有的因素分值进行合成计算，得到风险的总分。根据风险得分的高低进行风险排序。风险分级通常五个左右的级别，可在每个级别内细分出小的级别，这样既可以准确表达风险，又便于风险管理和对策。

4. 灰色理论

信息部分已知、部分未知的系统称为灰色系统。灰色系统理论是研究解决灰色系统分析、建模、预测和控制的理论，提供了贫信息情况下解决系统问题的途径。灰色系统理论研究的是贫信息建模，它任何项目的风险信息通常都不是完全确知的，因此可将灰色系统理论运用于风险评估。

灰色评估是基于灰色系统的理论和方法进行的风险评估，简称灰评估，包括评估对象、评估类别、评估目标与评估指标四个部分。如果评估目标只有一个，则称为单层次评估，若评估目标不止一个，而且对这些评估目标还要进行更高层次的灰评估则称为多层次灰色评估。

按照评估的目的和要求来划分，灰评估一般包括以下四类：灰关联模式评估、灰色统计评估、灰色局势评估、灰色聚类评估。多维灰色综合评估一般是以上四种评估类型的综合。

（三）风险评估实施步骤

公共卫生风险评估是指利用风险评估理论和方法，对疾病或事件的公共卫生相关信息进行风险识别、分析和评价，确定其风险等级，指导公共卫生风险的管理与控制的过程。通常由两个方面组成：①风险识别与特征描述；②与暴露相关的风险分析与评价。主要任务包括：识别各种风险；评估风险概率和可能带来的负面影响；确定对象承受风险的能力；

确定风险消减和控制的优先等级和推荐风险消减对策。

在一次突发事件中，风险评估常常是一个循序渐进的过程，而非一次性活动。

1. 计划和准备

①评估议题的确定。评估议题建立在对不同来源监测数据分析的基础上。根据监测数据的异常变化、疾病和突发公共卫生事件的特点及趋势、政府和公众关注的程度等确定评估议题。议题可多个，按照不同的灾害 / 事件情景确定。

②评估方法选择和人员确定。根据评估目的、涉及领域和评估方法，确定参加评估人员的数量和要求。原则上应来自议题相关的不同专业领域，在本专业领域具有较高的权威性，必要时邀请卫生系统外的相关专家参与。

对特定的突发公共卫生事件开展评估时，应根据评估议题重点关注的内容确定参会人员。通常为从事突发公共卫生事件监测分析、相关疾病监测与防控的流行病学专业人员。根据需要，邀请实验室检测专业人员参加。

③数据资料和评估表单的准备。基础资料、数据的质量和精度直接影响预测评价的结果。

评估工作开始时，应当清楚地描述正在进行的风险评估的目的，根据风险评估议题以及所使用的方法，设计制定出风险评估结果清单和可能的结果替代形式。基于表单进行资料收集、风险识别、分析及评价。资料和表单越详细完善，越能全面识别和分析可能面临的风险。

风险评估的重点和难点是指标体系的设计。指标体系中既可有定性描述的参数，也可有定量描述的参数。在信息不充分时，定性参数的可操作性可能更强。

不同事件情景，设计制定的指标体系清单侧重点不同。基于事件及指标建立风险评估指标体系，应选择重要的、起决定作用的风险因素作为指标，因素应相对稳定、相互独立、易于评价，而且具备概括性能，以便能制定一个相对统一的标准，指导协调该类疾病或事件的风险评估。

在进行正式的风险评估前，应完成监测数据的初步分析。不同情景，收集整理材料的侧重点不同。

2. 风险识别

风险识别是发现、列举和描述风险要素的过程，包括对风险源、风险事件及其原因和潜在后果的识别。风险识别是风险管理的第一步，是风险评估和风险管理的基础。只有准确、高效地确定可能存在的风险，才能把握可能发生的风险概率及程度并进行后续估测和评价。

（1）渐进性风险识别

①初始阶段——感知风险。风险感知又称风险认知，指人们对风险事物和风险特征的感受、认识和理解，具体包括感知觉、认知加工、思维与应用。初始阶段通过风险感知要明确分析对象。风险感知是风险识别的起点。风险感知会随着不同的情境以及对生活事件新的认识和体验而发生动态变化。

②测量阶段——分析风险。判断或归类识别关键要素，对现实和潜在的风险性质进行系统辨识，从初步识别的各类风险因素中筛选、归纳出主要风险因素。由于信息不完备，难以精确定量描述事物或现象。

③模糊推理阶段——风险识别与评价。模糊逻辑推理从不精确的前提集合中得出可能的不精确结论的推理过程，是基于模糊性知识（模糊规则）的一种近似推理。

风险具有不确定性。建立在专家经验基础上的模糊综合评价法，可以对风险的强度或大小进行识别和评价。

（2）风险识别方法

识别风险需要所有相关人员的参与。所采用的识别工具和技术应当适合其目标、能力及其所处环境。

当前常用的风险识别方法大致可以分为四类：①通过专家经验获取风险信息的识别方法，包括头脑风暴法、德尔菲法、访谈法等。②参考现有、历史资料获取风险信息的识别方法，包括检查表法、历史数据资料评审等。③基于过程进行风险识别的方法，包括流程图法、系统分解法等。专家团队遵循系统化过程，通过一套结构化的提示或问题来识别风险。④其他风险识别方法，如运用归纳推理技术的危险与可操作性分析方法。

无论采用哪种技术，关键是在整个风险识别过程中要认识到人的因素和组织因素的重要性。

（3）风险识别的核心任务及挑战

进行风险识别时要掌握相关的和最新信息，必要时包括适用的背景信息。偏离预期的人为及组织因素也应被纳入风险识别的过程中。

①核心任务。收集获取事件演化过程中的实时数据、分析数据，识别突发事件的可能前兆，在复杂多变的偶然性中发现潜在的必然性。在影响因素的不确定性以及认知的模糊性的状况下，对突发事件进行情景构建和规律认知。

②挑战。事件发展趋势和源起的认知难以确定，存在多个不确定情境。事件持续时效性不确定，影响因素不确定性，以及认知的模糊性，使得对风险的认知难以达成共识。

风险识别是一项持续和系统的工作。风险识别服务于事件/灾害应对，事件/灾害应对带动危机传播，危机传播又推动风险识别，从而形成一个首尾相接、不断重复的循环。

3. 风险分析

风险分析是指认识风险属性，并确定风险水平的过程。

风险分析大多数都基于定性分析或以定性为基础的定量方法，对发生可能性及后果严重性进行估计或赋值。风险分析所需的详细程度取决于特定的用途、可获得的可靠数据，以及组织决策的需求。风险分析为风险评价、决定风险是否需要应对以及应对策略和方法提供信息支持。

（1）风险分析原理风险

分析要考虑导致风险的原因和风险源。风险分析除了考虑风险造成或可能造成的损失（包括有形损失和无形影响）和风险发生的可能性外，还必须综合考虑社会的脆弱性以及对风险的承受、控制和应对能力。通过对每一个主要风险因素进行分析、估计，得出风险事件的发生概率、影响程度，进而测算出相应的风险程度。

在某些情况下，风险可能是一系列事件叠加产生的结果，或者由一些难以识别的特定事件所诱发，这种情况下，重点分析系统各组成部分的重要性和薄弱环节。

（2）发生可能性分析

对突发事件公共卫生风险及其他次生、衍生的公共卫生风险，可以结合事件背景、各类监测信息、历史事件及其危害等，对风险发生的可能性进行分析。

（3）后果分析

基本分析思路：假设某个事件、情况或环境已经出现，在不同的事件情景下，可能会产生一系列不同严重程度的影响，也可能影响到一系列目标和不同利益相关方，通过对影响程度（后果）分析，确定风险影响的性质和类型。

后果分析较为灵活，可以是对后果的简单描述，也可能是制定详细的数据模型等。对后果的描述可表达为有形或无形的影响。在某些情况下，可能需要多个指标来确切描述不同时间、地点、类别或情形的后果。

（4）指标权重

确定指标权重的方法有主观法和客观法两大类。

主观法是由决策分析者对各指标的主观重视程度而赋权的一类方法，主要有专家调查法、循环评分法、二项系数法、层次分析法等。

客观赋权法则依据评价对象各指标数据，按照数学上的计算准则得出各评价指标权重，如等值法、最小二乘法以及最大方差法等。由于突发公共卫生风险事件的复杂性和不确定性，用精确的数学模型来求取指标权重的难度很大。如过分相信数学模型，对风险事件不能系统分析，反而使权重不合理。

4. 风险评价

风险评价是将风险分析结果与预先设定的风险准则相比较，或者在各种风险的分析结果之间进行比较，确定风险等级的过程。风险评价包括单因素风险评价和整体风险评价。

（1）风险准则

风险准则是用于评价风险重要程度的标准。风险准则应尽可能在风险管理过程开始时制定，并持续不断地检查和完善。

确定风险准则时要考虑以下因素：①可能发生的后果的性质、类型以及后果的度量；②可能性的度量；③可能性和后果的时限；④风险的度量方法；⑤风险等级的确定；⑥利益相关者可接受的风险或可容许的风险等级；⑦多种风险的组合影响。

突发事件公共卫生风险评估中，可能并没有明确的风险准则，或者尚未设立明确的风险准则，此时，风险评价将主要依据风险分析结果，对照其可能接受的风险水平来确定具体的风险等级。

风险准则一般分为五个等级：对于罕见、几乎无潜在影响和脆弱性很低的风险，定为极低风险；对于不容易发生、潜在影响小、脆弱性低的风险，定为低风险；居于高水平和低水平之间的定为中等风险；对于易发生、潜在影响大、脆弱性高的风险，定为高风险；对于极易发生、潜在影响很大、脆弱性非常高的风险，定为极高风险。

（2）风险估计

风险估计是对风险发生概率及后果进行赋值的过程。

结合系统风险承受力和控制力，分析风险的可能性与后果，确定风险等级。通过风险分级，明确哪些风险需要控制，哪些风险可被接受，确定风险处置的优先级。根据风险等级和可控性，分析存在的问题和薄弱环节，确定风险控制策略。

依据有效性、可行性和经济性等原则，从降低风险发生的可能性和减轻风险危害等方面，提出预警、风险沟通及控制措施的建议。以特定的颜色分别进行风险预警标志：极高风险（红色预警）、高度风险（橙色预警）、中等风险（黄色预警）、低度风险（蓝色预警）。

风险评价的结果应满足风险应对的需要，否则应做进一步分析，对进一步分析的危害风险，提出专题评估议题、目标。

（四）风险应对

风险应对是完成风险评估后，选择并执行一种或多种改变风险的措施，包括改变风险事件发生的可能性和 / 或后果。防范风险的本质是减少损失概率或降低损失程度。

风险应对措施可包括：决定停止或退出可能导致风险的活动以规避风险；增加风险或承担新的风险以寻求机会；消除具有负面影响的风险源；改变风险事件发生的可能性的大小及其分布的性质；改变风险事件发生的可能后果；转移风险、分担风险、保留风险等。

风险应对决策应当考虑各种环境信息，包括：风险承受度；法律、法规、社会责任和环境保护方面的要求；风险应对措施的实施成本与收益；内部和外部利益相关者对风险的认知、利益诉求、价值观，以及对某一些风险应对措施的偏好；选择几种应对措施，将其单独或组合使用。

风险应对是一个递进的循环过程，实施风险应对措施后，应根据风险准则，重新评估新的风险水平是否可以承受，从而确定是否需要进一步采取应对措施。执行风险应对措施会引起组织风险的改变，需要跟踪、监督风险应对的效果和组织的有关环境信息，并对变化的风险进行评估，必要时重新制定风险应对措施。

风险应对可能引起次生风险，对次生风险也需要评估、应对、监督和检查。在原有的风险应对计划中要加入这些次生风险内容，而不应将其作为新风险而独立对待。为此需要识别并检查原有风险与次生风险之间的联系。

三、风险评估技术

突发事件公共卫生风险评估以定性分析为主，以定量计算评估为辅。具体采用何种形式开展风险评估，不仅依赖于风险管理过程的背景，还取决于所使用的风险评估技术和方法。不同类型的突发公共卫生事件，其风险差异较大，因此风险评估通常涉及多学科方法的综合应用。

（一）分类

1. 按照评估的基础分类

（1）基于知识的分析方法

主要依靠知识和经验进行，通过特定途径收集相关知识和信息，识别存在的风险，定量或定性分析风险的可能性，并对该风险造成的影响和危害程度进行评估，提出相应结论和建议。

基于知识的分析方法关键是具备相对完整详细的评估信息，主要方法有问卷调查、会议讨论、人员访谈、资料回顾等。

（2）基于模型的分析方法

是在具有相应评估模型的基础上，对风险识别、分析和评估等环节，进行系统分析。

通过借鉴和论证、调整系统参数，建立和运行风险评估模型，测量出风险等级，提出相应的措施和建议。

风险评估模型作为风险评估时的主要或辅助工具，可用于单病种事件的风险评估。建立风险评估模型，往往需要有长期、完善的监测系统和可靠的监测数据支持。

2. 根据评估过程中评价、赋值方法的不同分类

（1）定性分析

主要是根据专业人员的知识、经验和直觉，或者业界的标准和惯例，来评估已识别风险的影响（后果）和可能性的过程。定性分析不需要对风险及各相关要素分配确定的数值，而是赋予一个相对值，或定性描述。通常通过问卷、面谈及研讨会的形式进行数据收集和风险分析。

定性分析方法是目前采用较为广泛的一种方法，其实施较为便捷，准确性稍好，但带有一定的主观性，精确度也不高。

（2）定量分析

是根据一定的算法和规则对各风险因素及相互作用的关系进行赋值计算的方法。通过对构成风险的各个要素和潜在损失的程度赋予数值，度量风险的所有要素，计算风险的程度，并用直观的数据表示出来。若分析对象内部关系复杂、覆盖范围很广、不确定因素较多，定量分析的算法和精度就难以控制。定量风险评价比较复杂，因此难以确定一个统一的风险评估模型。定量分析的方法多在火灾、泄漏、爆炸等危险因素确定和比较单纯的事件中单独进行研究。

通常突发公共卫生事件风险的相关信息和数据不够全面、翔实，且不确定因素较多，在此种情况下，定量分析难以开展或没有必要，而基于专业知识和经验的半定量或者定性分析可能足够有效。

（3）定性与定量结合分析

定性与定量相结合的分析方法大多数建立在实际经验的基础上，对一些可以量化表达的风险要素赋予数值，对难于赋值的要素使用定性方法，这样不仅更清晰地分析了风险因素，同时也极大简化了分析的过程，加快了分析进度。

（二）主要风险评估方法

1. 头脑风暴法

头脑风暴法是一种激发性思维的方法，又称智力激励法、自由思考法，常用来泛指任何形式的小组讨论，包括一系列旨在确保人们的想象力因小组内其他成员的观点和言论而

得到激发的技术。

正式的头脑风暴法要求组织化程度较高，参与人员需要提前进行充分准备，而且会议的目的和结果都很明确，有具体的方法来评价讨论思路。非正式的头脑风暴法则组织化程度较低，但通常针对性更强。

（1）基本过程

①会前准备。确定议题后，可在会前做一些必要的准备工作。具体包括：与议题有关的背景资料的收集；准备好与会议讨论有关的系列问题及思考提示；确定专家人选，一般以 8 ~ 12 人为宜；明确主持人和记录员（秘书）分工等。

②会议实施步骤。会商程序与规则保证了讨论的效率和效果，构成了头脑风暴法能否有效实施的关键因素。

利用头脑风暴法组织会商的关键环节：主持人公布会议议题及需要解决的问题，并解释规则；围绕议题，启发引导专家根据所评估的内容及相关证据，结合自身的学识、经验和判断力等进行充分讨论，“自由”发表意见和建议；对会议进程进行有效控制和调节，使讨论不断进入新的阶段；筛选和捕捉讨论中产生的新设想和新议题；某一方向的问题已经充分发掘或讨论偏离主题过远时，引导进入新的方向；引导专家达成一致性或倾向性的意见和结论；记录员及时记录与会者的所有的发言内容。

③会后归纳整理。根据专家发言的核心内容，会商组织者归纳整理，形成风险评估报告。

（2）优点及局限

①优点。组织实施相对简单、快速；不同领域专家可以充分交换意见，有助于进行全面沟通；通过专家间充分讨论，能有效开阔思路，激发灵感，有助于发现新的风险和全新的解决方案；集思广益，评估时考虑的内容可能更加全面。

②缺点。局限对组织者的知识背景、主持技巧、会议节奏把控等要求较高；意见和结论容易受到少数“权威”专家的影响；参与评估的专家不同，得出的结果也可能会有所不同；若组织不当，易形成辩论会或出现专家发言不均，无法达成一致结果或造成评估结果的偏差。

2. 德尔菲法

德尔菲法（专家调查法）是依据一套系统的程序在一组专家中取得可靠共识的技术。

该方法使用统一问卷，采用专家独立、匿名发表意见的方式，进行多轮次专家咨询，依次对专家意见进行统计、处理、分析和归纳，对大量难以采用技术方法进行定量分析的因素做出合理估算。

（1）基本过程

①组建专家团队，可能是一个或多个专家组。专家组成员由熟悉该风险因素现状和发展趋势的专家及有经验的工作人员组成。

②编制第一轮问卷调查表。

③将问卷调查表发给每位专家组成员，要求由每个专家独立使用书面形式定期返回。

④对第一轮专家答复的信息进行分析、对比和汇总，并再次下发给专家组成员，让专家比较自己同他人的不同意见，修改或完善自己的意见和判断。在此过程中，只给出各种意见，但并不提供发表意见的专家姓名。

⑤专家组成员重新做出答复。

⑥循环以上过程（一般 3 ~ 4 轮），直到达成共识。

（2）优点及局限

①优点。采用匿名、独立发表意见的方式，所有观点都获得同等重视，避免权威专家占主导地位和话语权的问题；经过多次反馈，客观地综合多数专家经验与主观判断；专家专业领域较为广泛，所受时空限制较小，结论较可靠；设计科学、过程控制好，对风险估计有很好的适应性。

②局限。准备过程较复杂，评估周期较长，所需人力、物力较大。

3. 情景分析

情景分析是指通过假设、预测、模拟等手段，对未来可能发生的各种情景以及各种情景可能产生的影响进行分析的方法，是规划未来的情景模拟过程。情景分析建立在大量信息资料基础上，类似“如果……那么……”的直观定性分析方法。

模拟情景过程就是一个讲故事的过程，给情景安排、演练了许多细节，这些细节最好是具体、合理、全面的。组织所有人员在明确的目标导向下，通过共同学习认真研究组织面临的内外部环境及其可能变化，从中识别主要影响因素，构建出若干未来可能态势，并对其展开深入分析和筛选，将这些可能减少到最少的几种，并由此制定相应的对策。

情景分析使我们能够“预见”未来，承认未来的发展是多样化的，对未来的不确定性有一个直观的认识，促使组织考虑哪些情景可能发生（如最佳情景、最差情景，以及期望情景），有助于组织提前对未来可能出现的情景进行准备。

（1）基本过程

情景分析没有固定的方法和步骤，但究其实质，都是对情景关键因素的分析。

以直觉逻辑情景分析法为例，大致可分为六个步骤：

①明确目标，界定决策焦点问题。在不同的突发事件情景下，组织的行动计划，预期

达成的目标侧重点不同。焦点问题应具备重要性和不确定性两个特点。焦点问题必须难以预测，并会产生不同的结果。如果问题十分重要但结果是能够确定的，则不能作为焦点。

②识别关键风险因素及其不确定性。罗列、分析、比较所有风险因素，包括对风险来源、风险事件和风险征兆的识别和记录，依据影响程度和不确定程度，对这些因素进行排序。明确风险识别的范围和重点，特别关注影响程度严重而又最不确定因素。

③建立情景框架。基于突发事件的发生、发展及演化规律，以情景内容的主体构架，"前推式"构建开发一系列的情景。在周期短及数据充分的情况下，可以从现有的情景中推断出可能出现的情景。对周期长或数据不充分的情况，情景分析的有效性更依赖于合乎情理的想象力。创造的事件情景应能够涵盖所有的发展态势及其不确定因素的各种后果。

④模拟情景。选择确定二到三个情景，这些情景包括所有的问题焦点。对每个情景的关键因素都进行分析，充分考虑情景中所有可能发生的细节，形成一系列全面、详细、合理的"故事"。对所讲述的"故事"充分推敲，利用脚本技术完善情景故事描述，分析"故事"发生带来的影响。

⑤开发合理的"情景—应对"方案。将策略映射到情景，分析组织现行策略在新情景下的成功概率。对每个情景的焦点问题或应对策略进行评估，选择有效或适应性最好的策略。

"情景—应对"策略需要分析：外部情况的变化；将要做出的决定可能产生的各种不同后果；利益相关方的需求以及需求可能需要的变化。当情景正在发生变化时，可以找出一些能够表明变化的先行指标，监测先行指标并做出反应。

⑥提出政策建议和行动方案：情景分析法的价值在于它能使组织对一个事件做好准备，并采取积极的行动，将负面因素最小化，正面因素最大化。

（2）优点及局限

①优点。面对未来高度不确定环境条件时，对未来环境条件的判断更具准确性。可用来帮助决策并规划未来战略，也可以用来分析现有活动，适用于各类（长期、短期）风险分析。

通过开发情景、预演未来，有利于系统、全面地识别风险，更加充分、详细地认识风险 / 事件演化发展趋势，其预测结果也是多维的。如果积极后果和消极后果的分布存在较大的差异，情景分析的应用效果会更为显著；直觉逻辑情景分析法主要依靠专家的判断分析，对资料的依赖性不是特别强烈。

②局限性。大多数的未来情景对我们而言并非清晰可见。在存在较大不确定性的情况下，有些情景可能不现实。所有情景可能缺乏充分的基础，也很难用精确的数学语言进行

定义。情景分析无法发现将来可能出现，而目前看起来不切实际的情景结果。直觉逻辑情景分析法缺乏特别科学严谨的验证。

4. 危害分析与关键控制点

危害分析与关键控制点（HACCP）是指为了防止食物中毒或其他食源性疾病的发生，对食品生产过程中各个环节（生产、加工、销售、食用等）进行危害分析，找出关键控制点，采取有效的预防措施和监控手段，使危害因素降到最低限度。

HACCP 通过“分析—控制—监测—校正”的系统方法，保证了食品的安全卫生，所以 HACCP 方法被称为 HACCP 系统。

（1）基本过程

HACCP 包括以下七项原则：

①危害分析。首先要从原料生产、加工工艺步骤及销售、消费的每个环节可能出现的风险（包括物理、化学及微生物）进行识别，分析危害因素，评估其危害程度。

②确定关键控制点。关键控制点是指那些若控制不力就会影响产品的质量，从而危害消费者身体健康的环节。

关键控制点的选择是 HACCP 系统的主要部分。一旦被确定为关键控制点，都要进行监测。关键控制点一般要少于六个。

③确定关键限值。建立每一关键控制点的有效管制界限。对已经确定的每一个关键控制点，都必须制定出相应的管制标准和适当的检测方法。每个关键控制点必须在具体的参数范围内运行，这样才能保证危险得到控制。

④建立 HACCP 监控程序。建立每一关键控制点的监控程序。程序内容包括监控什么、如何监控、监控频率和谁来监控等，以确保关键限值得以完全符合。建立标准设定后，每一个关键控制点都必须进行例行监测，以确保每一环节都维持在适当的管制状态下。每次关键控制点检测的结果都要进行认真记录、存档，便于今后对可能出现的事故进行分析鉴定。

⑤建立纠偏措施。当发现某一个关键控制点超出管制标准，应有临时性修正计划。该计划包括如何使关键控制点恢复到再管制状态，以及建议在关键控制点超出管制标准期间所生产的产品如何处理。

⑥建立记录存储系统。建立所有程序之资料记录，并保存文件，以利记录、追踪。

⑦建立 HACCP 系统的检验程序。HACCP 的验证程序包括：验证各个关键控制点是否按照 HACCP 计划严格执行；确保整个 HACCP 计划的全面性和有效性；验证 HACCP 体系是否处于正常、有效的运行状态。

（2）优点与局限

①优点。HACCP 提供了一种系统性强、结构严谨、有多向约束、适应性强、适用范围广、安全性高、针对性强的控制食品的生物、化学和物理性危害的手段。

HACCP 作为预防为主的质量控制方法（系统），侧重危害评价，克服了传统食品安全控制方法（现场检查和终成品测试）的缺陷，可以最大限度地减少产生食品安全危害的风险。

②局限。HACCP 需要应用于从食品原料到消费的全过程，才能显出其巨大效果，这是难度较大的系统工程。

对 HACCP 的理解未形成一致看法，对危害物也一直缺乏一致的认定意见。

HACCP 只强调已知的安全问题，却不包括目前未知的危害。

缺乏对数据的有效分析方法。将结果机械地表示“是”与“非”，无法体现出被监测参数与对应危害间的相关性，不利于数据的有效利用，当出现偏离关键限值时难以对其结果进行科学的评估，以采取适当的纠正措施。

5. 风险矩阵法

风险矩阵法是用于识别风险和对其进行优先排序的有效工具。建立在专家会商的基础上，采用定量与定性相结合的分析方法，对风险因素的发生概率和严重程度进行量化评分，将评分结果列入二维表矩阵进行计算，最终得出风险等级。

（1）具体实施步骤

①组成专家小组：按照议题所需要的知识范围，确定专家。专家人数的多少，可根据预测课题的大小和涉及面的宽窄而定，一般不超过 20 人。

②组织专家对风险因素的发生概率按照一定的标准进行量化评分，计算平均得分。

③组织专家对风险因素的影响程度按照一定的标准进行量化评分，计算平均得分。

④将各风险因素的发生概率和影响程度的得分列入二维表矩阵进行计算，得出相应的风险等级。

（2）优点和局限

①优点：量化风险，显示直观，可将风险很快划分为不同的风险等级。方法简单，易于使用。

②局限：要求被评估的风险因素相对确定。

参与专家要有专业性，对评估议题及风险因素的了解程度要高，在各自领域中具有较高的权威性和代表性，而且参与评估专家必须达到一定的数量，不宜过多或过少，以免评估结果的偏性，一般在 10 ~ 20 人。

该方法主观色彩较强，不同决策者之间的等级划分结果会有明显差别。

很难清晰地界定等级，也无法对风险进行累计叠加（无法将一定频率的低风险界定为中级风险）。

6. 流程图分析法

流程图分析法是对流程的每一阶段、每一环节逐一进行调查分析，从中发现潜在风险，找出导致风险发生的因素，分析风险产生后可能造成的损失以及对整个组织可能造成的不利影响，而建立的一种风险评估的逻辑分析框架。

（1）实施步骤

①按照内在逻辑联系绘成流程图。流程图的准确性决定其实施风险管理的可靠性。

②识别流程图上的关键环节和风险因素，并予以重点关注。

③针对风险及产生原因，提出监控和预防的方法。

（2）优点和局限

①优点。流程图分析法可以比较清楚地显示流程的风险，逻辑性强，结构化程度高，简单易用，方便开展风险识别。基于流程图分析，专家思路易于统一，便于达成评估一致意见。组织规模越大，流程越复杂，流程图分析法就越能体现出优越性。

②局限。流程图法对专家的知识经验要求较高，需要较强的专业能力和逻辑思维能力。多层次、多风险因素流程图难以表达。

该方法不能识别面临的一切风险，无法全面详细。使用效果严重依赖于专业人员的水平，且需要流程图解释的配合。

7. 风险指数

指数是一个反映事物某种特征的数值。如 CPI、GDP、恩格尔系数等。

风险指数是对风险的半定量测评，是利用定序尺度（也称顺序尺度，是对事物之间等级差或顺序差别的一种测度）记分法得出的估算值。风险指数可以用来对使用相似标准的一系列风险进行评分，以便对风险进行比较，其本质上还是一种对风险进行分级和比较的定性方法，使用数字完全是为了便于操作。

（1）基本过程

①建立风险指数分级指标体系。收集相关基础资料，辨识、分析风险源，筛选关键风险指标，构建风险评估指标体系。该指标体系是由具有一定关联性的不同种类或者不同层级的指标构成的整体。

②利用定序尺度法对不同种类或者不同层级的指标进行量化分级。

③评估公式设计。将其各自相应的权重系数以一定的函数形式进行合成，以计算评价

指标及评价指数。

④历史事件的数值输入与计算。严格地讲，将数学公式用于顺序得分是无效的，因此，一旦打分系统得以建立，必须将该模型用于已知事件，以便确认其有效性。由于顺序尺度的选择在一定程度上具有任意性，因此需要充分的数据来确认指数。

⑤根据模型，就特定事件的风险指标进行评分，得出分级指数。

⑥由分级指数累积合成综合风险指数，得到较为真实的风险水平。

确定指数是一种迭代方法，在分析师得到满意的确认结果之前，可以尝试几种不同的系统，并将得分进行综合。

（2）优点和局限

①优点。风险指数可以提供一种有效的划分风险等级的工具。允许将影响风险等级的一系列因素整合为单一的风险等级数字，可以确定哪些风险需要更深层次的分析以及可能进行定量评估。

②局限。如果过程（模式）及其输出结果未得到很好确认，那么结果是可能毫无意义的。

如果缺乏一个基准模型来确定风险因素的单个尺度是线性的、对数的，或其他形式，也没有固定的模型可以确定如何将各因素综合起来，那么，在这些情况下使用风险指数进行评级本身是不可靠的。

此外，输出结果是风险值这一点可能会被误解和误用。

（三）综合风险评估

综合风险评估指组合使用多种方法、多种资源和多种监测手段对风险进行的评估。

任何模式或方法都具有局限性。在资料信息不可能完备、精准，运行机制难以掌控的前提下，要想更好地开展风险评估工作，不应局限于某种特定的模式或方法，应把信息和方法综合起来。

考虑到不同类型的风险差异较大，并且许多风险的识别和分析严重依赖专家的知识、经验，因此，想要得到更加合理准确的评价结果，使其更具有可操作性和现实指导意义，那么多学科方法、多种风险评估技术手段综合应用将是最优选择。

综合风险评估的概念增强了不同学科间的融合，有助于捕捉风险问题的不同方面。在实际应用时，还应考虑分析人员能力，选择简单实用、适用条件较广、分析准确性较高的风险分析方法。

由于研究技术和研究思维的差异，风险评估尚存在以下问题：①由于风险内涵、研究方法和研究思路等大多借鉴相关研究领域和行业的成果，因此通用性有待改进。②目前对风险的内涵、认识不尽统一，往往是研究方法决定含义。③在方法自身的科学性、适用性和实用价值方面，风险的度量方法还存在不少问题。④研究体系不完整，主要停留在风险识别和度量层次，忽视了风险研究的其他构成方面。

第二节　突发事件公共卫生风险沟通

一、公共卫生风险沟通框架体系

风险沟通不仅限于信息的传播，而是应该寻求更广泛的公众参与，全面创新风险沟通机制，达到个体、社会和管理层面的良性联动，引导公众开展应对风险的行动，提前防范危机的不良后果，减少和规避风险，控制和消除突发事件的危害，营造必要的舆论环境，维护和塑造政府及有关部门的良好形象。

风险沟通框架体系主要包括四个主要组成部分：目标和任务、沟通主体、支持系统、保障系统。

（一）目标和任务

1. 目标

（1）总体战略目标

培养知情、理性、广泛参与、致力于解决问题的合作群体；提升公众应对公共卫生风险的信心；尽可能减少公共卫生风险给公众带来的损害和不公平。

（2）基本目标

疏导公共卫生风险和改变风险进程；公共卫生危机预警和阻止风险发生；公共卫生危机防范和降低风险的危害程度。

2. 任务

公共卫生风险沟通者的任务不是单纯的信息传达，也不是对公众的理念表示同意或不同意，而是认识到两者的分歧及原因，据此沟通并促进行动。风险沟通的关键任务在于培育一个能够实现公共卫生风险信息双向沟通交流的合作环境，便于各方利益参与者在相互信任的前提下都能做出科学的评判和决定。

具体任务：沟通中重视公众可能产生的恐惧或过分忧虑等感情因素；不断为公众提供相关的风险信息；明确区分危害（可能伤害的类型和程度）和危险（个体或群体受伤害的

可能性）；告知暴露的危险因素和易感人群（尤其是儿童）接触的可能性；解释现有风险知识的特性和体系；说明现有知识对有关风险定性描述的不确定性；定性、定量地评估重大风险；采用风险 / 风险折中或风险 / 效益折中或两者兼顾的方法，对当前危机提出可接受风险水平的正当理由；解释公众风险认知与客观风险的差异；提出当前危机下选择或推荐某种应急预防措施及理由。

（二）沟通主体

1. 政府及相关部门

政府在突发事件管理中承担着公共信息管理的主要责任，是风险沟通的组织者、协调者，是风险沟通的轴心。

政府及相关部门主要承担以下职责：

一是组织协调。具体包括：评估突发事件态势和媒体、公众、相关部门对信息的需求，实施风险沟通计划；负责相关部门的沟通工作，确保信息的一致性，并确保所发布内容属于自己的职责范围；及时向上级机构和相关部门提供最新材料；指导公众、媒体、伙伴信息发布工作；确保和媒体、公众、相关部门的沟通符合风险沟通原则；负责信息发布前的审核；确定信息发布的时间，并根据事件的进展进行调整。

二是舆论引导。具体包括：建立舆情跟踪监测分析机制，评估媒体的需求；建立媒体联络表，形成定期联络机制，对媒体采访要求给予适当的答复和协助；通过新闻发布会、向媒体提供新闻通稿或更新网站、新媒体内容等方式满足媒体需求；为新闻发言人提供相关支持等。

2. 公众

公众是风险沟通的对象，从某种意义上也是风险信息二次传播的主体。

公众分为意见领袖和一般受众两个维度。意见领袖是指在人际传播中，首先或较多接触大众传媒信息，并经常将经过自己再加工的信息传播给其他人，同时对他人施加影响的“积极分子”，他们在大众传播效果的形成过程中起着重要的中介或守门人的作用。大众传播并不是直接传输给一般的受众，而是要经过意见领袖这个中间环节，再由他们转达给相对被动的一般大众。其模式：大众传媒信息→意见领袖→一般受众。意见领袖具有影响他人态度的能力，加快了传播速度，并扩大了信息的影响力和感染力，在网络信息传播发达的现代社会，意见领袖传播信息的作用越来越受到关注。

突发事件发生后，公众的第一反应和最大需求就是了解信息，急于知晓事件发生情况和发展过程，急于了解事件对社会和个人利益的影响，急于掌握卫生应急处置部门的行动及其事件处置能力。在信息提供缺失的情况下，公众会积极从其他途径寻求答案，来弥补这种“信息真空”。

公众信息来源主要有三类：权威信息（多来自政府部门）、媒体信息和人们相互交流得到的信息。当威胁尚远时，一般通过电视新闻、网络媒体、报纸等被动性渠道了解信息；威胁逼近时，主动通过网络（尤其专业部门网站）查找该类信息；威胁到达身边时，一般通过人际渠道（口口相传）、咨询热线，到当地卫生行政部门询问，给疾控中心、医院等专业机构打电话等更主动地寻求信息。

危机中公众接受信息的特点：一是对信息的需求增加，人们会通过各种渠道获取信息来了解事件的情况，尽管并不可靠；二是关注度（思维）受局限，对复杂信息的理解能力下降，人们更倾向于依赖图像而非文字；三是情感体验支配认知，无法对各种矛盾的信息做出准确判断；四是往往先入为主，选择性吸收信息来固化已建立的信念，而排斥与其信念相左的信息。

3. 媒体

风险沟通的媒介主要包括传统媒体和社交网络媒体。媒体作为舆论载体，既是政府部门风险沟通的对象，也是风险信息二次传播的主体。

媒体的职责和作用：媒体是风险沟通的桥梁，沟通政府、专家与公众意见；媒体是警报器，可协助监测公共卫生风险，反映公众需求与呼声；媒体是扩音器，可及时、客观、准确地传播政府部门发布的权威信息，适时、恰当地引导舆论；媒体又是稳压器，协助政府管控谣言，共塑政府公信力。

媒体具备信息“把关人”的功能，兼之媒体记者对待不同公共卫生风险认知的差异，因此，媒体报道既可能促进风险沟通的功效，也可能成为扰乱公众认知或心理状态的诱因，关键在于提升公共卫生风险报道的科学性。

现代媒体的特点：传播方式多样和快速；激烈竞争和严重失控；国际化和网络化；媒体无处不在；媒体巨大的力量和能量；媒介化事实，新闻的泛娱乐化，媒体审判等。

（三）支持系统

1. 信息系统

风险沟通实质上是沟通主体间的信息传递及达成共识的活动。建立完善突发公共事件基础信息库，为风险沟通提供多方面的历史经验信息和资源信息。

①信息采集。信息可来源于各类监测网络，如传染病监测报告系统、国家突发公共卫生事件监测报告系统、专病和健康危害因素监测系统、医疗救治信息系统、卫生执法监督

信息系统、应急指挥信息系统、中小学生因病缺课监测系统等。

网络和新媒体舆情收集、传统媒体报道、热线电话焦点话题整理、社区公众认知调查等，这些监测网络中的异常信息也是风险沟通的重要信息来源。

②信息处理。将各种渠道收集的原始信息，按需要进行梳理，剔除掉不准确、不可信的、相互矛盾信息，整合同类别信息，对疑点较多的信息需要进行反复考证，然后根据不同的用途，对现有信息资料进行进一步编辑制作，使之精练和系统。

③信息研判。信息研判是风险沟通的前提。通过分析研判，确认可能或已经发生的突发事件对公众身体健康、生命安全会造成危害，对是否有必要进行风险沟通、如何开展风险沟通提出建议。

④沟通信息拟定。在对收集到的信息处理、研判的基础上，拟定风险沟通信息。

⑤沟通信息审核。信息审核的主要作用是确保信息的科学性、完整性和准确性，信息要能精确地传达期望传播的关键点。可通过咨询相关专家、与目标受众个人或者团体预试验等进行信息测试。在工作实践中，通常需要公共卫生、新闻传播及上级行政领导三个层面的审核。

⑥沟通信息发布。信息发布通常通过自有官方网站、微博、微信等媒体发布，并通过电视、广播、报纸等大众媒体及网络媒体广泛发布。

2. 智囊系统

智囊系统是由科学技术成就及其专业队伍所组成的专业体系，包括来自公共卫生、社会学、新闻学、传播学、心理学以及事故、灾害处置等多个领域的专家。科学主义的话语权力造就了大众对各类专家知识的信任。

专家系统负责出谋献策，提供决策建议、咨询指导和技术支持。在提供决策咨询外，相关专家可根据风险沟通需要接受媒体采访或指导危机传播工作，有针对性地做好风险沟通及舆论引导工作。风险沟通队伍应与专家系统保持常规沟通联络。

风险认知具有高度的知识依赖性，而公众风险认知恰恰是知识缺失下的主观感知和非逻辑性的思维判定，这一特点更加强化了专家系统在风险沟通中的重要地位。风险沟通之所以被纳入风险管理中，源于专家的风险预测与公众的风险感知之间存在裂隙。通过有效的风险沟通，可弥合差异、创建共识。

一个高性能的专家系统应具备的特征：一是启发性。专家系统综合运用规范的专业知识、直觉、经验进行判断，推理和联想，实现问题求解。二是互补性。单一专家难以解决问题的情况下，专家系统可作为团队协同作战，在各自领域知识互补、资源共享，创新解决方案。三是成长性。专家系统与应急风险沟通机构分立，使系统内专家在各自岗位不断开展相关研究探索，从而确保系统内知识不断增长以满足风险沟通需要。

（四）保障系统

1. 制度和机制保障

（1）新闻发言人制度

制度保障指建立完善日常配套的新闻发言人工作制度，以保证在应急状态下的有效沟通。

新闻发言人是政府风险沟通的外在体现，已成为政府风险管理的常态工作。发言人制度不单独指确定一人担任发言人，而是包括发言人制度的核心内容，包括舆情监测制度、内部新闻通气会制度、日常新闻发布制度、重要会议或活动报道制度、新闻采访制度、突发事件新闻发布制度及稿件审核制度七类核心制度的制度总和。

建立发言人制度可有效避免新闻发言人在突发事件中不接触核心信息、没有支持团队、缺乏广泛的信息来源、无工作平台等尴尬的局面。

（2）风险沟通工作机制

①设立应急风险沟通小组。具体负责：舆情监测研判；协调相关部门组织答问口径；发布相关信息，传播健康知识；对应急处置工作组织宣传报道；协调新闻宣传主管部门做好舆论引导；配合相关部门做好信息发布工作。

②建立联络员名单。具体包括各相关职能部门联络人名单、各卫生部门联络人名单、相关媒体联络人名单、事件发生地基层干部联络人名单。

③建立信息处理与发布流程。有效的风险沟通需要有明确、有序的信息采集、编辑与审核、发布与散发的流程。

④明确风险沟通相关部门职能职责。

⑤建立公众咨询的机制。通过电话、信箱或电子邮件直接回答公众咨询。

2. 人员队伍

加强风险沟通的人才队员建设，培养一批风险沟通的复合型人才。

①风险沟通领导小组。主要负责风险沟通工作的统一指挥、总体策划、定期信息发布以及发布内容和发布口径的审批。

②风险沟通信息采编小组。负责定期收集突发事件相关信息和防控工作的最新进展，分析归纳核心信息，根据核心信息制作适宜的传播材料，通过各种沟通方式与各部门、媒体及专业人员进行信息沟通。

③风险沟通专家组。负责为信息沟通提供技术支持，包括从技术角度审核风险沟通的信息和材料。

④风险沟通综合协调组。负责协助风险沟通领导小组进行综合协调、保障等工作。

3. 案例库

建立完善突发公共事件基础信息库，为风险沟通提供多方面的历史经验信息和资源信息。

研究各种风险沟通模型，开发与制作公共卫生风险沟通的模板材料。

对风险沟通的各个阶段、各种人群分别制定信息图谱（相当于传播口径），以便在第一时间提供专业准确的健康信息。

二、公共卫生风险沟通实施与评价

风险沟通既是一门科学，也是一门艺术，高超的沟通能力和技巧，有助于化解矛盾、解决问题、避免事态的进一步恶化。良好的沟通能够获得公众信任，媒体的理解和支持，提高政府的公信力。

（一）风险沟通原理和基本原则

1. 风险沟通原理

①创建目标和关键信息。建立目标和确定支持性信息是进行风险沟通的首要问题。人们经常不能进行高效的沟通，主要因为缺少明确的交流目标和关键的支持信息。

②表述信息。风险沟通的主要挑战在于信息的传递和确保信息的接收和目标的发现。如果目标易于被关注，而支持该目标的信息对于公众的风险很低，那么就应该从始至终不断地、清晰地向公众陈述这个信息。关注沟通主体间哪些信息被接受，巧妙地重复被接受的信息。

③准确而及时地传递信息。开展风险沟通时，应尽量将准确的信息，以最快的速度和最有效的途径传递给受众。

在风险沟通过程中，需要在提供准确的信息和快速地提供信息之间进行抉择。所有的信息在公布给公众前都要求完整和准确，就可能会造成时间上的迟滞而出现信息真空，谣传会乘虚而入。然而，公布没有被双重检验过的、并被证实是不够准确的信息，则会出现误导公众的风险，但公开的损害要比因遮掩导致的损害更容易应对。

④有效说明。风险沟通在很大程度上希望对方能接受意见和建议，即达到有效说明

目的。

2. 基本原则

（1）危机沟通“3T”原则

第一，以我为主提供情况；第二，尽快提供情况；第三，提供全部情况。这三项原则需要一定的适用条件，需要根据实际情况判断使用。

（2）世界卫生组织的风险沟通五项原则

①建立并维持信任。此项为关键原则。通过各种沟通方式，建立、维护或重建公众与管理人员之间的信任。如果没有信任，公众则不会相信或按卫生机构所传达的卫生信息行动。

②尽早发布。官方控制信息不报的时间越长，那么当消息最终被泄露的时候，尤其是由外部来源泄露信息时，将会更加令人恐惧。即使是不完整的信息，同样能够阻止谣言和错误信息。延迟发布会损害对公共卫生机构管理能力的信任。

③保持透明。信息透明能够促进和改善信息收集、风险评估和疾病控制方面的决策，因此，管理者、公众及合作伙伴之间的关系应当是透明的。

要维护公众的信心就必须保持透明度，包括及时将真实或潜在风险及其管理方面的信息完整地传达出去。出现新的情况时，必须尽快开展积极的信息沟通。

④倾听公众并使其参与。倾听、理解公众对风险的认知、看法及焦虑是高效沟通的关键。缺乏对公众在某一风险方面的理解、认识，以及他们已有的信仰和行动的了解，就很难做出保护健康的决定和需要的公众行为改变，对社会或经济产生的影响可能会更为严重。公众参与还能够支持更广泛的突发事件管理功能。

⑤制订预案。基于上述各项原则事先制订完善的计划，并将计划转化为行动。

（二）不同沟通主体的风险沟通

不同的沟通对象应考虑不同的信息内容、发布渠道和方式。

1. 媒体沟通

媒体沟通一般采取接受媒体采访、发送新闻通稿和召开新闻发布会等形式。

（1）接受媒体采访

接受媒体采访的一般程序：受理采访申请；获得被采访授权；了解媒体采访的主要需求；准备答问口径，提炼核心信息；了解即将面对的记者；选择好受访地点；提前进行采访模拟演练；保持良好的形象接受采访，并对采访过程进行录音；主动要求审核记者的拟发稿件；事后关注媒体和大众对采访报道的反应。

接受采访时应遵循的基本原则：①开诚布公。与媒体打交道的时候最重要的是诚实，信誉是最重要的资产。在突发事件处置过程中，如果因为某种合法的理由不能说出实情，那就最好别说，千万不能说假话。②积极配合媒体。在接受采访的过程中，要与记者进行沟通交流，积极配合媒体，满足力所能及的要求。回答的内容要力求重点突出、思路清晰、语言简洁、通俗易懂，这样既有利于将核心信息清晰地报道出去，又有利于记者对采访的后期整理，达到双赢的效果。③紧抓主题、巧妙回避。不要被记者牵着鼻子走，要把谈话的内容引向自己熟悉的领域，或采用技巧来回避，如旗帜法、搭桥法、重复法。④树立良好形象。如果想让记者接受你的观点或事实，首先要让他接受你这个人，让他信任你。在任何情况下，面对记者时，都要做到客气，使记者感受到尊重，要自信、诚恳和幽默。⑤避免不必要的争执，不要被记者的言语或行为激怒。如果有记者突然造访，不要与记者发生冲突，即使对方来者不善，也要认真安排。否则记者正好借题发挥，从他的报道中可以看出你在有意隐瞒什么，这样公众可能对你的信誉产生怀疑。

（2）新闻通稿

在突发事件发生和处置过程中，实时发布新闻通稿，是常用的媒体沟通方式之一，也是新闻发布会必须准备的材料。

新闻通稿一般包含六个基本要素：发生了什么、发生的时间、发生的地点、利益相关人群、事件发生的原因、事件是怎样发生的，在新闻通稿的一开始就把这些问题交代清楚。新闻通稿的篇幅一般不要太长，要确保其内容是最希望传递出去的信息。另外，新闻通稿要像真正的新闻报道一样对受众有吸引力，新闻通稿的撰写风格越符合记者的口味，被记者采用的可能性就越大。

（3）新闻发布会

突发事件发生时，新闻发布会应由负责新闻宣传的专业部门举办，相关部门积极配合。

召开新闻发布会前应提出两个问题：准备发布的消息是否具有新闻价值？现有情况下，是否适合向公众传达信息？假如上述两个问题的答案均是肯定的，才能召开新闻发布会。

新闻发布会准备应遵循六项基本原则：①写下新闻口径。这是要发布信息的简明摘要。②核实运用统计数字。记者一般需要引用确实的数据，在准备材料时，必须收集有用的统计数字，以支持所要表达的观点。③设计视觉效果。画面和图片有助于表达你想要传达的信息并增加见报的机会。④事先提出问题。初步材料准备好后，要请教媒体相关专业人员，找出记者可能提出的问题，并为此做好准备。⑤进行简单的彩排。要求有关工作人员一同彩排，提出模拟的问题，确保个人意见或答案一致。⑥提前告知有关评论和监测团体。在新闻发布会举办之前，告知有关的评论团体及委托的舆情监测部门，关注新闻发布的效果，以及媒体和大众的反应，为及时评估新闻发布活动做好准备。

新闻发布会一般分为发布新闻和记者提问两个环节。新闻发布会的发言人一般由参与突发事件的领导或专家承担。选择发言人要慎重考虑。作为发言人应熟知突发事件的相关政策，发言内容不超越自己的职责范围，并在授权范围内尽量告知真相，保持透明，体现所在部门的职责。

在新闻发布过程中，发言人还须遵循八条原则：①表示理解同情。承认公众的恐慌是正常的，而不应该对公众说“你们不应该害怕”。②承认不确定性。承认不确定的事，但也要提供已知的信息，敢说“现在我还不知道，但是我们正在努力……③强调已有措施。强调已经采取了哪些措施，进一步的信息正在调查之中。④指出负面影响。提及可能出现的负面结果，让公众知道该如何应对。⑤表达自己愿望。发言人可以说“我希望我们对事件了解得比现在更多，但是由于……”⑥保持诚实真诚。公众从发言人得到真实可靠的信息，可以保护政府的信誉，减少公众的恐慌。⑦让公众有事做。引导公众采取积极、科学的防护措施，而不是消极等待。⑧大家同甘共苦。如果发言人本身也面临着突发事件的威胁，那么他就具有很强的说服力。

新闻发布会后，要及时将发布会实录报送发言人审核，评估发言内容；同时，持续收集发布会后一周内的国内外相关媒体报道内容，进行分析和评估，总结经验和教训，以确保新闻发布的效果和能力得到不断提高。

主动与媒体进行有效的沟通，合理利用媒体，可以对事件的处置起到事半功倍的效果。相应地，公众在风险沟通中充分获知风险信息，有效地行使权利，便能在更高、更好的层面上与政府协同应对风险社会的挑战。

“善待媒体，善用媒体，善管媒体”，方能实现风险沟通的最大效益。

2. 公众沟通

突发事件的危害不仅来源于事件本身，更来源于公众对事件的接受、解释与反应。风险沟通的目的不是对大众心理进行治疗，而是选择适宜的信息，运用恰当的载体和传递渠道，满足公众的信息需求，缓解公众的心理压力，使公众能及时认识到事件风险、知晓防控知识，并采取相关行动。

（1）公众沟通的常用渠道

①大众传播沟通。通过传统媒体传递信息。传统媒体主要包括电视、广播和报纸。通过传统媒体发布信息具有信息接收者众多、信息量大、覆盖范围广、传播快速便捷等优点。

通过政府或专业机构网站发布信息。优点是权威、快速、易于获取；缺点是适宜于网络信息发达地区，比如城市，而对于广大农村地区不太适用。

通过新媒体传递信息。常用的新媒体有手机短信、微信、微博、论坛、博客等。在针对公众的风险沟通中，新媒体越来越受到人们的关注，可充分利用新媒体和新的传播手段，开展有针对性的信息传播。

发放健康传播资料。健康传播资料是风险沟通中良好的信息传播载体，为了提高风险沟通的效果，沟通者需要配合使用宣传材料。但要注意克服健康传播资料制作复杂、耗时较长、发放困难等缺点。

利用宣传栏进行传播。宣传栏具有成本较低、方便灵活、更新频率快等特点；缺点是信息获取比较被动。

②人际传播沟通。开通电话咨询热线。电话咨询的优点：可直接回答个人关心的问题，有助于准确获得信息、缓解心理压力；咨询迅速及时，不分昼夜，不论远近，对咨询对象方便易行；咨询双方不见面，有利于消除咨询者对象的顾虑；可以作为舆情监测的重要途径之一，收集公众的舆情信息。缺点：电话咨询存在着接待容量有限、必须由经过培训的专业人接听、不能进行疾病治疗等复杂情况的指导等问题。

健康科普讲座。健康科普讲座可以使比较多的目标受众同时接收信息，受众面积大，信息的传递比较直接、迅速，但是健康科普讲座受到需要具备较好的演讲者、进行严密的活动组织、提前召集目标受众等限制。

面对面直接沟通。面对面直接沟通是最基础、信息传递最直接的一种沟通方式，主要包括健康咨询、个别劝导等。从宏观来看，面对面直接沟通效率低，因为它需要大量的人力和时间；但是从个体来看，面对面直接沟通可以带来良好的效果。

（2）公众沟通策略

以公众享有平等的话语权为基础，以风险认知研究为主线，以信任研究为关键开展公众沟通。

①确定目标人群。突发公共事件发生过程中，不同的目标人群，其关注的重点和表现形式也不同。一般将目标人群分为一级目标人群、二级目标人群、三级目标人群、四级目标人群。

一级目标人群：是指处于突发公共事件范围内受直接影响的人群，是需要直接改变行为的人群，如事件的受害者、现场的目击者等。一级目标人群关注的重点是自身安全、家庭安全、财产安全、处置措施。他们往往由于对事件缺乏及时、准确的了解，加之亲身经历和受直接影响，出现一定程度的恐慌和不安，迫切需要得到解决问题的对策和具体措施。

二级目标人群：是指与一级目标人群有着密切联系的、能够影响一级目标人群的人，如亲属、朋友、同事、同学、领导、上司等。二级目标人群关注的是自身安全、灾民的安全、处置突发事件人员的安全及突发事件的进展情况、处置措施和结局，他们往往表现为焦虑。

三级目标人群：是指参与事件的处置人员。三级目标人群关注重点是突发事件的进展、政府和社会各方面的努力情况，应对措施，工作和学习是否受影响，以及处置的结局等，他们往往采取观望的态度，静观事件的进展，据其发展情况决定是否参与，采取何种措施。

四级目标人群：是指关心事件的一般社会公众。

②制定核心信息。开发、传播既符合事件事实又能满足公众需求的信息，是提高公共卫生应急风险沟通效果的重要前提和基础。不能提供公众所想要的信息，可能会造成一种试图对其进行掩盖的印象。

遵循及时性、针对性、科学性、适用性、指导性、通俗性、准确性、持续性的原则制定和传播风险沟通信息。沟通信息的主要内容通常包括：第一，突发事件的特征，如发生事件的类型、发生时间、地点、事件经过、主要情节、目前发展趋势、发生原因等；第二，突发事件的影响，如罹患者的人数及人群特征、疾病或损伤的严重程度、事件影响的范围、与受众的关联性、经济的损失；第三，已经采取或可能采取的应对措施，如救援的措施、投入的资源、援救的进展、治疗方法、疾病预后、预防与控制方法、后续的计划；第四，建议公众采取的行动、措施，及获取进一步信息的途径等。

③精选传播方式。根据沟通目的、突发公共事件的性质、种类和严重程度及受众的特征，选择最佳传播的方式或几种传播方式的组合，组合中包括的方式越多，传播的效果越好。

在沟通渠道的选择上，要实现对目标人群尽可能地完全覆盖，以及同一个体的多渠道、多节点的信息强化。

④风险沟通模板。认同人们的恐慌。不要试图消除恐慌，不要过度安慰。

强调重点。如形势的严峻性、措施的有效性。

叙述风险的有关信息。提供给公众的信息应简单，第一次要简短。

表达仍在认真对待事件，并表示持续的关注。告知公众仍处于风险中（绝对不要试图说服公众风险很小或不要担忧），允许人们对事件高度警惕。

客观、坦诚地承认不确定性。如“我们目前仍在探索和研究，并受到一定条件的制约，对大家来说可能还很疑惑，因为还有很多是我们不知道的……”

适当表达对公众的理解。传递给公众感同身受的“通情感”、责任担当、同舟共济应对危机的决心和信心，树立必胜的信念。在每个信息中试图包括同情、行动、尊重。

告知公众组织正在进行的努力行动，列出积极的行动步骤，强调已经取得的进展，以及公众在此过程中可以采取的措施。如“我们已经派出专家组，我相信会很快解决问题，同时希望大家能够……”

3. 系统内沟通

（1）沟通对象

系统内部沟通的对象包括医务人员、疾控人员、卫生监督人员和卫生行政人员和各卫生领域专家等。沟通的单位包括卫生行政部门、医疗机构、疾病预防控制机构、卫生监督机构、血液管理机构、院前急救等部门。

（2）沟通方式

卫生行政部门内部信息沟通模式较为单一，以垂直沟通为主。一种是来自下级部门向上级部门的报告，另一种是上级部门对下级部门的命令指挥。

根据突发事件的紧急程度和所具备的客观条件，系统内沟通可分为正式沟通和非正式沟通，但要以正式沟通方式为主，非正式沟通方式为辅。

正式沟通是指卫生部门（单位）间以公函、文件、会议、工作简报等形式进行的风险沟通。正式沟通的优点是约束力较强，效果较好且易于保密，通常重要信息、文件、决策等都应采用这种方式进行沟通。但是正式沟通往往要通过层层传递，有时显得很刻板，沟通速度也较慢。

非正式沟通是卫生部门（单位）在正式沟通渠道之外的各种沟通活动，具有自发性、情感性、非强制性及灵活性的特点。非正式沟通形式较多，如电话、短信、网络传真、网络即时通信工具等。非正式沟通具有信息传递速度快、传递方式便捷等优点，在紧急情况下较多采用，但易导致信息出错、遗漏、失真、片面等问题，且无从查证，可能会产生谣言。

采用哪种方式进行沟通，一是看事件的紧急程度，二是看法律、法规规定的要求。在事件不是特别紧急的情况下，通常采用书面（公函、文件、请示、报告、工作简报等）和会议（工作例会、联席会议、座谈会、专家咨询会、通气会等）的正式沟通方式；紧急情况下，可采用先非正式（电话、短信等），后正式的沟通方式。

4. 政府及部门间沟通

（1）政府及部门间沟通的对象

政府及部门间的沟通对象包括：同级人民政府的办公厅、应急办、新闻办、外办等；检验检疫、公安、环保、药监、教育、水务、红会、爱卫等联动处置部门；发改委、经委、财政、民政、科委、人保、交通、运输、通信等保障部门；安监、农业、武警部队、铁路、民航、旅游、建交等其他行业主管部门。

（2）政府及部门间沟通的方式

①与同级人民政府的风险沟通方式与同级人民政府的沟通，一般采用正式沟通的方

式，其中又以请示、报告、简报等公文沟通方式为主。

向同级人民政府的报告一般分为初报和续报两种。初报侧重时效性，第一时间报告事件的初貌，用最简洁、精练、明了的语言描述事件的基本情况、影响或涉及范围、发生的原因、目前的处理进展、医疗卫生救援情况（伤亡人数和伤情）等。续报侧重连续性，可根据事件发生的态势，连续地、详细地报告事件处置的有关进展情况，如事件发生的原因、性质、现状和风险评估结果，后续的应急处置情况和应对措施调整情况，以及事件处置过程中需要同级人民政府支持、协调和解决的问题。

对于较为复杂的突发事件，特别是涉及多部门、多单位共同参与、协同处置时，还需要通过专题会议的形式，向同级人民政府和相关部门（单位）进行详细汇报、交流沟通。

紧急情况下，可以采取先非正式沟通，后正式沟通的方式。在接受同级人民政府非书面指令（如电话指令、口头指令、短信指令等）时，要做好详细的记录，以防止非书面指令在层层传递过程中的遗漏和失真。非书面指令的记录内容主要包括指令发布部门、指令发布人、指令发布时间、指令内容、联系人、联系方式、指令记录人以及指令落实部门拟办意见、部门负责人意见、单位领导意见、处理结果等。

②与政府部门的风险沟通方式：与政府部门的公文沟通主要采用公函方式，将所需告知的信息和支持配合的需求及时函告对方、常用的公文沟通方式还有工作简报、事件专报等。

会议沟通是日常和紧急情况下政府部门风险沟通的主要沟通平台。主要有工作例会、联席会议、座谈会、专家咨询会、通气会等方式。

通过制订工作预案和工作方案，明确各部门工作职责。制订预案过程本身就是一个很好的沟通平台，有助于卫生行政部门和其他政府部门相互了解各自的工作职责、工作内容、工作方法等，加深了解、加强交流，增进彼此配合的默契程度。

政府部门之间签署合作备忘录，固化工作任务、工作要求、工作流程、工作规范等。

建立工作联席会议的工作机制。联席会议一般是针对某项具体工作，由某个政府部门发起，各相关政府部门共同参与、定期交流的工作机制，通过定期召开会议，讨论、解决、落实某些具体工作事宜，加强相关政府部门间的联系与沟通，相互学习、借鉴经验，研究探索联席会议工作聚焦的热点、难点问题等。这类工作联席会议可以是区域性的多部门合作机制，也可以是跨省市的多部门合作机制。

建立联防联控工作机制。突发事件的应对涉及社会的方方面面，需要多个部门相互协调、共同参与。建立联防联控机制，有利于政府各部门及时、全面掌握事件信息，实现不同政府部门间的协同动作，避免出现多头管理和重复行为，提高应急处置措施的落实效率和力度。

建立重特大突发事件集中办公的工作机制。重特大突发事件往往持续时间较长，影响范围较广，对暴露人群危害较强，经常需要多个政府部门协同处置。相关政府部门的工作人员集中办公，能确保该类事件应对过程中，各政府部门之间信息快速传递，实现充分沟通交流、及时反馈，便于统一认识、消除分歧、达成共识，步调一致、协同应对，提高突发事件应急处置工作的效率和效果。

（三）风险沟通评价

在突发事件处置的各个阶段，都需要开展风险沟通的效果评估，并根据评估结果不断修订沟通计划。

1. 风险沟通评价的内容

（1）适宜度评价

当前公共卫生事件情景下，是否必须开展风险沟通工作？沟通方案是否具有针对性？针对的沟通对象是否合适？采取的沟通方式和沟通渠道是否适宜？提供的沟通信息是否准确？

（2）足够度评价

评价风险沟通计划的完整性和可损伤性。具体包括：沟通工作是否有明确的目的和目标？目标是否定量化和等级化？所设立的目标是否能够达到？是否投入足够的资源？发现执行过程中存在的偏差和问题，是否能够及时修正风险沟通计划的不足？

（3）进度评价

主要评价风险沟通工作是否按照计划进度顺利、正确地实施。

（4）效果评价

通过效果评价，可验证风险沟通前所做的风险预测，及对应急管理风险抵御能力分析是否正确，并重新评价风险沟通决策是否符合需要。

①总体沟通效果。从突发事件的总体应对层面上考察风险沟通的效果。具体指标包括：风险沟通是否有助于疫情的平息、提供风险沟通信息机构的权威性是否受到影响、部门间协同配合是否不断提高、系统内部是否采取了一致的行为、是否因沟通问题影响事件处置等。

②大众沟通效果。此环节旨在考察社会公众对突发事件的认知、对卫生系统的态度及相应防控行为的改变三个方面。具体指标包括：在哪些渠道接收了什么内容的信息、对疫情危害性的认识水平是否有所提高、对预防控制知识的认知是否有所变化、对卫生系统等

政府相关职能部门采取的控制措施的支持率是多少、风险规避和预防行为的改变程度有多大等。

③媒体沟通效果。旨在考量是否通过沟通与媒体达成合作，使媒体充分理解提供的信息，并成功借由媒体及时、准确地对外发布信息，从而实现了对大众的沟通目的。具体指标包括：媒体传播的信息是否与真实信息出现偏差、传播的信息是否满足公众、媒介对信息的需求以及信息的传递与发布是否及时等。

④专业沟通效果。考察卫生系统内部通过风险沟通，是否实现了有效传播疫情信息和防控技能的既定沟通目标。具体指标包括：对此次疫情的认知情况如何、向大众以何种形式发布了哪些信息、认为有哪些经验和不足等。

⑤政府沟通效果。考察政府相关部门对此次疫情的了解情况及在实施防控措施时对卫生系统的配合情况。具体指标包括：对疫情流行的认知如何、认为此次事件/疫情对社会有什么影响、防控措施与本部门工作的关联如何、本部门采取了哪些措施、取得了什么效果等。

（5）效率评价

主要评价风险沟通工作投入与产出的间接关系，评价是否能够以更为经济、高效的方法达到同样的效果，从而使得沟通工作的机会成本最小化、边际效益最大化。

2. 评价实施

评价的过程一般可以分为五个步骤：

①明确公共卫生风险沟通的目的和目标。不同目的的风险沟通评价，采取的评价方法和评价内容也会存在着差异，需要投入的人力、物力、财力和时间也会大相径庭。在风险沟通之初，就要根据自身具备的条件，确定风险沟通评价的目的和目标。

②确定风险沟通评价所需的信息。

③收集评价所需信息。常用的信息收集方法：受众访谈、受众调查、风险沟通计划实施审查、风险沟通信息审核等。

根据沟通对象不同的知识结构、语言特征，使用不同方式进行评估。比如，针对社会公众，应采取氛围轻松、耗时较少的抽样调查、访谈等形式进行调研，还可以辅以舆情监测的方式来对公众的态度进行调查；针对媒体记者和专业人员，则可采用问卷、工作总结会的方式，设置较为书面化、有一定专业性的问题进行调查；针对媒体报道，可通过分析简报的方式，来考察风险沟通是否达到预期效果。

④分析数据应尽可能用数据来衡量。

⑤撰写评价报告。

3. 总结与调整

综合评估报告，总结出此次风险沟通中的成功经验和暴露的问题。

针对总体沟通效果方面的经验和问题，可采取的对策有：①对风险沟通计划和预案进行修改；②完善风险沟通的工作机制，着重各相关部门的信息通报和联合工作机制；③对风险沟通工作成员开展相应的培训，提升其相应的风险沟通技能。

针对各沟通目标出现的问题，可对相应的沟通信息内容、发布渠道和发布策略进行具体调整。

参考文献

[1] 戚鹏，范中启 . 高校突发事件应急管理实务 [M]. 北京：应急管理出版社 ,2022.

[2] 普冬，武昆利，黄红丽 . 突发性呼吸道传染病应急防控处置管理与培训 [M]. 昆明：云南科技出版社 ,2022.

[3] 潘毅慧，黄军斌 . 新时代老年健康服务与管理 [M]. 上海：上海科学技术出版社 ,2022.

[4] 睢文发，曾文勇 . 公共卫生健康护理学习指导 [M]. 成都：西南交通大学出版社 ,2022.

[5] 杨兴坤 . 城市危机管理 [M]. 北京：中国传媒大学出版社 ,2021.

[6] 刘春梅 .20 世纪 50 年代北京市卫生治理研究 [M]. 北京：研究出版社 ,2021.

[7] 彭文华 . 公共卫生事件中的刑法问题研究 [M]. 北京：中国政法大学出版社 ,2021.

[8] 刘洪凤 . 卫生法学 [M]. 西安：陕西科学技术出版社 ,2021.

[9] 曹艳春，余飞跃 . 突发公共卫生事件下公共政策比较与创新 [M]. 上海：上海远东出版社 ,2021.

[10] 吕志兰 . 医院感染管理与急危重症护理 [M]. 北京：中国纺织出版社 ,2021.

[11] 冉凌云，王彦 . 高血压的社区管理与自我护理 [M]. 武汉：华中科技大学出版社 ,2021.

[12] 张建，张溢洋，张乐 . 应急管理新常态的多维度建构 [M]. 成都：四川大学出版社 ,2021.

[13] 樊飞跃 . 中华医学百科全书公共卫生学放射卫生学 [M]. 北京：中国协和医科大学出版社 ,2021.

[14] 黄晶，周树丽 . 医院感染相关环境卫生学监测简明手册 [M]. 北京：中国协和医科大学出版社 ,2021.

[15] 吕蕾 . 公共卫生与疾病预防控制 [M]. 广州：世界图书出版广东有限公司 ,2021.

[16] 吴锦华，钟力炜 . 现代医院采购管理实践 [M]. 上海：上海科学技术出版社 ,2021.

[17] 柳春红 . 高等学校专业教材食品卫生学 [M]. 北京：中国轻工业出版社 ,2021.

[18] 周敏 . 健康行为与医疗资源管理决策优化 [M]. 武汉：华中科技大学出版社 ,2021.

[19] 刘国莲 . 社区护理质量管理 [M]. 广州：中山大学出版社 ,2021.

[20] 周吉芳 . 他山之石从药物经济学与卫生政策的视角评述医改得失 [M]. 上海：复旦大学出版社 ,2021.

[21] 苏玉菊 . 卫生法教学案例评析 [M]. 北京：中国政法大学出版社 ,2020.

[22] 江启成 . 卫生经济学教程 [M]. 合肥：中国科学技术大学出版社 ,2020.

[23] 陈明勇，胡艳欣 . 动物性食品卫生学 [M]. 北京：中国农业大学出版社 ,2020.

[24] 杨思进 . 医院感染重点部门风险管理实用手册 [M]. 成都：四川科学技术出版社 ,2020.

[25] 陈小莲，苏丹阳 . 学前儿童卫生与保健含微课 [M]. 镇江：江苏大学出版社 ,2020.

[26] 杨敏，邓继辉 . 养殖场环境卫生与畜禽健康生产 [M]. 重庆：重庆大学出版社 ,2020.

[27] 范从华 . 突发公共卫生事件理论与实践 [M]. 昆明：云南科技出版社 ,2020.08.

[28] 胡晓江，徐金水，姜仑 . 国家基本公共卫生服务健康管理与实践手册 [M]. 南京：东南大学出版社 ,2020.

[29] 许传志，崔文龙 . 卫生监督与执法 [M]. 昆明：云南科技出版社 ,2020.

[30] 任晓晖 . 社区卫生服务管理 [M]. 成都：四川大学出版社 ,2020.

[31] 林艳琴 . 突发公共卫生事件中的家庭法律实务问答 [M]. 北京：华龄出版社 ,2020.

[32] 刘建文 , 张虹 , 曹宇航 . 卫生法律法规导读 [M]. 成都：西南交通大学出版社 ,2020.

[33] 张小康，邹晓峰 . 三级综合性医院感染管理 [M]. 南昌：江西科学技术出版社 ,2020.

[34] 戴玥赟 . 公共卫生问题全球纵览 [M]. 上海：复旦大学出版社 ,2020.

[35] 李殿鑫，李咏梅 . 食品营养与卫生 [M]. 第 3 版 . 武汉：华中科技大学出版社 ,2020.